U0318747

创伤后的
自我成长

化解内在冲突，
重建内心稳定

［英］雅尼娜·菲舍尔 著
Janina Fisher

刘竹 译

HEALING THE FRAGMENTED SELVES OF
TRAUMA SURVIVORS
OVERCOMING INTERNAL
SELF-ALIENATION

世界图书出版公司
北京 广州 上海 西安

图书在版编目（CIP）数据

创伤后的自我成长：化解内在冲突，重建内心稳定 /（英）雅尼娜·菲舍尔著；刘竹译.
— 北京：世界图书出版有限公司北京分公司，2023.10
ISBN 978-7-5232-0346-0

I.①创… II.①雅… ②刘… III.①创伤–心理应激–精神障碍–治疗–研究 IV.
①R749.05

中国国家版本馆CIP数据核字（2023）第064869号

Healing the Fragmented Selves of Trauma Survivors: Overcoming Internal Self-Alienation
By Janina Fisher / ISBN: 9787523203460
Copyright © 2017 Taylor & Francis
Authorized translation from English language edition published by Routledge, an imprint of Taylor &
Francis Group LLC
All Rights Reserved.
本书原版由Taylor & Francis出版集团旗下Routledge出版公司出版，并经其授权翻译出版。版权所有，
侵权必究。
East Babel(Beijing)Culture Media Co., Ltd. is authorized to publish and distribute exclusively the Chinese
(Simplified Characters) language edition. This edition is authorized for sale throughout Mainland of China.
No part of the publication may be reproduced or distributed by any means, or stored in a database or
retrieval system, without the prior written permission of the publisher.
本书中文简体翻译版授权由东方巴别塔（北京）文化传媒有限公司独家出版并仅限在中国大陆地区销
售。未经出版者书面许可，不得以任何方式复制或发行本书的任何部分。
Copies of this book sold without a Taylor & Francis sticker on the cover are unauthorized and illegal.
本书封面贴有Taylor & Francis公司防伪标签，无标签者不得销售。

书　　名	创伤后的自我成长：化解内在冲突，重建内心稳定
	CHUANGSHANG HOU DE ZIWO CHENGZHANG
著　　者	［英］雅尼娜·菲舍尔
译　　者	刘　竹
责任编辑	余守斌　杜　楷
特约编辑	商亦聪　赵昕培
特约策划	巴别塔文化
出版发行	世界图书出版有限公司北京分公司
地　　址	北京市东城区朝内大街137号
邮　　编	100010
电　　话	010-64038355（发行）　64033507（总编室）
网　　址	http://www.wpcbj.com.cn
邮　　箱	wpcbjst@vip.163.com
销　　售	各地新华书店
印　　刷	天津画中画印刷有限公司
开　　本	880mm×1230mm　1/32
印　　张	12.75
字　　数	366千字
版　　次	2023年10月第1版
印　　次	2023年10月第1次印刷
版权登记	01-2023-0365
国际书号	ISBN 978-7-5232-0346-0
定　　价	69.00元

如有质量或印装问题，请拨打售后服务电话010-82838515

致

我最有才华的老师们：

感谢所有创伤幸存者，他们为我打开了一扇窗，让我得以窥见他们的内心世界。他们是专家，教会我应说什么、不应说什么，而且至今仍在启迪我，使我不断探寻帮助他们治愈伤痕的新方式。

我还想特别感谢芭芭拉·沃森，她让我明白，应该去启发而不是治疗，应该多欢笑而不是哭泣，应该在他人都丧失希望时仍坚持信念。

永远感谢卡米尔，她是"托举我双翼的清风"。

译者序

　　创伤（trauma），指的是个体亲身经历、目击，或听闻亲近之人经历的威胁生存或身体完整的严重事件。经历创伤事件后，大部分人能在一定时间内恢复正常甚至获得成长，但也有人会发展为创伤后应激障碍（post-traumatic stress disorder, PTSD），经历持久而痛苦的身心改变。创伤领域已有许多病因与治疗理论，尽管如此，我仍认为本书非常值得一读。

　　本书的核心概念是"部分"（part）。作者提出，创伤事件会激发原始的动物性防御生存反应（animal defense survival response），包括**战斗、逃跑、顺从、僵住、求助**这五种；每种生存策略都可能固化下来，造成神经生物层面的改变，体现为一个相对独立的人格部分。此外，借助上述策略走过创伤的来访者，也必然拥有**"正常生活的自我"（normal life self）**，即培育专长、结交朋友、融入社会的部分（书中的来访者就有陶艺师、教师、无国界医生、律师、公司高管等）。生活中，各部分的情绪与冲动可能同时驱动着来访者，它们往往十分强烈却相互冲突。例如，面对恋人时，来访者一边感到依恋驱动的部分带来的亲近冲动，一边又体验到逃跑部分产生的威胁与排斥。其结果是，来访者的家人、朋友、治疗师，可能难以理解这些强烈而矛盾的信号，给他们扣上"有病""矫情""阻抗"的帽子。来访者可能不知哪个才是真实的自我（其实都是），甚至会陷入深重的自责，认为正常生活的自我取得的成就"不过是装出来的"——为了过去的创伤事件和他人的过错，创伤幸存者否定了自己建立起来的生活，这真是令人悲哀的状况。

那，怎么办呢？

本书提出的疗法结合了感觉运动心理疗法（sensorimotor psychotherapy）、内在家庭系统（Internal Family System，IFS）、基于正念的干预以及临床催眠。我试着将它的亮点总结为以下几个方面。

第一，不挖掘创伤事实进行暴露，而聚焦于来访者的现状和生存策略，肯定它们为来访者的生存做出的贡献，减少自责和病耻感。这非常重要，因为大多数创伤疗法认为必须进行暴露，而作者认为暴露创伤细节并不能让来访者习得何为安全、何为依恋，只会徒增伤痛。

第二，承认创伤幸存者的人格存在不同程度的解离，但治疗目的不是把各部分强行合一（作者认为，"合一"隐含的压迫态度，只会让各部分感到威胁，做出更激烈、更不可控的反应），而是将其视为正常的创伤反应。首先，咨询师引导来访者刻意辨别各个部分，将情绪、想法和身体感受视为来自某个部分的信息，而不是把这些体验视为"我"的全部（此处用到正念）。接着，咨询师请来访者正常生活的自我安抚各创伤部分放下应激反应，采取更有适应性的应对策略。在治疗后期，咨询师甚至可以有意识地调用某个部分，以其专长达成特定生活目标。例如，书中有某位女高管调用战斗部分回击男同事集体排挤的案例，非常精彩。

第三，治愈方向是自我同情（self-compassion；又称自悯、自我慈悲）和内部依恋（internal attachment）。具体而言，自我同情指对自身受苦的关怀、体恤。内部依恋则指改善各部分之间的关系，以好奇、接纳、支持的态度看待创伤孕育的各个部分，并将其认同为"我"的一部分，而不是厌恶、排斥、压抑。作者强调，二者都是来访者自身内在部分之间的关系，**治愈本质上并不依赖与咨询师建立依恋关系**；可以通过自己刻意练习，唤起自我同情和内部依恋，自下而上地重塑相关神经通路，而不必苦等他人"施舍"好的依恋。

第四，除了言语，身体也很重要。身体能促进相互理解，例如咨询师无意识地陷入和抑郁来访者同样的瘫倒姿势，深刻体会到来访者的无力感；能促进内部理解，例如体会某个部分相伴的切身感受（felt sense），有助于识别这个部分的出现；能深化体验，例如请来访者在对年幼部分施加自我同情时抱住自己的双臂，强化慈爱、保护的感觉。

作者的原文既有扎实严谨的理论基础，又有真挚恳切的人文关怀，甚至带点儿俏皮，喜欢打上引号造词、打一些神奇的比方。作为翻译者，处理这样的文字是一种享受。翻译的过程宛如听她娓娓道来，令人会心一笑。书中的咨询对话也令人印象深刻，既包含着来访者的恐惧、挣扎和超越创伤的生命力，也包含着作者坚决的温柔与智慧的洞察力。当来访者深陷于创伤体验、否定自己的价值和未来时，作者仍安住在那里，承认来访者遭受的伤害，温柔地指出来访者已经远离创伤，并引导来访者为年幼部分送上它渴望许久的自我同情。有时这会令我感动落泪。也许这些对话也触动了我的"年幼部分"吧，我在翻译中体会到的共鸣、迫切、热情大概也来自它：它缺乏这些体验，因而深知其可贵，因此拽着我"正常生活的部分"的衣角催我快快翻译，迫切地想读到后面讲了什么，并想把本书带给更多人。

在本书的翻译过程中，我得到了许多帮助，现在想来仍历历在目。感谢钱秭澍，他于我亦师亦友，学识丰富，已经出版过译作；他既澄清了我的许多困惑，又伴我走过了有趣但漫长的翻译历程，我在译到第二章时就已决定要好好感谢他。感谢佘焰灼的介绍，让我有机会接触到东方巴别塔文化传媒有限公司，在总经理刘洋的热情邀请下承接本书，开启了我的翻译之路。感谢编辑商亦聪，兢兢业业地完成工作，与我交换意见、不断打磨。感谢霍悦昕为我介绍资源，极大地提高了我的翻译效率。感谢世界图书出版公司北京分公司认真负责的审校和发行工作。感谢2022年初在重庆和北京被我泡过的咖啡馆们（漫咖啡真的很不错！），为我提供了温馨的环境和好喝的咖啡！

最后，尽管我非常喜欢本书，也尽我所能进行了翻译，但难免存在瑕疵疏漏之处，希望各位读者批评指正。不管怎样，我很荣幸能亲手翻译这本触动我心的书，也希望它能给正在阅读的你带来一些支持和帮助。

刘　竹

CONTENTS 目录

导　言　001

第一章
创伤与结构性解离　027

个体会因创伤性环境与压倒性体验的影响而作出
适应性反应——变得碎片化。

第二章
创伤性记忆与解离部分　049

与创伤有关的种种崩溃感觉和反应都会被编码为
各个解离部分的内隐记忆,与普通记忆不同。

第三章
多重意识:咨访关系的调谐　061

创伤治疗要解决的重点不是创伤的过去,而是来访
者身上时至今日仍然存在的压倒性体验。

第四章

正常生活的自我与部分的协作　　　　095

来访者内在的各个部分之间存在斗争，与创伤有关
的各种感觉与反应正是它们传达出的信息。

第五章

自我理解与共情　　　　113

接纳各个部分，为每个部分提供缺失的共情联系和
修复性的体验，通过协作营造和谐的内部环境。

第六章

创伤性依恋及其治疗　　　　151

面对造成威胁的依恋对象，某一部分会本能地与其
维持依恋关系，而另一部分又会采取防御反应保护
自己——这些体验都会成为身体记忆。

第七章

自我毁灭行为及其治疗   183

在创伤中生存需要巨大的决心，高风险行为其实是一种动物性防御生存反应，目的并非寻求毁灭而是渴望解脱，其核心是一种极端的自我修正。

第八章

解离性障碍的诊断与治疗   209

解离性障碍是创伤治疗的一项复杂挑战，患者的解离部分更加自主和难以被意识到，做出正确诊断也是有力的干预措施。

第九章

依恋纽带与内在调谐   269

大脑的复杂性使得个体有能力治愈自己——联结"正常生活的自我"与各个寻求安全的部分，达成内在的调谐。

第十章
内部依恋：加深联系与信任　315

让"正常生活的自我"成为安全的内部依恋对象，
从而增进对各个部分的同情和接纳，促进对过去的
修复。

第十一章
"挣来的安全依恋"　351

人其实拥有能够治愈自己的能力，那些在年幼时期
一度缺失的安全依恋，成年后也依然有机会"挣来"。

致　谢　381

附录A　五步"剥离"法　385

附录B　为部分而做的冥想圈　387

附录C　内部对话技术　389

附录D　内部依恋修复的治疗范式　392

附录E　解离体验日志　395

附录F　友善四问　396

导　言

成书经历

创伤来访者具有根深蒂固的自我疏离（self-alienation）和强烈的自我憎恨（self-hatred），治疗师如果对此缺乏理解途径，往往会在努力帮助来访者时感到挫败、困惑和无力。为什么他们好像在和自己开战？或者和治疗师开战？虽然来访者来诊是希望能从创伤相关的症状、事件带来的重负中寻求解脱，但从自我疏离转变到自我同情这一任务可能让人反感、不堪重负。来访者和治疗师都找不到语言去描述来访者身心内外上演的挣扎。当今心理健康领域不认为人格（personality）和身份（identity）可能是碎片化（fragmented）或区隔化（compartmentalized）的，治疗师也未受过足够的训练以理解那些分裂，更别说去理解目标与本能相悖的"自我"（self）为争夺控制权而发动的这些"生死之战"了。

我写这本书旨在分享一种对最复杂、最具挑战性的来访者进行概念化（conceptualize）的方法，这类来访者向我们求助时通常携带着"绝症"诊断，例如人格障碍（personality disorder）、双相Ⅱ型障碍（bipolar Ⅱ disorder），甚至精神分裂症（schizophrenia）。在创伤治疗领域，30年以来，我和我的同道们是以"艰难的方式"逐步理解创伤的：来访者向我们讲述他们的内心世界，他们侵入性的、压倒性的症状，以及那种活在只能等待被毁灭、被抛弃的身体里的感觉。由于缺乏为创伤来访者量身定制的治疗方法，我们都是"即兴发挥"的，自创出新的技术和干预手段，看看什么"管用"，然后保留那些"管用"的东西——要么因为干预有效果，要么因为来访者喜欢那种体验。

在20世纪90年代，我作为教员和督导在巴塞尔·范德考克（Bessel van der Kolk）的创伤中心工作。一方面，当时神经科学研究使我们理解创伤的方式发生了彻底的改变；另一方面，巴塞尔的信念"身体从未忘记"（the body keeps the score; Van der Kolk, 2014）也深深影响了我。随后，我们逐渐不再把创伤相关障碍仅仅视为事件导致的障碍，而是视为涉及身体、大脑和神经系统的障碍。神经生物学的视角也带来了另一种范式（paradigm）的转变：如果大脑和身体天生具有适应性，那么创伤反应的遗留问题反映的一定也是某种追求适应的尝试，而不是病理学的证明。

从神经生物学视角看来，在临床上被视为卡顿（stuckness）、阻抗（resistance）[1]、无法治愈的诊断，或者性格障碍的行为的种种表现，都只反映了人的心灵和身体适应危险世界的过程。在这个世界里，唯一的"保护来源"恰恰就是那位带来威胁的照顾者。每个症状都是身体提出的一种新解决方案，来为成长中的儿童或受威胁的成人创造某种安全的表象。现在我相信，来访者求助时提出的创伤相关问题，实际上都是一块块"红色英勇勋章"[2]。比起个体意识层面记得的经历，这些问题更具表现力地讲述着当年

1　指来访者在心理咨询中有意无意地抵抗、干扰治疗进程的现象，经典精神分析理论认为，这是因为来访者因被压抑的无意识想法濒临暴露而感到焦虑。

2　《红色英勇勋章》（The Red Badge of Courage）是美国作家斯蒂芬·克莱恩（Stephen Crane）的小说。该小说中的故事发生在美国南北战争时期，一个出身农村的年轻人毅然参加了北方军，但他上战场后十分恐惧，因被误伤挂彩而拿到了红色英勇勋章。他十分羞愧，最后抛弃幻想，克服怯懦，终于成了自己认可的勇士。

发生的故事。

在我作为创伤治疗专家逐渐为人所知的过程中,越来越多的来访者找我会诊,问我:"为什么我没有康复?我的治疗师和我关系很好,但我的症状却没有缓解。我选错了治疗方法吗?或者是我有什么问题吗?"一次又一次,我听了太多来访者和治疗师屡战屡败的故事,却找不出"错误"或者被误导的治疗选择。更常见的是,我从督导的角度看到治疗师和来访者都忽视了的情况:来访者是碎片化的。来访者为了适应所需付出的代价是自我和身份的分裂,并且这种分裂严重到使来访者的内心世界变成了战场。我还注意到,当我向来访者讲解"解离性的分裂是对创伤事件的正常适应"时,来访者会感到释然。我首先向他们描述了结构性解离模型(structural dissociation model; Van der Hart, Nijenhuis & Steele, 2006),然后使用部分[1]、动物性防御生存反应等结构性解离模型的基础术语来解译他们的挣扎。通常,在我讲述的时候,我会观察到来访者脸上露出成功辨识的神色,仿佛我并非在讲新概念,而是终于给了他们一套语言去描述他们早已辨识却无从描述的体验。结构性解离模型对他们来说似乎具有安慰性,而不是污名化他们或把他们说得"更疯狂"。该模型的核心要旨,即分裂只是让他们更好地在不安全的世界中适应并生存下来,能帮助来访者体验到碎片化是在证明他们的生存,而不是进一步证明他们的缺陷,即使对那些非常骄傲、自恋的来访者来说也是如此。

当我用这种方式与许多来访者工作时,我能越来越明显地观察到,当他们"采纳"或开始爱自己那些受伤、迷失、孤独的部分时,某种意义深远的事情便发生了。他们的自我贬低(self-disparagement)、自我憎恨和切断联系(disconnection),都开始自发地为自我同情让道。由于对自己"好一点""照顾一下"或"抱有同情"的观念会引发厌恶和回避,我会帮助来访

1　本书作者将每个部分视为独立存在的、鲜活的个体,且每个部分都有自己的年龄和性别。但为了便于读者理解,译者在绝大多数场合将其称为"它""它们"。

者"看到"他的儿童部分，并给予善良与关怀。随着他们与这些年幼的部分建立内部依恋关系，我便能观察到他们逐渐得到治愈。

"治愈"的标准当然是主观的：对于一些来访者来说，治愈意味着功能恢复的能力，简单来说就是重新掌控他们的生活。但正如我在那些与年幼自我建立有爱的依恋纽带的来访者身上看到的，治愈可能发生在更加深刻的层次。他们与孩童时的自己"建立纽带"，羞耻感和自我憎恨便消融无踪。这让我确信，每个人左脑的"成人"一侧可以与右脑的"儿童"一侧联系起来，体验那个天真年幼的自己，然后自发地激起温暖和保护欲。与失落的儿童一侧建立纽带将改变来访者的内部状态，创造温暖、有爱、让人最终感到安全的环境。最可贵的是，这项工作不仅真的能带来改变，还简便易行，只需来访者习得与内心各部分建立内部依恋关系的基本技巧即可。

本书可供各流派的治疗师和更广范围的来访者使用。在写作过程中，我希望能解决那些长期受创伤的患者面临的挑战，就像那些来找我寻求会诊的来访者一样。这些来访者不论年老还是年轻，均在艰苦奋战以求从创伤遗留问题中恢复，也困惑于为何病症并未好转，哪怕他们已经拥有良好的治疗、有效的安置、支持性的关系，乃至充实的当下生活。我还想描述一种充满尊重地与一些创伤来访者进行有效的治疗工作的方式，这类来访者丧失了希望和社会功能，或者必须依赖医院、家庭和所爱之人的照顾，因为他们正在与自毁（self-destructive）冲动驱使的自杀、自残、成瘾或进食障碍缠斗。尽管几十年来的研究已经证明，早期的虐待和之后的边缘型人格障碍（borderline personality disorder）诊断有关，但被诊断为边缘型人格障碍的来访者却很少被当成创伤患者治疗，其"边缘型"的症状也未被视为他们早年生活于不安全环境的必然、可悲的结果。感谢开明的马萨诸塞州和康涅狄格州精神卫生部为我提供了在高风险患者身上试验本书治疗模型的宝贵机会。经过试验我发现，使用这个围绕创伤相关的分裂与区隔化组织起来的治疗模型后，这些患者开始稳定下来，能在保护机构的围墙外生活,也能理解那些对身体的攻击是自我的某个部分在尝试回避来自其他部分的痛苦的内隐记忆(implicit memory)[1]以获得短期解脱。本书也是为一些创伤来访者而作的,他们"迈过了坎",从事着受尊敬的工作,组建了温馨的家庭,生活富裕、充实,但仍难以享受自己奋斗得来的优质生活。本书也旨在为一些人提供希望,他们的日常状态基本稳定,但内部感知到的生活质量仍与充满创伤的过往一样黑暗而痛苦,尽管他们外部的生活中不乏安全感、支持和有意义的事业。

本书描述的治疗范式并不局限于任一特定诊断。该范式应被用于所有创伤幸存者,不管来访者被诊断患有创伤后应激障碍,还是收到与创伤相关的一般性诊断,诸如注意缺陷多动障碍(attention deficit and hyperactivity disorder, ADHD)、双相障碍、边缘型人格障碍或解离性障碍,又或者从未接受过心理健康专业人士的诊治。我的读者,如果你曾被其他人辜负、攻击、威胁、抛弃、恐吓或虐待,且仍承担着这些经历带给你的不管是情感上还是身体上的重负,或者你的工作就是帮助这样的人——我相信这本书会回应你的需求。

碎片化与内在斗争

十年前,许多创伤来访者将我视为专家,向我寻求会诊,想要理解为何他们不能从治疗中受益。在此过程中,我观察到一种非常典型的模式:这些来访者都有某种相同的特点。从表层意义上讲,每位来访者都是一个整合的、完整的人,但都表现出明显的内在碎片化。他们体验到强烈的冲突感,一边是与创伤相关的感知和冲动(例如"最糟糕的事情就要发生了""如果我不第一个逃出去,就会被丢下"),一边是对此时此地的危险评

1　与外显记忆相对,指在不需要有意识地提取、回忆的情况下,个体的过去经验对当前任务自动产生影响、自然表现出来的现象。

估："我知道我在这里是安全的。如果这栋房子不安全，我又怎会让孩子们住在这里呢？"他们承受着相互矛盾的症状：一方面，他们想要善待他人、同情他人、享受精神生活；但另一方面，他们又体会到强烈的愤怒甚至暴力冲动。一旦我们能描述他们的冲突，这些模式就会变得更易观察，也更具意义。冲突的两方面揭示了两种走出绝境的生存方式，也是创伤经历经常催生的两极体验之间的妥协产物。而使用一个探索性模型来将种种反应描述为面对威胁或抛弃时合理、必要的反应，并以来访者能理解的方式将它们重构为自我不同部分的生存反应，来访者就会有更快、更稳定的进步。

最能解释来访者描述的现象的理论模型是夏安诺（Onno van der Hart）、埃勒特·尼延胡伊斯（Ellert Nijenhuis）与史嘉思（Kathy Steele）提出的结构性解离模型（2004）。它基于神经科学，作为一种创伤模型在欧洲被广泛接受，也很适合我——我坚定信奉也大力弘扬用神经生物学的方法处理创伤和进行创伤治疗的观念。这个理论（Van der Hart, Nijenhuis & Steele, 2006）描述了在恐惧情境下，大脑天生的生理结构和分开的、专门化的两个大脑半球如何使左脑-右脑的联结断裂。这些作者强调，左脑倾向于在压力下保持积极乐观、任务取向、逻辑理性，并进一步假设，联结断裂后，人格中左脑代表的这些方面将继续关注维持日常生活所需完成的任务；但右半球发育出了一个仍停留在生存模式下的、内隐的右脑自我，预期危险将临、准备逃跑、因恐惧而僵住、祈求救援，或因无能为力只能屈服而感到羞耻。在各位来访者身上，我看到有些部分会更容易得到认同或被"承认"，而有些部分更容易被忽略或否认、被称为"非我"。在来访者心中，这些部分之间也有冲突：僵住和战斗哪个更安全？大喊求助是不是更好？或者不如压根别被看见、被听到？我还注意到，这些碎片化的自我之间的内在关系模式，反映了它们曾适应的创伤性环境。左脑主导-聚焦当下的自我会回避右脑主导-聚焦生存的部分，或将后者视作需要修正的不良品质。各个部分中的右脑内隐自我也同样会被那些将它们视为"弱小的"或认为它们不存在的另一半球所疏远。正常发挥功能的自我继续前行，拼命表现得"正常"——其代价是，要么与各部分之间侵入性的沟通疏远，要么被其侵入。

自我疏离的代价："虚假自我"

虐待、忽视及其他创伤体验的幸存者常常报告说，自己因区隔化而得到功能改善，但随后就会因欺骗感或"伪装感"而受伤。从进化的视角来看，人格的每一方面都同样"真实"和必要，但来访者未能认识到这一点，因此他们很容易进行错误诠释，把"非我"的儿童部分所拥有的强烈可感的记忆，视为比"让正常生活的自我前进"、固执地"一步一步走下去"，甚至在面对淹没性的痛苦时仍"继续坚持"等感受更"真实"的体验。如果没有一个能解释这些矛盾的框架，来访者便无从得知，他们强烈的感受、扭曲的感知正是碎片化的证据，而不是内在缺陷的证明，也不是掩藏在发挥功能的能力下的欺骗行为。

随着时间流逝，大多数人要维持自我疏离只能付出如下代价：自我憎恨日渐增长、与情绪断开联系、成瘾或自毁，以及在脆弱与控制、爱与恨、亲近与疏离、羞耻与骄傲之间进行内在斗争。许多创伤来访者渴望爱、安全和接纳，却发现自己在两极之间摇摆：焦虑地依附他人，又将他人推远；厌恶自己，又对他人的瑕疵很不耐烦；渴望被看见，又渴望隐身。数年之后，在接受治疗时，他们会表现出焦虑、慢性抑郁、低自尊、在生活中卡顿的问题，或是被诊断为创伤后应激障碍、双相障碍、边缘型人格障碍甚至解离障碍。他们的症状不只被创伤事件驱动，还被反映童年早期创伤依恋模式的内部依恋障碍驱动，而治疗师和来访者若不能意识到这一点，咨访双方就缺少一个框架来理解治疗中的混乱和卡顿，而这些混乱和卡顿可能让双方最大的努力也归于无效。

创伤治疗的难点：创伤性依恋

我已在创伤治疗领域全职执业25年有余，在这一领域，一代又一代的"最佳治疗"模型都会被来访者的脆弱挑战。看似无害的刺激因素便足以激活他们的脆弱，让他们被卷入"创伤的漩涡"，并淹没在痛苦的情绪和生理反应中。对一些来访者来说，当下也没比过去好到哪儿去。我1991年在朱迪思·赫尔曼（Judith Herman）的诊所进行博士后研究工作，1995年又来到巴塞尔·范德考克的创伤中心做督导和教员，从那时起，我和我的同事便在巴塞尔·范德考克的领导下，踏上寻找新方法、新干预手段的征途，以期帮助来访者从创伤过往的潜在影响中解脱出来——尽管我们一直在取得新进展，但总觉得还有所欠缺。每种新的理解或复杂的治疗方式都能帮到一些我们曾经难以帮助的来访者，但它们并非适合所有人的解决方案——或者说，它们能缓解某些症状，但对其他症状无效。并且，对部分创伤来访者而言，即使从长期来看，治疗的过程也似乎总是费力地进两步就退一步——这一周好不容易把巨石推上陡峭山坡，下一周就发现一切复归起点。更具挑战性的是，一些来访者发现，他们与创伤相关的愿望和对关系的恐惧同样强烈，以至于治疗情境和治疗师也会激起他们痛苦的渴求、不信任、过度警觉、愤怒、恐惧和羞耻，而不是为他们带来安全和抚慰。我写这本书，就是希望书中描述的治疗方法能为这些来访者和他们的治疗师创设新的途径，引领他们渡过这些难关并将其解决。

卡顿：创伤相关的内部冲突

通常，到了这一步，来访者会报告说自己感到更糟糕了而不是趋于好转，治疗师也会开始质疑自己的能力。双方都会想："是**我**做错什么了吗？"但咨访双方都没有意识到，治疗中的卡顿反映了创伤相关的内部冲突。这项冲突发生在碎片化的自我之间，在心理治疗的过程中体现出来。如果治疗师质疑自身能力，或是把来访者的行为概括为"移情"或"阻抗"，那就将错失良机，无法见证来访者破碎的内部世界中正发生着的重演。无法理解人格碎片化可能导致同时产生强烈对立的目标，例如"我想死"和"我一定要活下去"，或者"我想和人建立联结，但我不想让任何人知道我在乎"，又或者"我厌恶、鄙夷自己，我仰赖地位比我高的他人，但当发现他们并不比其他权威人士更厉害时，我又厌恶、鄙夷他们"。

本书是为一些治疗师写的，他们致力于寻找帮助来访者的更好方式，因为目前的方法对来访者而言还不太适合或不太完整。同时，本书也是面向作为来访者寻求治疗的创伤幸存者的。从20世纪90年代初开始，我就在探索更温和、二次创伤更少的方式来治疗创伤经历造成的影响。我一直不能理解，为何旨在治疗曾严重受创之人的疗法不得不造成同样强度的痛苦。我也一直相信，我的来访者痛失童年或青春已经够糟糕了，任由创伤的遗留问题剥夺他们的成年生活更是不可接受的。让人同样不能接受的是，处理创伤的过程竟要与早期经历的创伤本身一样地令人恐惧和崩溃，后续的所有关系（甚至包括咨访关系）都和儿时的关系一样具有威胁性。在我们还小的时候，照顾者几乎完全掌控我们的内部世界，拥有唤醒我们痛苦情绪和愉悦情绪的权力，并为我们人际关系应如何运作提出了期待。当我们熬到成年、获取了成人应有的自主权时，我们终于有能力从痛苦体验中脱离，然后选择要在多大程度上信任他人，并就界限（boundary）和亲密程度（intimacy）与他人协商——但创伤幸存者的感受不是这样的。他们的身体仍然记得"无法控制"愉悦或痛苦的体验。我开发本书提出的治疗方法，就是想要描述一种具有治愈性的理解创伤的方式；就是想要关注生存，而非被害；就是想要为身体营造温暖、愉悦的感受，而非令人惊恐的感受。

本书旨在向有创伤、依恋障碍与解离症状的来访者及他们的治疗师做出回应，因为这些障碍表现为复杂而矛盾的症状、自我疏离、内心冲突、饱受扰动的治疗关系或僵局。治疗过程中，自我疏离的影响会反复阻挠治疗师：羞耻感，具有惩罚色彩的自我憎恨，分离性焦虑（separation anxiety）和被抛弃的恐惧，自毁行为，缺乏自我安抚和自我照顾的能力，对希望、幸福和同情的恐惧。心理治疗师培训项目几乎不会讲授有关创伤性依恋的信息及未被诊断的、与创伤相关的碎片化（或称分裂）如何使直接解决创伤的操作复杂化的信息，也不会讲授将解离性障碍作为创伤相关障碍之一来治疗的相关信息。这是因为一系列与创伤相关的碎片化，其中每一个最终都取决于个体与自我的关系——或者说，个体的"自我们"。自我疏离会一直妨碍我们解决过去，它会在个体内心筑起一道"柏林墙"，阻挠个体接受"那件事"的确发生了，也使个体无法欢迎那个承受并熬过了创伤的儿童部分回家。

本书结构

就像所有著作一样，本书也反映了作者的经历和理论范式。作为先后在巴塞尔·范德考克的创伤中心（1996年起）和帕特·奥格登（Pat Ogden）的感觉运动心理治疗所（2003年起）工作的临床执业人员，我信奉的理解创伤的理论模型扎根于神经科学和依恋研究。对我而言重要的是，作为治疗师，我们应当理解为什么要选择某一种特定的治疗或干预手段而不是其他的。即便我选择的干预手段不能马上"成功"，我仍能反求于理论，帮助自己理解原因——这样一来，我就能吃一堑长一智。在下面的章节中，我将综合阐述对创伤、解离、神经生物学和依恋的理论理解，并采用实践性强、"易于上手"及治疗师和来访者都能理解的方式来论述这些议题的治疗方法。为了帮助来访者达到比"谈论"更深的水平，我从一系列治疗方法中借鉴了许多干预手段，并将其整合进我的工作方式。这些干预方法包括：

感觉运动心理疗法（Ogden et al., 2006），内在家庭系统（Schwartz, 2001），基于正念的方法（Pollack, Pedulla & Siegel, 2014）[1]及临床催眠。

　　我在开始探索用结构性解离模型进行临床工作时也是感觉运动心理治疗（Ogden & Fisher, 2015；Ogden et al., 2016）的实践者和教师。自然地，我需要将我对身体和神经系统的理解与我在患分离性身份识别障碍（dissociative identity disorder, DID）来访者身上观察到的"部分"整合起来。由于结构性解离模型中的每个部分都是由动物性防御反应（例如战斗、逃跑等）驱动的，所以很容易将它与身体建立联系。身体准备逃跑的状态显然和准备攻击或装死的状态不同。但是，感觉运动心理疗法使用的是用身体的语言，而我需要使用"部分"的语言。我早年与DID来访者工作时着重借鉴了理查德·施瓦茨（Richard Schwartz, 1995）的内在家庭系统的方法，以教导治疗师熟练地使用部分的语言。治疗师不仅需要用这种语言与来访者交谈，还需要对自身的部分保持正念（mindful）。由于内在家庭系统和感觉运动心理疗法都基于正念的治疗模型，它们也和我的"正念部分"（mindfulness of parts）的方法完美契合。在最初阶段，我会教导来访者只是正念地扫描身体以及感受状态，以觉察碎片化的诸多自我之间的沟通。

　　最初，我被内在家庭系统吸引，想要从中获得与治疗DID来访者有关的帮助，就是看中了它提出的"自我"和"自我"领导能力（"self"-leadership）的概念（Schwartz, 2001）。"自我"指所有人类都具有的、不论经历多少虐待和创伤都不被损坏的天生品质，包括好奇（curiosity）、共情（compassion）、清晰（clarity；元意识或客观判断的能力）、创造力（creativity）、冷静（calm）、勇气（courage）、自信（confidence）和联结

1　mindfulness作为心理疗法专有概念时常译为"正念""内观""静观"，根据乔·卡巴金（Jon Kabat-Zinn）的定义，正念指的是以一种特定方式，有目的地、在当下地、不评判地进行注意。由于该词本身的含义是觉察、留意，本书中会根据语境翻译为正念、觉察或注意。

(connectedness)。内在家庭系统框架下的治愈就是通过将这些品质作为解药，治愈被放逐的儿童部分遭受的痛苦经历。我发现，帮助我的DID来访者的成人自我提升这些"C"品质，以及帮助他们的儿童部分学会向这些"由自我领导"的明智成年自我寻求帮助，对于他们来说具有极大的稳定作用，因为这样的成年自我能抚慰他们的恐惧和孤独。当我逐渐认识到碎片化不止出现在解离性障碍的患者身上时，结构性解离模型和内在家庭系统为我提供了一些温暖的支持。结构性解离理论是一种创伤理论，同等地适用于PTSD、复杂PTSD和边缘型人格障碍患者。内在家庭系统则是一种部分理论，同等地适用于所有人类个体，而不只是患有解离性障碍的创伤个体。在这些理论的支持下，我开始对前来寻求会诊且乐意尝试不同疗法的复杂PTSD来访者使用感觉运动心理疗法和内在家庭系统干预技术的"融合产物"。每当我遇到来访者陷入卡顿、危机、困顿或遇到"极端矛盾"（terminal ambivalence）时，我也会越来越频繁地使用它。正如对边缘型人格障碍来访者那样，正念的方法及将每种症状归于自我的各个部分（从内在家庭系统中借鉴），能够创造出一个"喘息空间"（breathing space），让来访者对各个部分产生好奇、减少恐惧，甚至产生同情。

第一章"创伤与结构性解离"描述了作为对非正常体验的适应性反应的解离性分裂和碎片化，为本书奠定了基础。为了与压倒性体验拉开距离并保持一种"自我良好"的感觉，个体必须否认羞耻、恐惧的自我状态，或是通过体验"非我"的状态来否认创伤（Bromberg，2011）。20世纪七八十年代的"裂脑研究"（split-brain research；Gazzaniga，1985）和20世纪末、21世纪初的神经科学大脑扫描研究（该研究展示了创伤事件是如何被编码为内隐的情绪和生理状态的）等一系列研究都支持这种在同一大脑、同一身体中编码两套平行体验，而不是按时间顺序叙述的形式进行编码的能力存在的观点。2000年，结构性解离模型首次对解离性分裂和区隔化提出了神经科学的见解（Van der Hart et al.，2000）。这个理论与解离性碎片化的早期模型不同，不强调记忆的区隔化；相反，这一理论的核心主张是，结构性解离是一种回应创伤性环境特定要求的、以生存为取向的适应性反应，它会导致一种左脑-右脑的分裂，让个体否认"非我"的、与创伤相关的部分，并获得无须意识到创伤经历就能正常行使功能的能力。这种分裂机制也支持各个部分在面临危机时追求生存的动物性防御反应驱使下的发展。第一章提供了一个理论基础，帮助读者了解与神经生物学相结合的创伤治疗工作以及为何在治疗中需要采取部分的方法。通过采取部分的方法，治疗师就能更有效地与有复杂障碍和人格障碍的来访者进行工作。在这个模型中，这些来访者并不是在"装模作样""摆布他人""顽固阻抗"或是"缺乏动力"。日常生活的刺激因素激活了他们与创伤相关的部分，这些部分受到内隐创伤反应的驱使，体验到被威胁的感觉后便自动卷入了本能反应：战斗、逃跑、呼救、僵住，或者"装死"（Porges，2011）。

在第二章"创伤性记忆与解离部分"中，我们将探索关于创伤性记忆的神经科学研究及其意义，这也是从来访者的表现中理解、识别其碎片化部分的标志的基础。本章提供了一种对个体在危机中的紧急压力反应的简化理解，也讨论了创伤的遗留如何被编码在身体里。根植于身体的创伤反应如何驱使动物性防御冲动从而引发不安全的行为？为什么左脑相关的"正常生活"的自我可能只会无助地旁观而无力阻止这些冲动？弄清楚这些是很重要的。无意识的过度警觉、高反应性、多疑及冲动行为，在这一系列现象背后的是身体的自主神经系统（autonomic nervous system），它支配着行为的发生与否、情绪的强烈与麻木。在创伤事件后，神经系统便适应了这个颇具威胁的世界，并为即将来临的危险调整到了"准备完毕"状态，因此它会偏向于激活交感神经系统的过度唤醒，或是激活副交感神经系统的低唤醒，又或是二者兼有，这取决于这些反应被激活的情境（Ogden et al.，2006）。本章要求治疗师进行范式转换，从关注创伤事件本身转变为优先关注内隐记忆在创伤治疗中的作用。为了识别、理解来访者的创伤相关部分,并帮助他们对其进行治疗,治疗师必须帮助来访者理解他们对触发事件的反应,这样,他们才能准确识别自己内隐记忆中被触发的感觉、信念和生存反应。最后,本章回答了如下问题:"处理记忆"意味着什么?若这些记忆都是内隐的感觉、身体感受、激活水平改变,以及年幼部分失调的冲动行为,那么被处理的是什么?对于记忆,现代观点强调其不稳定的性质,即大脑的组织方式似乎会更新、重写过往经历,将它们与之前或后续的事件整合。现在,专家不再聚焦于对事件记忆脱敏,而是建议应优先以形成新体验的方式,转化、修复创伤相关的状态。我们不再建议来访者埋首于发展创伤的叙事(narrative),而是应重写他们"自我挫败"的故事,开创治愈性的故事,从而为发生的事情赋予意义(Meichenbaum, 2012)。

第三章"多重意识:咨访关系的调谐",开篇讨论了从神经科学角度看待创伤来访者的观点与方法的根本转变。在治疗之初,治疗师首先需要了解创伤和解离的本质,方可对来访者艰难应对的症状进行解释,并提供安慰他的信息:这些都是对创伤正常、合理的反应。此外,心理教育通过将关于治疗的知识库"公开化"让来访者在自己的治疗中成为受过教育的消费者,从而有助于平衡固有的权力差异(Herman, 1992)。

大多数治疗师接受培训时学的都是"单一意识"(uni-consciousness)的人格模型,对用"多重意识"(multi-consciousness)范式进行工作并不熟悉。心理动力学派的治疗师在创伤治疗中起到的指导和教育作用达不到要求;而认知行为流派的治疗师可能没有接受过调谐(attunement)和共鸣(resonance)的技能培训。在部分方法的背景下面对创伤时,这两个方面都至关重要。如果来访者没有接受不同工作模式的指导,来访者对创伤及创伤相关部分的本能回避就将持续激活他人作为非保护性旁观者的行为模式。

必须直接教授来访者正念技巧及描述部分的语言,好让来访者能够辨别它们。治疗的开始阶段需要治疗师调谐地建构合作,且要基于来访者需要什么而不只是想要什么。在痛苦的、创伤性的事件之后，要构建一个新故事来描述来访者是什么样的人，需要学会观察与发现这个新习惯。要注意到，来访者一直在写的关于他们自己的"专栏"故事其实是有偏见的、于他们不利的。来访者需要得到帮助以获得技能对积极和消极的感觉和感受进行正念观察，且不加以诠释或评判。接着，他们还要学着使用部分或者"自我"的语言来描述自己时刻发生着的、常常令人困惑的、相互矛盾的行为和反应，而不是去"认同它们"，或是把它们解释为关于此时此刻的数据。认同的过程总会激化情绪、激发羞耻。学着描述一段体验而不去"认同它"，会让来访者注意到它的"构成要素"（Ogden & Fisher, 2015）："当我谈论父亲时，我注意到我胸口发紧、心跳很快"或"我注意到我的某一部分感到焦虑"。学着不带感情地注意，为这一方法接下来的步骤奠定了基础：不管被观察到怎样的感受或反应，来访者都将更有能力去保持好奇乃至同情的态度，并且有能力与情绪"为友"。在佛教中，接纳、欢迎、回避"依恋或厌恶"（认同感受，或是抗拒、评判它）对于让人寻得平静、镇定、平和、泰然的状态来说都是必要的。用心理治疗的话来讲，这个练习能帮助来访者学会容忍并接纳哪怕最令人痛苦、最使人羞耻或最让人恐惧的情绪和感觉。

治疗并不始于探索那个充满痛苦、羞耻的体验和崩溃情绪的"旧世界"。相反，我们鼓励治疗师聚焦于增强来访者对感觉状态、部分、想法和身体反应的好奇与兴趣。本治疗方法的目标不是记得，而是**修复**创伤事件导致的伤害，不论来访者是外显地将这些伤害当作叙事而记得，还是内隐地通过感受和反应而记得。

在第四章"正常生活的自我与部分的协作"中，治疗师和来访者将学到以部分的取向开展工作所需的基本技巧。治疗早期的这个阶段旨在帮助来访者学会以部分的取向开展工作所需的基本技巧。首先也最重要的是向来访者介绍结构性解离模型，并询问哪些内容能与他们的体验和困扰产生共鸣，以及他们能从这个模型中看到自己的哪些部分。结构性解离模型也提供了一个对来访者友好的开端，引领他们辨别部分给出的信号。每种动物性防御生存反应都与特定行为相关，而这些行为又往往与创伤联系在一起。这些内容以图表的形式传授给来访者，帮助他们集中注意力，并以更高的兴趣和好奇心吸纳这些新信息。另一种增进对部分活动觉察的途径是，让来访者"假设"所有带来困扰的想法、感受和身体反应都是创伤相关的部分发来的信息（这个假设符合神经科学中裂脑研究的发现，即大脑半球各自进行特定活动、具备特定能力）。这种教学模式能促进来访者对部分活动的快速辨别，让他们更易接触内心体验，能够辨别"它们[1]的感受"，而不是将所有情绪都认同为"我的"。此外，来访者还被教导对内在的冲突、矛盾或困惑保持觉察，将它们视为不同部分之间争斗的表现，这些争斗可能是由部分自身激起的，也可能是与创伤相关的刺激因素引发的。

第五章"自我理解与共情"重点阐述用于增进自我理解和自我同情的干预手段，这两者对于治愈是必不可少的。大多数创伤来访者在被要求对自己心怀同情或更好地照顾自己时，都会产生强烈的消极反应。但如果这种情绪（例如恐惧或羞耻）能与某个来访者儿童时期的切身感受有联系，他通常就会对"那个孩子"感到同情乃至为他愤慨。在基于正念的治疗中，我们无须区分"对自己"的同情和"对那个孩子"的同情，不论这份同情预期的接受方是谁，我们体会到的情绪与躯体感觉都是一样的。而正是这种同情的感觉有助于缓解创伤与依恋的伤痕，并最终治愈它们。此外，我们也无须详尽地获取来访者创伤体验的描述性记忆，来访者对儿童部分所经历过的一切有切身感受即可。治疗师心里只要对来访者的创伤史有"大体感觉"或是有个大概了解，就能在不给来访者的神经系统和情感承受能力带来过分压力的情况下，让咨访双方承认年幼的自我经历的一切。在不激

1　指其他各个部分。

活创伤反应的情况下承认这些部分的创伤体验，感觉就像是一种验证。在治疗工作的这个阶段，重点是培育对一个又一个部分的同情。同情会被强烈的情绪或让人不安的躯体反应挑战。我们的目标是帮助来访者"刚好足够"唤醒同情并感受各部分的痛苦。重要的是，治疗师应当铭记，在创伤治疗中，感受过多和感受过少都会影响共情和同情。在这个阶段还要教会来访者意识到"混同"（blend；Schwartz，2001），或者说是认同（identify）自己的部分，但这会让来访者易受某些部分的伤害，如被它们所淹没或将它们的冲动表现出来。因此还要教导他们练习"剥离"（unblend）和去认同（dis-identify）。

第六章"创伤性依恋及其治疗"将谈到创伤性依恋史带来的内心冲突与挣扎。如果说创伤性依恋的特征是一种角色的颠倒，即本应象征安全的对象（父母的角色）变成了象征恐惧和生命威胁的对象，那么在创伤性依恋发展出来之后，包括治疗关系在内的任何亲密关系都会激活危险信号。关系中不断增长的亲密感传递的可能是威胁，也可能是安抚、联结的承诺。这种亲密感会唤醒从未发生过的渴求某个依恋对象的情感记忆，以及确实发生过的抛弃与背叛的内隐记忆。由于依恋和恐惧在来访者的经历中交织在一起，专注于叙事记忆或移情的治疗方式很可能会引起一种内部斗争。这种斗争发生在寻求依恋的年幼部分对亲近的渴望、对被抛弃的恐惧，与它们做出的战斗、逃跑和完全顺从的防御性反应之间。解离性障碍患者有着更加缺乏联系、更加自主的部分，所以他们身上的这种内部斗争在人际关系或治疗中更容易被激活，更难解码或解构，也更难从行为上管理。

治疗师预测这种现象以及帮助来访者接受并处理这种现象的不同方式既可能带来更深层次的治愈，也可能在治疗中再度撕开依恋的伤口。如果太依赖或太不重视所谓的来访者和治疗师之间的人际关系问题，它们往往就会愈演愈烈。如果把它们理解为仍在来访者内部运作的、昭示内部依恋障碍的"个体内"指标,那么治疗师就可以成为斗争双方的盟友,促进"挣来的安全依恋"(earned secure attachment; Siegel, 1999)。在"挣来的安全依恋"中,童年或成年时那些不安全或混乱的依恋得到了解决,使得个体可以回顾他们早期的依恋关系而不陷入失调的境地,也不会把他们的依恋对象理想化或妖魔化,并体会到接纳感。在这个模型中,"挣来的安全依恋"是来访者与自己受伤的年幼自我建立纽带的能力不断增强的结果。这些受伤的年幼自我都是无辜的儿童,它们本应得到来自富有同情心的成年人充满爱的关怀,却从未得到过。治疗的重点不应在于来访者对治疗师的依恋,而应始终在于强调培育对各个部分的同情和调谐。

在第七章"自我毁灭行为及其治疗"中,不安全和高风险的行为被重新定义为与部分相关的动物性防御生存反应的表现。我从神经生物学的视角重新解释了成瘾、饮食紊乱、自杀和自残行为。它们的神经生物学前提是假设人类的身体和其他哺乳动物的身体一样具有自我修正(self-righting)、自我恢复(self-healing)的倾向。如果这个假设成立,那么自我毁灭的行为也一定有自我修正的意图。从这种角度来看,一度被贴上"自我毁灭"标签的不安全行为,就可以被更好地理解为一种绝望的生存尝试,一种容忍羞耻、愤怒和恐惧的方式,一种抑制闪回和噩梦的方法,或是一种使用内源性或外源性物质来调节受创伤的神经系统的方法。作为一个非正式的、以临床为导向的试点项目的一部分,在康涅狄格州精神卫生局系统为创伤患者提供新形式治疗的项目中,临床医生一直在收集非正式数据,研究不安全行为发作前后有何伴随事件。他们观察到,自我伤害或自杀的企图最常发生于与关系相关的失望、亲密关系的分别或结束、对羞耻和自我厌恶的反复思虑,以及侵入性记忆或闪回出现之后。这一发现表明,这些事件唤醒了威胁的体验,并引起了让人难以忍受的与创伤有关的情绪反应,直到某些冲动行为降低了它们的强度或产生了情绪上的身体麻木。在这些事件发生后,患者大多都报告称有疲惫、能量耗散和需要休息的强烈感觉——这与战斗或逃跑反应后副交感神经反应的迹象相同。在过去，这种典型的创伤后不安全行为在临床上被解释为寻求注意、控制或回避。采用这种从神经生物学角度出发的方法，即帮助病人将冲动或不安全的行为重新定义为由动物性防御性战斗驱动的来自某个部分的沟通，不安全行为的频率就降低了。通过将冲动外化并分配给某个防御性的部分，患者便能使前额皮质保持在敏锐观察的状态，这有助于将冲动当作"不是我的，而是战斗部分的"东西来管理。更好的是，当这些患者被教授了结构性解离模型后，他们消极的自我判断似乎减少了，好奇心似乎增加了，而这两者都是冲动行为的解药。将第四、五章中概述的基本技能教给来访者并要求他们练习使用这些技能，似乎本身就有稳定的效果。此外，还要对来访者进行心理教育，让他们了解其不安全行为的生物学影响，以及它们如何"发挥作用"调节神经系统。这能帮助来访者对身体在这些问题上起到的作用建立认识。随着来访者与冲动部分"剥离"的能力增强，且与不受抑制的前额皮质接触的方法增加，他们能够更好地注意到这些部分的痛苦情绪和不安全的冲动并调节它们，而不是对它们做出反应。

在第八章"解离性障碍的诊断与治疗"中，我们将讨论那些有解离性障碍［DID、未特定的解离障碍（dissociate disorder not otherwise specified，DDNOS）[1]、人格解体障碍（depersonalization disorder）］的来访者带来的独特问题。解离性障碍的诊断反映出来访者的区隔化程度已非常严重，影响了保持意识连续性的能力、时刻清楚"我是谁"的能力、做出合乎逻辑的选择和决策并将其贯彻到底的能力、管理冲动的能力、对因果关系或时间和空间准确感知的能力，以及整合创伤性的过去和正常安全的现在的能力。尽管患有解离障碍的来访者有明显的解离症状，但往往被漏诊或误诊（Korzekwa et al., 2009a）。最常见的是，他们被诊断为边缘型人格障碍、双

1　原书中提到的DDNOS出现在DSM-4标准中，现行的DSM-5标准使用"其他特定的解离性障碍"（Other Specified Dissociative Disorder, OSDD）这一名称。

相II型障碍、注意障碍（attention deficit disorder，ADD）或ADHD。本章回顾了可能提示DID诊断的迹象，讨论了评估方法，并提出了做出正式诊断所需的标准。第三至五章中阐述了同样的治疗方法，对DID和DDNOS患者非常有效，不过考虑到来访者记忆力和连续性的缺陷，治疗师的工作方式需要进行调整。

由于本书所描述的方法是以正念为基础的，所以它倾向于稳定来访者，促进日常生活中遇到的问题以及创伤相关议题的解构。部分的语言使来访者和治疗师都能牢记处理解离性障碍的核心挑战：要记住，来访者在物理意义上仍然是一个完整的个体，拥有一个身体和一个大脑；也要理解，这个大脑和这个身体是分裂的，包含许多年龄、所处阶段、依恋风格和防御反应等特征各不相同的部分。对每个部分的困境感到同情的同时，不能忽视来访者是一个具有社会功能的成年人的事实——这是一种需要练习才能成为第二天性的心理能力。由于解离性障碍，治疗师所面对的来访者并不是一个整合的"他"或"她"。把他们看作完整的个体往往会带来混乱而不是帮助，就像把来访者完全看作内在的儿童而忽视其作为成年人具备的资源，同样会导致混乱。

在DID治疗中，需要优先考虑且要置于核心地位的，是整体与部分的二元性，或者说一个含有许多部分的整体。当治疗师要求来访者辨别出要对问题行为负责任的部分，并对这些部分的情绪、信念、动机和防御反应感到好奇时，来访者就会让人格中由左脑驱动的部分去"帮助"解决由右脑驱动的创伤相关部分所提出的问题和挑战。在治疗有解离障碍的来访者时，这种技能甚至比在治疗未患有DID的碎片化个体时更加关键。右脑主导的部分在来访者的意识之外独立行动时，平衡、稳定的左脑自我的存在尤为重要。

在第九章"依恋纽带与内在调谐"中，我们提出的前提是，解决创伤体验要靠克服与生存相关的自我疏离。通过培养儿童自我和正常生活的成年自我之间不断增长的调谐，自我的每一方面都会在彼此的存在中感到越来越舒适、越来越安全，并在联结中感到温暖。但是，为了培养创伤个体和他们的年幼自我之间的依恋纽带，治疗师首先必须帮助来访者承认、连接并认同内心那个能正常生活的成年人。这个自我有能力付出照顾、表达关心，一直以来都本能地寻求安全、正常和稳定，它有能力"陪伴"那个需要安全依恋的儿童自我。

与羞耻和自我厌恶相关的扭曲认知往往会干扰、妨碍来访者感受自身的能力，甚至影响他们感受明知自己拥有的优势。这也许是因为，在儿童时期没有经历创伤性后果就拥有优势或渴望掌控的愿望是不安全的。这些部分可能被日常生活中的因素触发（如工作、伴侣关系、责任，或仅仅是不得不被看到），损害来访者处理这些活动的能力。部分之间的内部冲突可能削弱或破坏正常生活的自我，或阻碍对发展创伤后生活的尝试。

借助临床案例，我们详细阐述了治疗师应如何代表受伤的儿童部分去帮助正常生活的自我培育内在的同情。这些内容给读者提供了一个模板，帮助他们理解如何将来访者的优势和生活经验当作儿童自我的资源来建立内部接纳。虽然左脑自我一直在学习和储存能力，但这些能力对右脑自我来说并不可用。本章阐述了一些干预措施，它们能使左右脑双方进行接触并唤醒富有调谐感与团结感的愉悦时刻，这将成为内部安全依恋的基石。人类大脑的复杂性让我们能够治愈自己：它赋予了我们独特的能力，使我们能够代表那些共用同一个大脑、同一个身体的其他部分获得和使用所拥有的能力。

在第十章"内部依恋：加深联系与信任"中，治愈工作又向前迈进了一步。首先，来访者必须赢得各个部分的信任，对此造成挑战的是那些亲密不足和信任落空的内隐记忆，而这些记忆既增加了来访者对信任的渴望，又增加了他们因对信任过度警觉而生的阻抗。治疗师应代表这些部分，不断建议来访者与它们沟通、合作，并向它们伸出同情之手，慢慢地建立对内部依恋对象的切身感受。这个依恋对象与各个部分拥有相同的大脑和身体，也许它曾经也和这些部分的年纪相仿，但现在已成为一个强大而体贴的成年人，并致力于营造安全、有营养、人际关系和谐的新生活。

在第十一章"挣来的安全依恋"中，我们不是把"整合"当作治疗的目标，而是当作一个过程。当我们使用以正念为基础的技术、把觉察和共情带到创伤部分组成的系统中时，这个过程就会有机地发生。正如丹尼尔·西格尔（Daniel Siegel）定义的那样，"整合是分化（differentiation）加上联系（linkage）的结果"（2010）。当治疗师要求来访者将注意力集中到处于困境中的年幼部分时，来访者需要想象房间里有一个具有同样情绪的同龄儿童"站在你面前"。通过让内心的儿童部分"鲜活"起来，治疗师促使来访者获得了基于右脑的、固有的、共情的直觉反应。治疗师使用视觉引导技术（guided visualization）唤醒那个儿童部分的面部、身体语言和困境的图像，以增加儿童自我和正常生活的成年自我之间的联系或共情感，且要求后者留意"你现在对那个部分是什么感觉"。来访者与其部分被反复要求对彼此进行心智化（mentalize），并注意彼此如何相互影响。这会唤醒它们对联结的切身感受，然后通过反复分享它们的回应来加强联系。"问问那个小女孩，当她听到你说'我很庆幸我在这里——我希望她感到安全'后有什么感觉。"安全依恋的内部纽带是通过成年人和各部分之间的动态交流建立的，我们也应要求正常生活的自我像安全的依恋对象会做的那样，疏解儿童部分的痛苦状态，或是为困境故事创造新的结局。在想象中体验健康、安全的依恋也可以产生同样的情绪和感觉，也可以唤醒如母婴之间"调谐的天堂"（attunement bliss）那样的感受。而且，只要专注于这些感受的存在，它们便能像具体实际的安全调谐体验一样，容易地被编码进来访者的大脑中（Hanson，2014）。

第十一章再次强调，要想使创伤造成的伤口从情感层面愈合，依恋必须是基础。就像失散多年的年幼亲人一样，被疏离的、不被承认的部分必须被邀请到桌前,并被来访者的内心、头脑和怀抱欢迎。这个过程对来访者和治疗师来说很可能非常令人感动,但也并非没有挑战性。与创伤相关的对自我同情的恐惧是强烈又顽固的,这为治疗师带来的任务就是要保持冷静、清晰、勇敢的姿态,并澄清:疏离或拒绝任何部分都会使我们不够完整。如果不欢迎每个部分"回家",也不为它们提供安全的、无条件的接纳,创伤幸存者就不能完全治愈创伤。这些创伤是在来访者太小、太孤独、太脆弱而无法保护自己的时候,被伤害了他们或任凭他们受伤害的照顾者失败的共情导致的。对于那些成年后受到创伤的来访者,治疗师必须明确一点,即问题能否被解决仍然取决于所有在创伤后寻找安全感的部分:那些年幼的部分,其需求在童年时没有得到可靠满足,或是会在不安全依恋的背景下去理解创伤事件;那些处于青春期的部分,其战斗和逃跑反应会被重新激活;那些绝望的顺从的部分,它们会在不可避免的情况下"代人受过";甚至那些有自杀倾向的部分,它们宁愿挥刀自戕也不愿被羞辱或被抛弃。

丹尼尔·西格尔对"挣来的安全依恋"的概念化反映了依恋领域中许多人(Main,Schore,Lyons-Ruth)的信念,即童年的依恋创伤可以通过生活经历来改变。这些经历能"培育"安全依恋的状态,甚至在成年后也是如此。这些经历可能包括抚养子女、健康的友谊和亲密的关系,或与自己的各个部分建立安全的依恋关系。这些通往"挣来的安全依恋"的途径,都利用了大脑能生长新的神经网络以及编码新的、令人愉悦的感觉状态的能力。通过在想象中唤醒新的关于安全和调谐的内隐记忆,各个部分便能感受到健康依恋的内在感觉体验。这些瞬间和关于失败的或令人恐惧的依恋的痛苦记忆一起被编码,从而改变了故事的结局。当个体回顾早期依恋关系、填写成人依恋量表(Adult Attachment Inventory)时,"挣来的安全感"可以用他表现出的"一致性"来衡量,也就是他能在多大程度上整合生活中的苦与甜、过去的痛苦与现在关系中的快乐。

只有人类的大脑能够通过唤醒与想象或记忆中的经历有关的幸福状态来书写安全、亲密、富于同情的新故事。要使大脑在神经可塑性的层面发生变化，只需要三个要素：首先，我们必须帮助来访者抑制其习惯性的情绪、身体和认知模式；其次，他们必须练习一种新的模式以取代旧的模式；最后，他们还要在与内心儿童部分和自己身体保持切身联结感的前提下，反复练习新模式——具体方式可能很简单，例如把右手放在心脏上来传达平静，或者重复"现在没事了"或"我在这里"这样的话。

来访者新的"治愈故事"可能听起来就像这样："以前，我的各个部分都会感到不安、缺爱，就像我儿时一样。而现在，我不再担心自己会被拒绝和抛弃，我的各个部分也不再感到焦虑。我知道我很好，我也知道它们很好——我能感到我的部分和我自己的联结，而且我将永远陪伴它们、护它们周全。它们对我来说是特别的，而且永远都是。"

第十一章之后的附录为治疗师和来访者提供了一些额外的工具，以帮助他们完成本书提出的任务。附录A包括一个简单的治疗方案，用于学习如何从部分，特别是具有强烈感受的部分中剥离出来。这些感受会控制前额皮质，让来访者变得不稳定。附录B包括一个针对各个部分的冥想圈（meditation circle）练习。附录C介绍了内部对话（Internal Dialogue）治疗方案，即反复练习、建立内部沟通（internal communication）能力、镇静并安慰痛苦的部分、培育富于同情的联结。附录D介绍了内部依恋修复的治疗范式。附录E包括一个工作表，即解离体验日志（Dissociative Experience Log），用于帮助来访者提高能力，让他们更好地追踪和区分各部分活动和交流的信号。附录F提供了"友善四问"（the Four Befriending Questions）的脚本，这是一种用于建立内在沟通、培育爱与信任的联结的技术。

数百年来，围绕治愈的本质，心理治疗师一直感到好奇与担忧，并对其进行哲学思辨。本书描述了从我的临床观察中得出的、关于治愈创伤和创伤性依恋影响的一种理论：要想达成治愈的结果，我们需要扭转长期持有的自我疏离模式，并建立爱和接纳各个"自我"的能力。当我们重新找回自己迷失的灵魂和受伤的儿童部分，与它们交朋友，并允许自己信任那份被深刻体验到的同情的冲动，向它们伸出援手，建立安全的依恋关系后，它们最终将感到安全和被欢迎。然后，我们就会感到完整。

参考文献

◆ ◆ ◆

Bromberg, P. (2011). *The Shadow of the Tsunami and the Growth of the Relational Mind*. New York: Taylor & Francis.

Gazzaniga, M. S. (1985). *The Social Brain: Discovering the Networks of the Mind*. New York: Basic Books.

Hanson, R. (2014). *Hardwiring Happiness: The New Brain Science of Contentment, Calm, and Confidence*. New York: Harmony Publications.

Herman, J. L. (1992). *Trauma and Recovery*. New York: Basic Books.

Ogden, P. & Fisher, J. (2015). *Sensorimotor Psychotherapy: Interventions for Trauma and Attachment*. New York: W. W. Norton.

Ogden, P., Minton, K. & Pain, C. (2006). *Trauma and the Body: A Sensorimotor Approach to Psychotherapy*. New York: W. W. Norton.

Pollack, S. M., Padulla, T., & Seigel, R. D. (2014). *Sitting Together: Essential Skills for Mindfulness-based Psychotherapy*. New York: Guilford Press.

Porges, S. W. (2011). *The Polyvagal Theory: Neurophysiological Foundations of Emotions, Attachment, Communication, and Self-regulation*. New York: W. W. Norton.

Schwartz, R. (1995). *Internal Family Systems Therapy*. New York: Guilford Press.

Schwartz, R. (2001). *Introduction to the Internal Family Systems Model*. Oak Park,

IL: Trailhead Publications.

Siegel, D. J. (1999). *The Developing Mind: Toward a Neurobiology of Interpersonal Experience.* New York: Guilford Press.

Siegel, D. J. (2010). *The neurobiology of 'we.'* Keynote address, Psychotherapy Networker Symposium, Washington, D. C., March 2010.

Van der Hart, O., Nijenhuis, E. R. S., & Steele, K. (2006). *The Haunted Self: Structural Dissociation and the Treatment of Chronic Traumatization.* New York: W. W. Norton.

Van der Hart, O., Nijenhuis, E. R. S., Steele, K., & Brown, D. (2004). Trauma-related dissociation: conceptual clarity lost and found. *Australian and New Zealand Journal of Psychiatry*, 38, 906-914.

Van der Hart, O., van Dijke, A., van Son, M., and Steele, K. (2000). Somatoform dissociation in traumatized World War I combat soldiers: a neglected clinical heritage. *Journal of Trauma and Dissociation*, l(4), 33-66.

Van der Kolk, B. A. (2014). *The Body Keeps the Score: Brain, Mind and Body in the healing of Trauma.* New York: Viking Press.

第一章

创伤与结构性解离

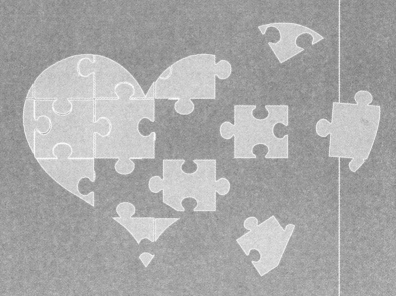

这是个神经生物学遗留问题，不是我的错。

如果创伤的元素被反复呈现，随之产生的应激激素将把这些记忆更深地刻在脑海中。普通的、日常的事件会变得越来越不引人注意。如果（我们）无法深刻地接受周围发生的事情，就无法感觉到完全活着。个体将更难感受到普通生活的快乐和痛苦，更难集中精力完成眼前的任务。无法完全活在当下，使得（我们）被更牢固地禁锢在过去。

——巴塞尔·范德考克

　　面对虐待和忽视，特别是被所爱之人伤害时，儿童需要与正在发生的事情保持足够的心理距离，以免被彻底击垮，并让自己在心理不受伤害的情况下生存下来。要保留一定程度的自尊、对家人的依恋和对未来的希望，受害者需要与所发生的事情脱节，包括怀疑或不记得自己的经历，并将经历这些事的"坏（受害者）孩子"视为"非我"。受虐儿童可以利用人类大脑天生的分裂（或称区隔化）能力，坚持认为自己是"好"的，并与他们被剥削的方式切断联系。这个"好孩子"可能是早熟的、可爱的、乐于助人的，可能是完美主义和自我批评的，也可能是安静和害羞的，但最重要的是，他有某种方法使自己能在一个不安全的世界中被接纳、更加安全。以这种方式分裂或碎片化是一种巧妙的、适应性的生存策略——但也是一种代价高昂的策略。为了确保被拒绝的"非我"的儿童被搁置一旁（不被意识到），在创伤事件结束后的很长一段时间里，个体必须继续依赖解离、否认或自我憎恨来强制断开连接。最终，他们从安全感的丧失、虐待和背叛中幸存下来，但必须以否认最脆弱和最受伤的自我作为代价。当他们意识到自己的自我表征和维持功能的能力只是真实自己的一角，就会感到自己在欺骗他人。他们挣扎着远离"坏"的一面、认同"好"的一面，同时又有一种自己在"冒充""伪装"或装作别人想要他们成为的样子的感觉。对一些人来说，这种认为自己在骗人的信念会催生怨恨；对另一些人来说，则会催生羞耻和自我怀疑。而对这两类人来说，创伤的遗留问题都仍然存在，并未被妥善解决。

随着受虐待的儿童在这种潜在因素的存在下继续成长，进入青春期，然后成年，这种自我的分裂对于在创伤中生存的另一个重要方面也有所帮助。该方面即掌握正常的发展性任务，例如在学校学习、发展同龄人关系、找到可以专注甚至享受的兴趣。儿童"好"的部分可以自由地正常发展，而另一部分则承受着过去的情感和身体印记，扫描着危险的迹象，并为后续可能出现的被威胁和被抛弃做准备。让个体的情况变得更加复杂的是，无论是"我"还是"非我"都不可能发展出详尽的、关于创伤事件的时序记忆，而这些记忆本可为自我理解提供背景。由于创伤性记忆的本质，可以"被回忆"的东西往往以侵入性图像、情绪和身体反应的形式出现（Van der Kolk，2006；2014），但这些都是在没有警告的情况下自发出现的，而不是能"排除合理怀疑"、清楚地记载实际发生之事的连续陈述性记忆。

来自过去的"活遗产"

如果个体没有明确地按时序对所发生的事情进行记录，但又容易被创伤相关的感觉和身体记忆意外激活,个体就会产生遗留的症状和反应,但没有能将它们识别为记忆的背景环境。创伤幸存者在后续治疗中会描述他们的焦虑、抑郁、羞耻、低自尊、孤独和疏离、愤怒问题,以及冲动或莽撞行动。他们可能困扰于对危险长期的预期:侵入性的恐惧和害怕,过度警觉("后脑勺长眼睛"),长期的羞耻和自我憎恨,坚信最坏的情况即将发生,绝望和无助,害怕被抛弃,对情感的麻木和脱节。或者,他们将治疗当作最后的救命稻草,因为他们正在进行一场节节败退的战斗,在与成瘾、自残的冲动、进食障碍、对自杀的渴望或决意的斗争中落于下风。关于唤醒这些自我毁灭冲动的究竟是什么,通常情况下他们能告诉我们的很少。这些冲动尽管能带来即刻的短期缓解,但会极大地威胁他们的安全。"我这样做是为了惩罚自己。""我恨自己。""我不配活着。""我很恶心——我希望自己死掉。"他们有时会纠结于如何将这些模式与过去联系起来——但更多时候,他们宁愿不去想当时发生的事情,或将其说得无足轻重:"也没有那么糟啦。"

在早期的创伤治疗中,治疗师依靠"谈话疗法"(talking cure)。这是从弗洛伊德时代到现在的心理治疗中最普遍被接受的做法(Rothschild,2017),用以解决创伤来访者强烈的情绪反应和他们对创伤事件的不清晰认识。通常,治疗师会鼓励来访者不断提取关于"发生了什么"的记忆,直到他们建立起详细的、按时间顺序排列的事件叙述。但是当治疗师采用这种方法时,他们非但不能解决创伤性的过去,反而让来访者被令人崩溃的内隐记忆和创伤性的反应淹没,使得症状加重而不是让来访者获得平静(Herman,1992;Van der Kolk,2014)。治疗师发现,谈论过去的事件会隐性地让来访者一再"重温"它。误打误撞中,治疗师和"好孩子"(也就是现在的成年来访者)终于确认了被抛弃的"非我"的儿童所经历的事件——尽管同时也激活了与创伤有关的部分,触发了它们的内隐记忆。这些"非我"的儿童再次感到危险,它们哭着求救,但仍然无人理会。

我一直认为，**创伤治疗必须解决的是创伤性过去的影响，而不是创伤性事件本身**。能忍受回忆一段可怕的经历并不是最重要的目标：它不如在此时此刻感觉到安全重要；不如说服自己"心跳加速只是一种被触发的反应而不是危险的征兆"重要；也不如把羞耻、悲伤、愤怒与儿童自我（它们太年幼了，无力安抚自己）的感觉记忆联系起来重要。在我看来，除非我们找回自己心中丢失的儿童和不被承认的部分，向它们伸出援助之手，欢迎它们终于"回家"，为它们营造安全感，让它们感到被期待、被需要和被重视，否则过去的痛苦事件就无法被真正解决。经过几十年的科学研究，临床学界才接受这样的观点：虐待儿童是一种泛滥的行为，而不是罕见情况，并且未经治疗的创伤后应激不仅会给个人造成痛苦，还会造成巨大的社会负担。直到最近的十年里，内隐记忆和身体驱动的创伤反应的概念才传播开来（Ogden et al., 2006；Van der Kolk, 2014），但即使是现在，关于分裂、自我的诸多部分和解离的理论观点也仍然有争议，而且经常被避而不谈。我们这个领域还没有接受这样一个事实：压力下的区隔化是正常的，而且比我们通常意识到的普遍得多。与此同时，心理健康学界曾有一段时期否认虐待儿童、解离和人格碎片化的普遍存在，要么忽视其表现，要么将其视为"虚构"或"装病"而不予确认。为了成为心理治疗界的"好孩子"，治疗师一直在"不能看到"解离迹象的压力下，将那些声音诊断为精神病性症状（psychotic symptom），并将碎片化的来访者"当作"一个人格完整的个体来治疗。正如丹尼尔·西格尔（2010）所坚持的那样，成为一个完整的人需要具备"分化加上联系"的能力，也就是说，这个人不仅需要能区分不同的自我并将它们视为各种"部分"，还需要把它们与其余部分及它们所属的整体联系起来。否认自我的某些部分或是过度认同其他的部分，既不能促进整合、培育作为完整个体的感受，也不能产生内在的安全感，以抵消这不安全、不予欢迎的敌对世界造成的后果。

平行人生：对解离的否认

在创伤领域的历史中，解离和分裂的概念一直被视为创伤的并发症，但始终未被理解为"非我"，因为这在现行的诊断系统中是无效的或不可信的，所以被避而不谈。解离性分裂，尤其是解离性障碍的存在无法得到承认，其中一个原因就是学界缺乏能为这种戏剧性的、难以治疗的症状提供科学依据的研究。关于部分的理论往往是隐喻性的，而不是生物学的或基于大脑的。在解离性障碍的研究领域，解释性假设历来是与应激相关的：该理论坚持认为，若事件是创伤性的，它们将超过大脑将其作为整体来容忍或处理的能力。因此，它们必须被分裂或区隔化，以便同龄的解离部分共同承担令人崩溃事件的记忆，每个部分承担一定比例。在这个模型中，每个部分都被看作记忆的储存器，代表来访者的问题史在某个特定时间节点的状况。在治疗中，治疗师鼓励这些部分"下载"或揭开它们的记忆，以便"主机"分担它们的痛苦、接受它们共同的过去。只有这样，这些部分才能开始融为一个均匀的整体（Putnam，1989）。虽然这个假设对许多临床医生和来访者来说是符合直觉、可以理解的，但它缺乏必要的科学性，无法克服心理健康学界对解离的怀疑和否认。

而另一套理论认为，多重性（multiplicity）是正常的，所有人都拥有多重意识而不是单一意识。基于这一假设，出现了一种基于正念的、用于理解部分的方法，即内在家庭系统（Schwartz，1995；2001）。内在家庭系统以其富有同情心的基调和对正念觉察的培养而闻名，它也是基于一种隐喻性的、建立在心理内部防御上的理论："非我"的儿童被称为"流亡者"（exile），被"管理者"的活动隐藏在意识觉察之外。当管理者部分不能提供足够的保护来让流亡者部分处于意识之外时，另一组部分"消防员"就会开始行动，制造注意力分散和危机。内在家庭系统模型认为，在流亡者部分被迎回，个体能对"自我"（来访者更高的自我）感到足够安全以分享被否认的记忆，并"卸下"与创伤有关的痛苦情绪和信念时，这就是被治愈的时刻。

然而，要让解离这样一个有争议的、"非我"的话题使人信服，仅凭一个临床运作良好但缺乏理论基础的模型还不够。神经科学革命为"分裂"的概念，甚至为"自我的各个部分"的术语都提供了科学的解释。本领域内一直普遍存在着关于解离与解离性障碍的顽固的消极信念，经过多年的研究积累，它们才受到挑战（Brand et al., 2016）

压力下的区隔化：利用断层线

压力的区隔化是如何发生的？可以帮助理解这一问题的生物学基础之一就是大脑先天具有的"断层线"（fault line）[1]：大脑的功能与不同区域及每个区域内的不同结构相联系，并受其支配（Van der Hart et al., 2004）。一条让人在出生时就能发生分裂的"断层线"，就是大脑左半球-右半球的分裂。尽管儿童出生时就有左右两个半球，但他们在童年的大部分时间里都是右脑占优势（Cozolino, 2002；Schore, 2001）。发育较慢的左脑在语言发展的年龄前后有突飞猛进的发育增长，在青春期又有一次发育高峰，但左脑优势的发展只会在生命的前18年里渐进地实现。此外，胼胝体（大脑中使右脑和左脑可以交流的部分）的发育也很缓慢，直到12岁左右才会完全发育成熟（Cozolino, 2002；Teicher, 2004）。因此，在儿童期早期，右脑的经历相对独立于左脑的经历。一旦有需要，就可以进行分裂。在研究儿童和青少年的大脑发育时，马丁·泰歇（Martin Teicher）曾观察到，与正常对照组相比，被虐待或被忽视的经历与胼胝体发育不足之间存在关联（2004）。这也支持了如下假设：创伤与大脑左右半球的独立发育有关，两

1　地理术语，原指地壳中的断层面与地面的交线，反映断层的延伸方向和规模，此处可理解为"固有的、潜在的、可能孕育分裂的界限"。

个半球之间沟通的损伤可能会阻碍左右脑整合,使来访者拥有"两个大脑"(Gazzaniga, 2015)而不是一个整合的大脑。

20世纪70年代的"裂脑研究"(Gazzaniga, 2015)首次展示了大脑左右半球是如何独立运作,且运作方式相当不同的。"裂脑"研究指的是针对因受伤、手术或胼胝体受损而导致左右半球被切断联系的患者的研究。尽管这些患者的两个半球似乎有一些共享的知识,不过只有左半球能使用语言来描述体验和信息。右半球更依赖视觉,虽然能够更好地识别刺激因素之间的异同,但不能用语言来描述。右半球倾向于以短暂的、内隐的方式来记忆,而左半球则专精于自传体记忆和习得知识。但左半球对信息进行语言编码的能力并不意味着它对事件的回忆更"准确"。"左半球倾向于抓住某个情境的要点,做出符合事件一般模式的推论,把不符合的扔掉。这种精加工的方式对准确性有不利影响,但通常会使处理新信息更加容易。右半球则不这样做,它是完全真实的,只识别原始(信息)。"(Gazzaniga, 2015,第152页)也就是说,右半球不会"忘记"经历的非语言方面,但也不会进一步诠释它。研究人员发现,情绪在大脑的两个半球都受到体验,但只能由左半球用语言表达出来;右半球可能会对情绪采取行动,但无法用语言描述。研究人员还观察到,如果没有通过胼胝体实现的信息交换,左半球可能对右半球产生的情绪驱动的行动和反应没有记忆。

依恋领域也有一些研究成果支持人有在压力下进行区隔化的先天倾向这一概念。在对依恋行为的纵向研究中(Lyons-Ruth et al., 2006; Solomon & George, 1999; Solomon & Siegel, 2003),研究人员已经证明,1岁时依恋状态混乱的儿童,在19岁时表现出解离症状或在成年后被诊断为边缘型人格障碍或分离性身份识别障碍的可能性明显增加。当依恋对象有虐待行为时,儿童唯一的安全和保护来源同时也成为当下危险的来源,这使儿童陷入两种相互冲突的本能中。一方面,他们受依恋本能的驱使,想从依恋对象那里寻求亲近(proximity)、安慰和保护;另一方面,他们受同样强烈的动物性防御本能的驱使,在离可怕的依恋对象太近之前会僵住、战斗、逃跑、顺从或解离。廖蒂(Liotti, 1999)做出假设,要处理这种无法解决的冲突,解离性分裂是必需的。这种冲突的双方是相当强烈的情感和身体的驱力,也是两种非常不同的内部工作模式:从生物学的角度讲,依恋对象会自动引起呼救反应或寻求亲近的冲动,但亲近施虐的、有威胁性的成年人又会引起恐惧及战斗和逃跑反应。

此外,夏安诺,尼延胡伊斯与史嘉思(2004;2006)提出了另一组可能导致解离性区隔化的断层线:"行动系统",或者说是能够逐步推动儿童的发展及适应环境的驱力。其中一组驱力表现在儿童依恋、探索、游戏和发展社交与协作技能的先天倾向中,随着年龄增长及成年,他们会学着调节自己的身体需求、结合、生育,以及照顾下一代(Panksepp, 1998;Van der Hart et al., 2006)。同样,儿童也必须依靠他们本能的动物性防御系统(过度警觉、呼救、战斗和逃跑、僵住、崩溃和顺从)来迅速抑制探索、社交和调节功能,以确保能做出自发的自我保护行为。对于在不安全环境中长大的儿童来说,要应对不断变化的内部和外部需求,这两种类型的行动系统都是必要的:例如,上学需要人格中的一个能够探索、认真听讲、学习以及与同学和老师进行社交的部分。在家里,与时而寡言、时而暴力的父母待在一起,根据情况迅速从一个状态转移到另一个状态以应对不同威胁的能力也许至关重要:例如,在对虐待者的声音或脚步声做出回应时,惊慌或恐惧可以提醒个体注意危险。玩闹也许能让家长容易暴躁的情绪好起来,并能通过逗他发笑来促进积极的联结(社交)。有的时候,利用顺从反应做一个早熟的负责任的孩子,在面对暴力行为时努力保护弟弟妹妹,可能会有帮助;但在其他时候,依靠过度警觉保持"提防",仔细观察父母的情绪,用有利于防御他们"受惊或吓人"的行为的方式加以应对,可能会更安全。这些区隔化的模式可以被理解为与创伤相关的过程性学习:使用由多个自我组成的系统而不是作为一个完全整合的"自我"来适应,会更加安全。

基于查尔斯·迈尔斯（Charles Myers）对患有"炮弹休克"（shell-shock）的"一战"老兵的观察，夏安诺及其同事（2004）将这些不同的驱力或系统称为"人格的（各个）部分"。尽管"人格的部分"在心理健康领域还是一个非常有争议的概念，但这个概念仍有一些优点：首先，使用"部分"这个词能清楚地表明一个完整的人和人格存在，而我们所研究的只是其中的一部分；其次，这个词被普遍使用以描述正常的矛盾心理或内心冲突（例如："我心里有一个部分非常想吃那块蛋糕，但另一个部分不让我吃。"），所以它很容易被来访者采用；最后，研究表明，大脑有一种发展神经网络的特定倾向，让有关联的神经通路始终一同"开火"，而这些神经系统中往往编码了复杂的特质或系统（Schore，2001），分别代表我们人格特质或存在方式的各个方面。例如，当依恋对象在场时，若负责驱动亲近的神经通路、负责孤独感和渴望安慰的神经通路以及负责倾向于相信"她爱我——她永远不会伤害我"的神经网络这三者稳定地一同激活，便可能造就一个能反映人格中儿童部分的神经系统，该系统包含儿童对安慰和亲近的渴望，以及认为依恋对象是安全的、充满爱意的这一神秘的信念，但也包含着似乎有什么不对、不安的感觉。这种神经系统可以复杂到囊括一切主观的身份认同感，也可以只是更简单的特征集合，与个体扮演的不同身份有关。

夏安诺等人（2006）借用迈尔斯的说法，将自我中由日常生活中的优先事项驱动的部分描述为"看似正常的人格部分"，将由动物性防御反应驱动的部分描述为"人格中的情绪化部分"，或者分别描述为战斗、逃跑、僵住、顺从或寻求依恋以求生存的部分。在本书中，我将使用我自己在临床实践中觉得更有用的术语："持续正常生活的部分"和"与创伤有关的部分"。我避免使用"看似正常"一词是想强调，驱使我们生存或坚持下去的部分也具备积极的进化功能，同时对抗来访者把他们具备功能的能力视为"假自我"、把与创伤有关的反应视为"真自我"的这种倾向。此外，强调"正常生活"部分积极的意图和目标，有利于鼓励来访者加强调节动物性防御相关部分所致的情绪躁动和自主神经功能失调的能力，而不是试图忽略它们，或将它们解释为"真自我"。将不同部分与其行为同反应背后的生存反应联系起来，能挑战来访者自发的羞耻感与自我怀疑：狂怒的体验若能与被不公平行为触发的"战斗部分"联系起来，就能得到更好的理解；自发的被动状态和不能说"不"的感觉若与儿童顺从部分联系起来，便不那么令人羞耻了，因为儿童的安全感与取悦他人或"低人一等"的感觉是有联系的。若能理解每个部分都代表一种在危险环境中生存的方式，每个部分都代表一种自我保护的方法，"部分"这一概念便能让碎片化获得意义与尊严。在这种观点中，部分不是记忆的储存库——它们是在"最坏的情况下"生存的手段，而不是对它的铭记。正如我经常对我的来访者说的："如果这些部分没有很好地完成自己的工作，没有帮助你生存，我们今天就无法一起坐在这里谈话了。"但是，作为我们本能的生存反应的载体，这些部分依旧处于准备状态，在"那件事"结束后的数十年中，仍防备着下一次威胁或下一个与创伤相关的触发因素。

识别结构性解离部分的标志

正如每个人对创伤的反应不同，我们应当预期每个来访者结构性解离的人格系统也都是独一无二的。那些受到长期创伤或有多种类型的被虐待或忽视的历史的来访者，会发生更复杂的结构性解离，很可能同时有一个发展良好、持续正常生活的自我和几个不同的由战斗、逃跑、僵住、顺从或呼救等生存反应驱动的部分。但即使在这些来访者身上，碎片化的表现也既可能更微妙、灵活，又可能更富戏剧性或僵化，一些来访者（例如，被诊断患有创伤后应激障碍或双相II型障碍的来访者）可能会在截然不同的状态间转换（时而易怒，时而抑郁，时而焦虑）。患有边缘型人格障碍的来访者可能有时表现得退缩、黏人，有时表现得冷漠、愤怒，有时又表现得绝望、有被动的自杀意图，而发生这一切的同时又在工作中表现良好。对于患有轻度至中度未特定的解离障碍（DDNOS）的来访者，治疗师可能会遇到明显可观察到的区隔化和记忆困难（例如，不能清楚地回忆起战斗部分强烈的愤怒和攻击性行为，或患有分离性焦虑的儿童部分具有高需求性）的情况。患有DID的来访者不仅总体而言与创伤相关的部分的数量会更多，而且更可能有其他的子部分为与持续正常生活的自我相关的优先事项服务，例如具备职业能力的自我、养育子女的部分，或是具有特殊的天赋或社交技能的部分。此外，当管理每个部分的神经系统变得更精细化、自主化时，患有DID的来访者就会开始表现出切换和时间丧失，因为他们被自己的部分"劫持"了。这些部分一旦被触发，就会在持续正常生活的自我的有意识觉知之外采取行动。

> 西莉亚是一名优秀的组织顾问，在更新自己的简历时，她惊讶地发现自己在1990年获得过一个奖项，但她对此没有任何记忆。她不仅不记得自己得过这个奖，而且也不记得自己做过什么事赢得了这个奖项！对于时间丧失和解离性"劫持"，安妮也发现了令人不安的证据：她收到了与自己友谊最长久的朋友的一封信，要求她在任何情况下都不要再联系他。"我永远不会原谅你上周对我说的话——那很残酷，我不想再受到伤害。"由于根本不记得自己最近与他说过话，安妮无从想象"她"为什么会对他生气，"她"又说了什么让他如此难过。

典型的情况是，当负责持续正常生活的部分试图坚持某件事（工作、抚养孩子、组织家庭生活，甚至承担有意义的个人和职业目标）时，其他用于发挥动物性防御功能的战斗、逃跑、僵住、顺从以及为生存而"依附"或寻求依恋的部分也在持续被创伤相关的刺激因素激活。这就导致了过度警觉与不信任、崩溃的情绪、令人丧失功能的抑郁或焦虑、自我毁灭行为，以及对未来的恐惧或绝望，这些困境通常也就是来访者前来寻求心理治疗的原因。

症状也是来自各部分的信息

一些来访者前来接受治疗，是在被创伤反应和动物性防御相关部分的内隐记忆淹没或"劫持"之后；另一些来访者前来接受治疗，则是因试图断开或否认这些创伤反应导致了长期抑郁或人格解体。尽管一些来访者可能表现出符合诊断的解离性障碍症状，但更多人在接受治疗时只表现出与创伤相关的症状。这些症状最初看起来很明了，如创伤后应激障碍、焦虑性障碍（anxiety disorder）、心境障碍（mood disorder）或人格障碍。然而，某些症状会警示我们可能有潜在的结构性解离。示例见下文。

内部分裂的标志

在"积极触发因素"（工作任务、与同事合作、承担责任）的刺激下，来访者会在工作中保持高水平的功能，但在家庭或个人关系中却会因为与这些环境相关的创伤触发因素而退行（regress）[1]。或许，来访者可能报告自己会交替出现对被遗弃的恐惧，于是就会推开那些试图亲近的人；又或者来访者起初倾向于将他人理想化，当对方随后在某些方面让来访者失望时，来访者就会感到幻想破灭和愤怒。对被遗弃的恐惧反映了来自依恋部分或呼救部分的信息，因为亲近他人会加剧该部分的分离性焦虑；推开的行为则是战斗部分被脆弱或受伤的风险激活后做出的反应。分裂常常表现

1　指个体面临焦虑、应激时，退回早期生活阶段，以原始、幼稚的方式应付当前情境的一种防御机制，例如遭遇车祸、伤愈后不敢出院，成人的要求不被满足时撒泼打滚，少儿遭遇变故后突然尿床、吮指等。

为自相矛盾的行为：来访者对触发因素的恐惧可能很强烈，但对真正的威胁缺乏适当的恐惧；来访者可能既在计划下一次的家庭暑期度假，同时又在反复思虑自杀的决定；又或者来访者把自己说成是"开明的"、善良的、讲道理的，而家人和朋友却认为他是愤怒、傲慢和苛刻的典型代表。

治疗史

来访者会报告说，以前的数次治疗都没有什么进展，治疗过程也不清楚，或者描述这些治疗障碍重重、乱七八糟或以某种异常戏剧性的方式结束。现治疗师或前治疗师则会报告感到自己"头昏脑涨""无力满足来访者的需要""技能不足"，而来访者则表示自己害怕的是被治疗师放弃，而不是他们的治疗能力不足。

躯体症状

对疼痛的敏感性或耐受性异常高、与压力有关的头痛、眨眼或眼睑下垂、发作性睡病症状，甚至一些缺乏可诊断的医学原因的身体症状，都可能与创伤有关，或者是解离性活动的症状。结构性解离最常见的表现之一是对精神药物的非典型反应或不反应（Anderson，2014）。在这些情况下，各部分是在以躯体的方式传递信息：眨眼或眼睑下垂往往是解离性切换的信号；左肩塌陷，同时右肩紧张、抬起，则可能提供了证据表明身体的非优势侧存在顺从的部分，而体力更强的优势侧与准备战斗的部分相连。

"退行性"行为或思维

有时，来访者的肢体语言看起来并不像一个符合其时序年龄

(chronological age)的成年人,而更像年幼的儿童:他可能表现出怕生、颓丧、恐惧、不能忍受被人看到或不能进行眼神交流。其表达的信息可能是"我很害怕——不要伤害我"或"请注意我——请喜欢我"或"请不要离开我"。语言和认知的风格也可以揭示自我中更年幼部分的存在,比如具体化或非黑即白的思维,以及更符合儿童而非成人习惯的遣词造句或表达风格。儿童会使用较短的句子表达与分别、关怀和公平有关的主题,并且在没有被很好地理解时,更容易感到没有被共情。

优柔寡断或自我破坏的模式

来访者无法做出很小的日常决策,或在完成他明确表达的目标时出现问题,这常常被误读为"矛盾",但其实可能反映了目标相反的各部分之间的冲突。通常,这种现象表现为频繁地变更工作、行业或人际关系。这还可能表现为一种生活史,其中成功与自我破坏或莫名其妙的失败交替出现,高功能与功能失调也交替出现,辛苦的工作因突然的自我毁灭行为而付诸东流。这种模式也可能涉及非常重大的生活决策,但它一般出现在日常生活的困难中,如无法选择早上穿什么衣服、早餐吃什么,或是否按约与朋友共进午餐。

记忆症状

虽然记忆缺失和"时间丧失"是解离性障碍的主要症状,但更微妙的记忆问题也可以表明结构性解离的存在。例如,以下所有的记忆问题都是部分活动的常见表现:记不清是如何度过了一天、难以记住谈话内容或治疗的要点、"大脑断电"、在熟悉的地方开车时迷路(如下班回家)、忘记了本已熟练掌握的技能(如开车),或出现一些行为而自己随后又不记得。

自我毁灭或成瘾行为的模式

许多研究都表明，自杀、自我伤害及成瘾行为与创伤史之间存在关联，因此，治疗师遇到创伤来访者与自己的自我毁灭行为做斗争的情况也无须惊讶。我的假设是，不安全的行为其实一直在反映那些由战斗和逃跑反应驱动的部分被创伤相关的触发因素持续激活的状况。当来访者持续正常生活的自我寻求治疗时，该部分致力于改善生活，追求"所有人都想要的那些东西"；而战斗部分则会参与危险行为，或是试图自我伤害或自杀，不惜一切代价想从内隐记忆中获得解脱。由逃跑反应驱动的部分倾向于产生进食障碍，这会导致令人麻木或改变意识状态的成瘾行为，让来访者得以远离无法忍受的感受和闪回；与战斗有关的部分则容易催生更暴力的行为，既包括对他人的攻击，也包括自我伤害和自杀行为。在一项采用结构性解离模型的探索性研究中，一组症状严重的患者接受了2～10年的住院治疗，以预防有计划或无计划的自杀，经过一年的心理教育治疗后，8名被试中的6名表现出明显的改善。他们所接受治疗的重点是教导患者识别与不安全行为有关的部分，并增强持续正常生活的自我的能力，使其能够识别来自试图自我毁灭的部分的冲动并与之解离（Fisher, in press）。

当创伤幸存者来寻求治疗时，他们的自主神经系统失调造成了神经生物学和心理学上的影响，导致了组织混乱的依恋模式，还催生了结构性解离的各个部分，这些因素共同造就了他们那套根深蒂固的、熟悉的、习惯化的系列反应。来访者无意识地被创伤后内隐的程序性学习驱动，这种学习过程是被创伤相关的触发因素激活的。来访者当下的症状令他们非常熟悉，被触发的反应也是自发的，以至于来访者在主观上感到"这就是我本人"。尽管这些"就是我本人"的反应显然与过去无关，但它们其实也是在传达叙事和历史：这种叙事无法被完整地回忆，也无法用语言表达；而这种历史就是由有着不同视角、不同触发因素和不同生存反应的不同人格部分所拥有的。

对吉莉恩来说,她在26岁时感受到的愤怒、羞耻和绝望有这样的特点:她无须解释为何自己会有这些感受,因为这些感受让她非常熟悉,是她的一部分。她没想过要好奇为何自己在生气时可以变得非常无畏,或者为何羞耻感和绝望感可以非常迅速地占领她的身体,截住她已经说到一半的话;她也不好奇为何她对自己作为艺术家的能力非常有信心,不怕推销自己的作品,却非常害怕在人际关系中让别人不高兴。吉莉恩甚至没有对她的治疗师所说的"自杀倾向部分"感到警觉,她只是如常接受了不想活的强烈愿望。正常的生活只在遥远的记忆中——这是曾经对她很重要的东西,但现在早已消失。她没有看到那些微妙但有意义的迹象,那些迹象表明她持续正常生活的部分仍然存活、健全,即使在最糟糕的时候也一直如此。吉莉恩在她妹妹眼里仍然保持着一个明智的、成熟的母亲形象,同时吉莉恩也是母亲的情感支柱——这个角色让她对家庭中的混乱局面有一种控制感。在儿童时期,她便把自己审美和创作的能力作为避风港——那是她认定的自己"好的一面",这让她在20岁出头时就成为一名专业的陶瓷艺术家。她认为这无足轻重:"嘿,要不是我母亲酗酒,我可能就去做更危险的事了,所以我沉迷于制作东西——但那又如何?"

正如吉莉恩的案例所表明的,所有的创伤幸存者往往都会发展出其他症状,这些症状代表了神经生物学系统应对创伤的调节尝试:自我伤害和自杀、冒险、重演式行为、照顾和自我牺牲、再次让自己受害,以及成瘾行为。这些行为都代表失调的神经系统努力调节自己并为下一次威胁做准备的不同方式:自我伤害和计划自杀会引发与肾上腺素相关的力量、冷静、控制和体力的反应,但也会因内啡肽的增加而产生放松效果;限制进食、暴食和催泻,以及过量进食都会引起情绪和身体的麻木;成瘾行为能根据需求引起麻木或增强唤醒，或是二者结合。在心理健康领域，解决这些问题的方法历来是先稳定不安全行为，再治疗创伤性事件。但是叙事记忆与强烈的自主神经唤醒状态有关。因为这种激活使我们"准备好"应对危险，所以记忆很可能重新激活自我毁灭的冲动。即使是"想着去想一下"这些记忆（Ogden et al., 2016）也常常足以导致神经系统的重新激活，仿佛这些事件在此时此刻再次发生。神经生物学的研究成果及对创伤的躯体遗留的更好理解，都建议我们应以新的、不同的方式进行治疗（Van der Kolk, 2014；Ogden et al., 2006；见第二章和第七章）。

帮助来访者和其部分在此刻"活在当下"

只要症状还表现为由创伤相关部分所持有的、持续表达紧急和生存反应的内隐记忆，个体就会继续感到不安全，其部分会继续防御，好像现在正受到威胁。当创伤反应被如此曲解时，这些部分便会受到威胁：这仿佛摆出了铁证，证明它们深陷危险、有缺陷或被困在绝望的情境中。它们再一次切身感受到自己处于危险之中，孤独且不被保护。我们在治疗中必须首先对抗这种主观感觉，即来访者认为自己的症状能表明当下存在危险，或是能证明他们的缺陷或"他们本人"。治疗师需要抵消这些被习惯性唤醒的危险信号和创伤反应，其方式是提醒来访者关注这些反应，将它们视为来自部分的沟通信息。当治疗师让来访者接受关于结构性解离的心理教育，鼓励他们采取正念和好奇的态度而不是做出反应，并帮助他们发展出对触发因素的新反应后，来访者就会开始建立自我调节和"活在当下"的能力。随后，自主神经系统就有机会体验到正常调节的而不是失调的状态。若以这种方式推进对过去的探索，来访者便能体验到我所说的"此刻就活在当下"的一些瞬间。在这些瞬间，他们能感到身体中的平静，能清晰地思考，也知道自己是安全的。

下一章我们将探讨如何将来访者所描述的问题和症状作为创伤的"活遗产"来理解。如果不了解创伤后的内隐记忆或结构性解离，不知道它们会被一些让人记起过去的因素所触发，来访者就会认为恐惧、羞耻和愤怒意味着迫在眉睫的危险或自身根深蒂固的缺陷。若能有如下发现，来访者可能会深感宽慰：他们的困顿、阻抗、长期抑郁、害怕变化、深深的恐惧和自我憎恨、危机和冲突，甚至自杀倾向，都可能是来自一些部分的沟通信息。这些部分担心自己的生命安全，不知道它们正在对抗的危险已经过去。失望、批评、亲密或距离感，甚至是权威人物，可能都不会再带来生命危险了，但每一个因素都会唤醒与创伤相关的内隐记忆及拥有这些记忆的相应部分。帮助来访者学会对自己的症状抱有好奇的态度，教导他们识别部分是如何通过反应发声的，可以改变来访者与自己及过去的关系，让关系从羞耻的、恐惧的变成富于同情。了解每个部分都在以自己的方式担负着生存的使命，有助于让来访者领悟如何生存下来比怎样受到伤害更重要。理解每个部分如何参与到生存之中，会强化一种"我们一起"的感觉，对抗被抛弃和孤独的感觉。对那些年轻的、受伤的部分抱有温暖和同情的态度，会带来治愈性的、安抚人心的感受。

参考文献

Brand, B. L., Sar, V., Stavropoulos, P., Kruger, C., Korzekwa, M., Martinez-Taboas, A., & Middleton, W. (2016). Separating fact from fiction: an empirical examination of six myths about dissociative identity disorder. *Harvard Review of Psychiatry*, 24(4), 257-270.

Cozolino, L. (2002). *The Neuroscience of Psychotherapy: Building and Rebuilding the Human Brain.* New York: W. W. Norton.

Gazzaniga, M. S. (1985). *The Social Brain: Discovering the Networks of the Mind.* New York: Harper-Collins.

Gazzaniga, M. S. (2015). *Tales From Both Sides of the Brain: A Life of Neuroscience.* New York: Harper-Collins.

Herman, J. L. (1992). *Trauma and Recovery.* New York: Basic Books.

Liotti, G. (1999). Disorganization of attachment as a model for understanding dissociative psychopathology. In J. Solomon and C. George (Eds.). *Attachment Disorganization.* New York: Guilford Press.

Lyons-Ruth, K. et al. (2006). From infant attachment disorganization to adult dissociation: relational adaptations or traumatic experiences? *Psychiatric Clinics of North America*, 29(1).

Ogden, P., Minton, K., & Pain, C. (2006). *Trauma and the Body: A Sensorimotor Approach to Psychotherapy.* New York: W. W. Norton.

Panksepp J. (1998). *Affective Neuroscience: The Foundations of Human and Animal Emotions.* New York: Oxford University Press.

Putnam, F. W. (1989). *Diagnosis and Treatment of Multiple Personality Disorder.* New York: Guilford Press.

Schore, A. N. (2001). The effects of early relational trauma on right brain development, affect regulation, and infant mental health. *Infant Mental Health Journal*, 22, 201-269.

Schore, A. N. (2010). Relational trauma and the developing right brain: the neurobiology of broken attachment bonds. In T. Bardon, *Relational Trauma in Infancy: Psychoanalytic, Attachment and Neuropsychological Contributions to Parent-infant Attachment.* London: Routledge.

Schwartz, R. (1995). *Internal Family Systems Therapy.* New York: Guilford Press.

Schwartz, R. (2001). *Introduction to the Internal Family Systems Model.* Oak Park, IL: Trailhead Publications.

Siegel, D. J.(2010). *The neurobiology of 'we.'* Keynote address, Psychotherapy

Networker Symposium, Washington, D. C.

Solomon, J. & George, C. (1999). *Attachment Disorganization*. New York: Guilford Press.

Solomon, M. F. & Siegel, D. J., Eds. (2003). *Healing Trauma: Attachment, Mind, Body and Brain*. New York: W. W. Norton.

Teicher, M. H. et al. (2004). Childhood neglect is associated with reduced corpus callosum area. *Biological Psychiatry*, 56(2), 80-85.

Van der Hart, O., Nijenhuis, E. R. S., Steele, K., & Brown, D. (2004). Trauma-related dissociation: conceptual clarity lost and found. *Australian and New Zealand Journal of Psychiatry*, 38, 906-914.

Van der Hart, O., Nijenhuis, E. R. S., & Steele, K. (2006). *The Haunted Self: Structural Dissociation and the Treatment of Chronic Traumatization*. New York: W. W. Norton.

Van der Kolk, B. A. (2006). Clinical implications of neuroscience research in PTSD. *Annals NY Academy of Sciences*, 1-17.

Van der Kolk, B. A. (2014). *The Body Keeps the Score: Brain, Mind and Body in the Healing of Trauma*. New York: Viking Press.

第二章

创伤性记忆与解离部分

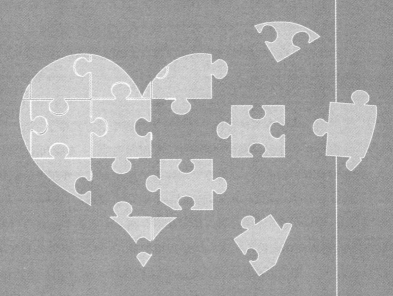

难怪"我们"总是莫名地陷入自我怀疑。

当经历的画面和感觉以"只有内隐"的形式存在时……它
们仍处于未整合的神经混乱状态，且未被标记为过去事件的表
征……这种内隐的记忆将继续塑造我们对当下现实的主观感觉和
每时每刻'我是谁'的体验，但这种影响是无法被我们意识到的。

——丹尼尔·西格尔

创伤往往以不符合传统诊断或治疗模型的方式留下"遗产"。来访者
非但没有从吐露秘密中寻得解脱，反而感到羞耻、多疑和缺少保护。他们
非但没有得到改善，反而难以记住或拓宽在治疗之外获得的新知，恰似小
熊维尼那样一次又一次地回到同一个地方[1]。又或者，这样一个稳定且可以
与治疗师一起工作的"他"其实并不存在。上周那个激动的、愤怒的来访
者，这周往往像换了个人一样呈现出抑郁、封闭、只会说些丧气话的状态，
然后下一周他讨论的主题又变成了对未来的计划，而不是绝望和自杀。当
我们提到上周来访者吐露了性虐待这件事时，来访者却表示惊讶；他自己
吐露过的内容已经被遗忘了，就像没有发生过一样。在上周，心理治疗还

1　在故事《小熊维尼·教训小老虎》中，有小熊维尼一行人在森林中迷路、反复回到同一
个沙坑旁的情节。

是能让来访者唯一感到安全的事情，而现在，它却变得不安全、颇具威胁了。更糟的是，改变的决心已经让位于对改变的恐惧。不仅治疗师对这些不断变化的心理状态感到困惑，来访者也有同感。

在生命受到威胁的情境中，生存才是最重要的。人在处于紧迫的危险中时，有意识地见证这段经历，保存时间感、地点感和身份感，并对所发生的事情逐帧、清晰地编码，其实是一种不必要的奢侈。面对潜在威胁时，大脑和身体本能地调动紧急应激反应，帮助个体准备采取行动：逃跑、战斗、躲闪和藏匿。当感觉系统感知到危险线索时，神经化学事件的连锁反应就被启动了。**杏仁核**（amygdala；这个结构像是大脑中的烟雾探测器和火灾警报器）开始更迅速地"开火"，激活另一个边缘系统结构，即**下丘脑**（hypothalamus），以启动肾上腺素的释放、"打开"交感神经系统。由于肾上腺素的释放能加快心率和呼吸，从而增加肌肉组织的氧气供应，身体便为战斗−逃跑的冲动做好准备：个体感到紧张而有力；事件发展看起来像慢镜头一样；一种冰冷的平静取代了恐惧；眼睛眯起；身体准备行动，拳头握紧，调动腿部肌肉、肱二头肌和肩部。随着战斗和逃跑反应展开，另一种神经递质——皮质醇的释放也开始激活副交感神经系统的相应活动。副交感神经系统特别因其对复原、休息和平静状态的作用而广为人知，常被称为"能量保存系统"，与"消耗能量"的交感神经系统形成对比（Ogden et al., 2006）。当身体行动起来进行战斗和逃跑时，副交感神经系统为身体做准备的方式则是使其僵住（就像被车灯照射的鹿）以避免暴露，或者在个体被困于无路可走、无力自卫的情况时让其顺从或"装死"（Porges, 2011）。副交感神经系统也帮助身体从战斗和逃跑的大量能量消耗中恢复过来，产生精力耗竭感、困倦感、麻木感，或是"得睡一觉了"的感觉。

在导致创伤的环境中，危险的威胁始终存在，因此不论儿童还是成人，他们只有将身体调整为时刻准备着应对潜在危险的状态，才是更具适应性的。这些自动反应模式可能由交感神经系统主导（倾向于过度警觉、高度唤醒、易采取行动、冲动），也可能由副交感神经系统主导（失去能量、疲惫、缓慢、麻木、断开联系、绝望和无助）。那些日复一日忍受威胁的儿童或其他家暴受害者，或者那些觉得对自己而言保持缄默是最安全的适应方式的人，他们的个人体验通常是由被动、思维迟缓、抑郁或羞耻的副交感神经系统模式主导；而在由交感神经系统主导的来访者身上，更典型的表现是过度活跃、反应性、愤怒或恐惧的感受和行动先于思考的倾向，以及不信任或过度警觉。

由于生存依赖于交感神经系统带来的兴奋和副交感神经系统带来的低落，以及二者驱动的动物性防御反应，所以这些来访者的神经系统已经变得会在压力下发生失调。在神经系统对触发因素做出反应时，与交感神经唤醒有关的部分（战斗和逃跑的部分、依恋的部分和僵住的部分）和与副交感神经唤醒有关的部分（顺从的、持续正常生活的自我）都会被激活。在创伤情境中，个体无法发展或丧失"容纳之窗"（window of tolerance）这项能力（Ogden et al., 2006; Siegel, 1999）。"容纳之窗"是指个人容纳感受的带宽或者能力，其对象既包括交感神经系统产生的强烈情绪，也包括副交感神经系统产生的无聊、麻木或"低落"的感觉。因为对受创伤的儿童来说，大多数威胁情境是反复出现的或"持久的"（Saakvitne, 2000），所以他们通常很少有机会发展出"容纳之窗"。为了适应，他们的身体不得不处于高度警戒状态并随时准备行动，或者切断联结，变得麻木而被动，能忍受任何事情的发生。当他们在童年后期或成年之后被触发时，其神经系统已经习惯于按儿童时期最具适应性的模式激活自主神经反应和动物性防御系统（Ogden et al., 2006）。正如格里格斯比和史蒂文斯（2000，第51页）所强调的："曾经具备适应性的活动很可能再次出现，因为大脑在类似的情况下会自动但有概率性地催生那种（相同的）行为。"尽管身体为下一次威胁做准备的本能有利于确保生存，但会牺牲掉从刚刚发生的事情中恢复的机会，让人无法体会到"现在已经没事了"的感受，也不能将神经系统重置到平静的休息状态。多年以后，来访者还会经常报告自己在开始获得平静感觉的同时也会感到焦虑。"这感觉太奇怪了。"他们抱怨说，"我不习惯这样。"

此外，当自主神经系统被反复激活时，**海马体**（hippocampus；大脑中的一个部分，负责将经历按时间顺序和角度整理好，并准备转移到语言记忆的区域）会被抑制（Van der Kolk, 2014）。没有能正常起作用的海马体和前额皮质，个体就没有机会见证所发生的事情并加工它，而是只剩下"未被整合的、独立的（该段经历的）感觉元素"（Van der Kolk, Hopper & Osterman, 2001）。对于人类那些最糟糕的体验，身体的生存反应会阻碍心智和身体为发生的事情赋予意义。创伤幸存者大脑中仅剩一系列混乱的、未完成的神经生物学反应和"原始数据"，例如与事件相关的崩溃感觉，身体反应，侵入性的图像、声音和气味。这些原始数据作为内隐记忆被编码，因此无法被识别为"记忆"。

20世纪90年代中期，脑部扫描技术问世，人们得以通过观察大脑对"脚本驱动的挑衅"（script-driven provocation）做出的反应来研究创伤相关记忆，这种研究范式一边让被试回忆特定创伤的细节，一边扫描并记录其大脑活动。巴塞尔·范德考克（2014；1994）多年来一直认为"身体从未忘记"：创伤性记忆不会像普通记忆那样被处理，因为在背后驱动它们的不仅是刻意回忆，还有生理因素。他认为这种潜在的生理学基础能解释创伤患者的"重演行为"，以及被认为与创伤后应激障碍相关的一系列其他症状。此外，大多数创伤幸存者往往要么有太多无法禁止的侵入性记忆，要么"没有足够的"记忆来确定发生了什么。这与他们对普通事件的能凭意愿回想起来的记忆非常不同。

吉莉恩被触发内隐记忆的状态反映了她10年前的创伤经历：从愤怒转为麻木，羞耻与自我怀疑，难以依恋他人又难以忍受孤独或分别，感到不堪重负，想去死以"一了百了"。她并不能清楚地回忆起母亲对她疏于照顾以及哥哥对她做出的的乱伦行为，也没想过要把自己的极端情绪与能回忆起的事件联系起来，但作为一个已经26岁却仍住在父母家中的成年人，她经常被看似良性的刺激触发。尽管她的母亲现在已经不那么抑郁了，她的哥哥也长大成人并离开了家，但家里还是充满了"地雷"。最无害的刺激（例如独自一人在家，试图表达感受却没有被"听到"，没人理解她的失望感）都会引发强烈的感受，让她仍觉得"不安全"。

不请自来的回忆

尽管将创伤经历当作过去的事件来刻意回忆很难，但大脑的"消极偏见"（Hanson，2014）——比起积极刺激，大脑会更快感知和优先处理消极刺激——又会长期让人对与过去危险有关的一切线索更加敏感。即使是非常微妙的线索（例如吉莉恩独自在家或感到失望）也会刺激内隐记忆和无意的、不请自来的"记忆"。如果不能辨别刺激（这项能力在前额皮质被抑制时不可用），身体就会像个体当下正面临生死威胁一样做出反应。它将本能地调动与来访者面临迫切危险时相同的生存防御反应。对于现在40多岁、50多岁和60多岁的创伤幸存者来说，这种通过触发因素重新激活记忆的状况所需的代价尤其巨大。许多人因被触发而受伤害的时间比他们陷于实际创伤事件的时间还要长。他们没有意识到自己被触发的反应只是身体和情感记忆的证据，反而"坚信"心跳加速、羞耻难当、肌肉紧绷、无法呼吸、麻木和爆发性的愤怒等反应表明自己处于实际的危险中。当情势明了、没有危险时，其他的恐惧又会浮现：也许他们快疯了；也许这证明了他们确实有缺陷；也许他们只是"假装"在生活。在这种"证据"的基础上，许多受创伤的个体变得孤立和退缩，过早或爆发性地结束了健康的关系，或是无法结束不健康的关系。许多人虽然功能正常，但是回避充实的生活，以减少与触发因素的接触。还有一些人采取自我毁灭的行为，以应对崩溃的感觉和激活状态，却更加感到自己是受伤害、有缺陷的。

"回忆"的行为和反应

随着从神经生物学角度对创伤的理解越来越科学，创伤性记忆现在可以被视为一种高度复杂的现象。每个人对过去创伤性记忆的编码方式各有不同，但其共同点是：记忆是碎片化的、未整合的。有些创伤幸存者对创伤事件有更明确的记忆，有些则几乎没有。所有人都有大量的内隐记忆，包括创伤相关的情绪、自发的唤醒反应、肌肉和身体的记忆、认知扭曲和内脏记忆，以及触觉、嗅觉、视觉和听觉记忆。

每个人都会或多或少地通过与创伤相关的程序性学习或条件化学习来进行"记忆"（Grigsby & Stevens，2000）。程序性记忆系统是内隐记忆或非语言记忆的一个子系统，它对功能、行动和习惯进行编码，例如骑车，开车，与他人打招呼时握手或微笑的社交行为，以及从弹钢琴到打高尔夫、网球的一系列熟练掌握的能力。生存的"习惯"也被编码为程序性习得（procedurally learned）的行为，例如，自动与强烈的情感脱节或对其感到不知所措的倾向，难以进行眼神接触，需要与他人保持特定的身体亲近或拉开距离，退缩或孤立，难以寻求帮助或袒露情感与个人信息，倾向于说"太多"或"太少"，对情感或情感表达的恐惧感，避免背对他人或背对门窗，以及习惯于对应激或触发因素做出僵住、战斗或逃跑的反应。

根据个体将内隐的情感、躯体或程序性记忆识别为"记忆"的困难程度，其现实判断（reality-testing）能力也会受到相应影响，从而产生一种自我触发现象。当特定的人或情境被体验为不安全时，个体有一种将它们"妖魔化"的倾向，即将它们与危险或威胁联系起来。一旦"触发因素"本身也成了能激起创伤的触发因素，身体就会将它当作切实的危险信号来做出反应：前额皮质关闭，大脑的见证功能下线，记忆和眼前的现实无从区分。吉莉恩对帮助她的专业人员的恐惧表明了无害的甚至是积极的刺激如何与威胁感联系在一起并在此后被体验为危险。这同时还表明，如果内隐记忆和创伤反应与儿童部分有关，现实判断将变得更困难，这是因为受年龄或发展阶段的限制，儿童部分的认知风格可能更具体。

　　吉莉恩在十几岁的时候就对治疗和治疗师产生了恐惧。作为被家里认定的病人，她被送到一个又一个治疗师那里去"接受修理"。治疗师们都没"看懂"，吉莉恩的行为其实是在传达关于母亲酗酒、哥哥施虐的信息，他们只是把重点放在让她更顺从以加强她与家人的关系上。"不被理解""不被倾听"或"无人能懂"对受创伤的人来说都是非常强大的触发因素。在没有意识到这一点的情况下，治疗师们自动假设这是一个健康但过度纵容的家庭，有一个难养的孩子。这就使治疗师成了有触发性的刺激，因此他们也是危险的。吉莉恩没有与同龄人在一起，而是成为她脆弱的母亲"最好的朋友"，并且仰赖父亲的经济援助。现在她又被帮助她的专业人员触发，将治疗视为她必须谨慎通航的危险处境，而不是帮助和安全的来源。吉莉恩的恐惧其实是来自年幼的儿童部分的沟通信息，这个儿童渴望被帮助，但由于以前的治疗师没有"相信她"而被触发了。如果吉莉恩能理解这一点，她就能联系起过去和现在。她甚至可能想保护这个小女孩，并会努力为"她"站出来。也许她将能够向这个小女孩保证，即使谁都不相信"她"，吉莉恩也会毫无疑问地相信"她"。吉莉恩知道发生了什么。她甚至可以告诉这个小女孩，不被理解或不被相信的确令人受伤，但这并不危险——只要"她"在吉莉恩的照顾之下。

无论我们采取什么方法，为了使创伤治疗生效，幸存者都必须能够把过去和现在结合起来。具体来说，达成这一步需要教育：什么是创伤记忆，什么不是创伤记忆；什么是触发因素和触发性的刺激物；学着给触发状态贴上准确的标签（如"这是感觉记忆""这是身体记忆"）；培养对触发状态的信任能力，相信它们在"讲述"过去，而不必回忆或逃避回忆具体事件。当治疗师也能帮助来访者将内隐记忆状态与年幼的部分联系起来时，这些内隐记忆状态就更容易被当作过去危险的记录而不是眼前威胁的迹象而被处理。另外，当被触发的感觉、情绪和图像被重构为"儿童部分的感受"时，来访者就更能容忍它们的强度。对年幼部分的同情心或保护欲也有助于来访者感受到他们自己的"强大"、自己与年幼部分的身材差异，感受到自己作为成年人所拥有的能力和资源，以及成年人会受到的尊重和随之而来的安全感。

挖掘"此刻"，而非"彼时"

　　对于受创伤的人来说，外显或内隐地重新体验过去并不困难。困难的是当身体在表达"危险，危险——红色警报！"时，如何做到"活在此时此刻"。我们现在明白了，承认过去固然重要，但对受创伤的人来说，与现在保持联系更为关键。"现在，我可以感觉到我的脚，我可以看到我在什么地方。这只是一个瞬间，它会过去的。"无须否认或回避过去。发生的已经发生了（Rothschild，2017）。对创伤来访者而言，承认过去才是有效的，不必去探索它或观察它如何侵入现在。"你当然会对失望很敏感了！在经历了充满被忽视和承诺落空的童年后，谁会对失望不敏感呢？"在治疗的早期阶段，比起详细探索过去并在无意中激活其内隐成分，承认过去的同时停留在对现在的觉察中则对来访者更有帮助。

　　当记忆的内隐方面不是在表达"我们记住了过去的危险"，而是重新激活了"此刻"的危险感时，我们就无法回顾过去。此刻，我们没有能用以回顾、查看"彼时"发生的事情的有利位置。我们现在明白了，解决过去需要**转化**（transform）记忆，而不是记住发生的事情（后者一度被认为是创伤治疗的目标）。正如巴塞尔·范德考克在20多年前写下的："治疗的目标是找到一种方法，使人们能够承认已经发生的现实而不必重新体验创伤。要做到这一点，仅仅揭开记忆是不够的：记忆需要被修改和转化，也就是说，要将它们置于相应的背景环境下，重构为中性的或有意义的叙事。因此在治疗中，记忆反而成了一种创造的行为，而不是对事件的静态记录……"（Van der Kolk, Van der Hart & Burbridge, 1995, 第2页）。

创伤性记忆的"转化"或"重构"发生在个体与其内隐和外显记忆的关系发生变化时，随着对被触发的或失调的状态的容忍程度提高，个体就能够"活在此时此刻"，在当下更充分地生活，并慢慢将未加工的内隐元素重构为一个新的叙事，恰如唐纳德·梅钦鲍姆（Donald Meichenbaum；2012）所说的，讲述一个"治愈性的故事"。

参考文献

◆ ◆ ◆

Gazzaniga, M. S. (2015). *Tales from Both Sides of the Brain: A Life of Neuroscience.* New York: Harper-Collins.

Grigsby, J. & Stevens, D. (2000). *Neurodynamics of Personality.* 1st Edition. New York: Guilford Press.

Hanson, R. (2014). *Hardwiring Happiness: The New Brain Science of Contentment, Calm, and Confidence.* New York: Harmony Publications.

Meichenbaum, D. (2012). *Roadmap to Resilience: A Guide for Military, Trauma*

Victims and Their Families. Clearwater, FL: Institute Press.

Ogden, P., Minton, K. & Pain, C. (2006). *Trauma and the Body: A Sensorimotor Approach to Psychotherapy.* New York: W. W. Norton.

Porges S. W. (2011). *The Polyvagal Theory: Neurophysiological Foundations of Emotions, Attachment, Communication, and Self-regulation.* New York: W. W. Norton.

Rothschild, B. (2017). *The Body Remembers, Volume 2: Revolutionizing Rrauma Treatment.* New York: W. W. Norton.

Saakvitne, K. W., Gamble, S. J., Pearlman, L. A., & Lev, B. T. (2000). *Risking Connection: A Training Curriculum for work With Survivors of Childhood Abuse.* Baltimore, MD: Sidran Institute Press.

Siegel, D. J. (1999). *The Developing Mind: Toward a Neurobiology of Interpersonal Experience.* New York: Guilford Press.

Siegel, D. J. (2010). *The neurobiology of 'we.'* Keynote address, Psychotherapy Networker Symposium, Washington, D. C.

Van der Kolk, B. A. (1994). The body keeps the score: memory & the evolving psychobiology of post-traumatic stress. *Harvard Review of Psychiatry*, 1(5), 253-265.

Van der Kolk, B. A. (2014). *The Body Keeps the Score: Brain, Mind and Body in the Healing of Trauma.* New York: Viking Press.

Van der Kolk, B. A., Hopper, J., & Osterman, J. (2001). Exploring the nature of traumatic memory: combining clinical knowledge with laboratory methods. *Journal of Aggression, Maltreatment & Trauma*, 4(2), 9-31.

Van der Kolk, B. A., van der Hart, O., & Burbridge, J. (1995). Approaches to the treatment of PTSD. In S. Hobfoll & M. de Vries (Eds.), *Extreme Stress and Communities: Impact and Intervention.* NATO Asi Series. Series D, Behavioural and Social Sciences, Vol 80. Norwell, MA: Kluwer Academic.

第三章

多重意识：咨访关系的调谐

都怪自主神经系统，就别再刨根问底了。

我们认为保护自己免于痛苦就是在善待自己。然而真相是，我们只会变得更恐惧、更无情、更疏离。我们体验中的自己是与整体分隔的。这种分隔就像一座监狱，把我们限制在个人的希望和恐惧中，使我们只关心离我们最近的人。有趣的是，如果一心试图隔绝自己的不适，我们反倒会痛苦；然而如果不封闭自己、任由自己心碎，我们就会发现自己与众生皆为亲眷。

——佩玛·丘卓（Pema Chodren）

　　在创伤之后，个体的症状和困难反映了他们的身心曾怎样努力适应他们无法控制的环境。"此刻感觉不到自己活着"也许曾是针对毁灭威胁的解药：如果我们感觉不到自己活着，威胁就会失去让我们恐惧的力量。抑郁也许曾是一道缓冲，用于预防令人失望和崩溃的体验。过度警觉甚至让年幼的儿童也能保护自己。麻木和失去兴趣使个体能抵御悲伤和失望的影响：如果你不在乎，它也就不重要了。在别人对自己造成伤害，或者更糟糕的情况是，在创伤幸存者对他们产生依恋之前，愤怒能让个体及时把对方推开。在心理健康治疗领域，很少有人把这些症状视为身体本能的生存防御带来的适应性策略。但从神经生物学的角度来看，它们其实是"生存资源"（Ogden et al.，2006），是身体和心灵在危险的世界中进行适应、争取最大生存可能的方式。在最糟糕的情况下，这些生存资源拯救了我们——但同时也要付出代价。通过否认创伤、愤怒或与他人接触的需要，我们也失去或否认了自己的重要方面；通过过度认同与创伤相关的羞耻感、绝望感和对被关注的恐惧，我们限制了自己的生活，使自己变得比实际所需的更渺小。这两种策略在危险时期都是适应性的，但当个体准备过上"劫后余生"（life after trauma），摆脱在创伤性环境中生活所需的束缚和限制时，这两种策略就成了累赘。

在缺乏有意义的背景环境（一套叙事）来解释这些令人困惑的反应的情况下，来访者不敢去好奇，甚至更加害怕面对需要做出如此反应的事件。他们会假设最坏的情况：他们疯了、受到了伤害或者能力不足。如果没有接受过创伤领域的专门训练，大多数治疗师都不知道应该去区分正常的情绪反应与来自部分的绝望信息、创伤反应、巧妙的生存策略或内隐记忆。由于来访者在危机或混乱中表现出情绪痛苦或"精神障碍"的迹象，我们感到有责任去减轻这些症状——但也许这只是对它们在童年时期是如何起源的感到好奇，而不一定是对其作用或本来目的感到好奇。

当治疗师随后遭遇"阻抗"或在创伤治疗过程中"卡顿"时，我们的理论模型会对此进行解释，但这些理论很少会假设一种创造性、适应性的解释。当来访者在生活中一次又一次地陷入危机，或者抱怨他们在治疗中没有改善且缺乏改变所需的精力时，有一种假设可能认为他们是"拒绝帮助的抱怨者"或"被动攻击者"。治疗师还可能会将这些来访者理论化为"边缘型"的、"寻求关注"的或操纵性的，认为他们是为了某些次级收益而"采取行动"。羞耻的、长期抑郁的来访者可能被描述为"低自尊"的。无论客观上是否准确，这些类型的解释对临床工作者来说，无论是在实务方面还是在对创伤患者的成功干预方面，均益处甚微。

处理创伤在神经生物学上的遗留问题

在以神经生物学为基础的治疗中,指导我们思考的是一套不同的理论原则。我们现在知道,来访者陷入困境的根本原因不仅包括原始事件,还有创伤相关刺激对内隐记忆的重新激活。这些刺激调动了紧急应激反应,使得个体仿佛再次处于危险之中(Van der Kolk, 2014)。因此,创伤知情治疗(trauma-informed treatment)的重点是在当下识别自发唤醒的内隐记忆和动物性防御生存反应并进行处理,而不是对过去经历进行语言叙述。但是,由于编码在大脑非语言区域的内隐记忆在主观上会被体验为情绪和身体的反应,而不能作为"记忆"被辨别出来,因此治疗的首要任务往往是帮助来访者识别他们被触发的反应并与之"为友",而不是用惊恐、回避或消极解释来应对它们。

许多前来寻求治疗的创伤来访者都有异常艰难、痛苦的个人史:童年受到严重的身体、情感或性虐待,被忽视,幼年被遗弃,被虐待/忽视且伴有其他类型的创伤,被多人施暴,遭到伴有精神控制行为的、施虐狂的和恶性的虐待,接触儿童色情作品,或被迫目睹暴力。这些复杂的历史往往伴随着"边缘型"的表现,让来访者的区隔化更严重,使他们有解离性障碍或更严重的自我毁灭、自杀和成瘾行为(或两者兼有)。20多年来,创伤治疗的"金标准"一直是以阶段为导向的治疗模式(Ogden & Fisher, 2015; Van der Hart, Nijenhuis & Steele, 2006; Herman, 1992)。这是一种循序渐进的方法,首先治疗自主神经失调造成的问题,在症状稳定一段时间后,才会处理创伤性记忆及其内隐成分。只有当过去不再"活在"来访者的身体里时,过去和现在、儿童和成人、部分和整体的整合才能完成。但是,对于有长期多层次的创伤历史、严重的解离性症状、失调的不安全行为,或者慢性卡顿的来访者来说,稳定化的目标可能难以实现。花费多年时间专注于自我调节和回避创伤内容的治疗,有时只能产生微小的进步——或者前进一大步之后又挫折频发。由于担心加剧失调，治疗师可能无意识地与来访者的倾向"共谋"，最终忽略了创伤；或者，由于担心共情失败（empathic failure），治疗师可能会犯相反的错误，即允许来访者说得太多，自我触发，变得崩溃或不安。治疗师既要帮助来访者稳定情绪，又要让他们感到被倾听和认可，并解决过去的问题。通常这些矛盾的挑战也同样会让治疗师感到崩溃。

一种多重意识的治疗方法

部分的方法为解决上述挑战提供了一些新的可能性。首先，该方法将症状作为部分的表现形式来处理，使治疗师能够纳入基于正念的练习，即帮助来访者"注意"他们的经历，而不是直接"接触"经历。在创伤来访者身上，由自主神经失调引起的高度紧张（或麻木）使得"接触感受"要么是令人崩溃的，要么是死气沉沉的。这两种情况都会引起焦虑、抑郁或冲动行为。正念觉察中的"注意"能让来访者实现"双重意识"（dual awareness），即在与情感或身体体验保持联系的同时，又从一个非常微妙的正念距离去观察。其次，部分的方法让我们能渐近地处理情绪或记忆：如果一个部分因情绪痛苦而崩溃，身心的其他部分仍可以是平静、好奇，甚至共情的；如果一个部分回想起一些令人警戒的或破坏性的事情，其他部分仍可以提供支持、确证或安慰。正如冥想练习、临床催眠和其他正念手段所证明的那样，人脑能够同时"在心中"保持多种意识状态，这种能力具有重要的治疗作用。左脑与更积极的情绪有关，而右脑与更消极的状态有关（Hanson, 2014）；内侧前额叶皮质支持一种观察意识，使我们能"盘旋"在自己的感受之上，从而让它们能被体验为身体的感觉，而不是导致二次创伤（Van der Kolk, 2014）。使用"双重意识"，我们就具备了完全居于当下的能力，能够通过觉察身体感受体会双脚与地面接触的感觉，同时让视觉感知我们所处房间的细节——而在同一时刻，我们还可以唤醒来自生命早期的图像，把我们"带回"关于特定状态的记忆中。

然而，用大脑的语言与部分的语言来描述这些现象，其效果会有不同。如果描述"我能感觉到我的内侧前额叶皮质对与右脑皮层下区域有关的消极情绪状态感到好奇"，这就不能唤醒来访者的兴趣、情感联结或自我同情；但当治疗师教来访者学会观察，即"我可以体会到自己对抑郁部分的悲伤感到好奇"后，他们就会与自己的情绪和感觉更有联结、更调谐——这是达成自我同情能力的第一步。研究表明，当内侧前额叶皮质被激活时，右半球杏仁核的活动就会减少（Van der Kolk, 2014）。最有可能的是，杏仁核被与创伤相关的触发因素激活，导致了闪回、侵入性内隐记忆和自发的动物性防御反应，或是断连、麻木或隔绝的副交感神经反应。

记忆的致病内核

如果现代创伤治疗的目的不再是治疗创伤事件，那么重点应该是什么？

夏安诺、尼延胡伊斯和史嘉思（2006）建议，创伤治疗应优先考虑创伤的影响或"致病内核"，即创伤后遗留问题中的某些特定方面，而这些方面持续对来访者产生创伤性影响或限制其充分参与正常生活。

即使经过多年的治疗，安妮仍然害怕离开住所，以至于形成了一种孤立的生活模式，但她其实讨厌孤独、寂寞和困在家里的感觉。虽然安妮知道她居住的乡下小镇是安全的，但她每次试图出门时所经历的颤抖和战栗似乎比她基于事实对环境做出的评价更"真实"。

我问她："如果你真的推开家门，走出这个你长大的地方，会发生什么？"她回答说："任何人都可能抓走我——任何人。"她停顿了很久，"难怪我现在连前门都不愿打开了——以前连从我母亲房间的门向外偷看都不安全！"

尽管区分内隐记忆与事实给了她一些启发，但她离开住所的能力并未得到改善——因为这份内隐记忆不是由安妮持有的，而是由她结构上的一个年幼的解离部分持有的。当我们确定了那个"害怕离开住所"的部分，我便让安妮询问这个部分："问问它是否愿意向你展示一张图片，好让你了解如果你走出这扇门，它害怕会发生什么。"一幅有关她7岁时被绑架经历的画面立即浮现出来。"这就是你所害怕的吗？"她问那个儿童部分。她能感觉到自己的脑袋想点头。"你认为它可能再次发生吗？"又一次点头。安妮不由自主地对那个部分说："你知道这在我家是不可能发生的吧？"她感到自己的头又点了一下。"你知道为什么吗？因为我现在已经长得足够大了，没人能看到你，因为你在我身体里。"每当她再次说"没人能看到你——他们只会看到我，因为你安全地藏在我身体里面"时，她就能感到一种解脱感，身体里的紧张也放松了。

尽管与绑架有关的不同创伤性事件还有很多，但持续影响安妮的生活并使她的现实扭曲的"致病内核"是独自一人离家的经历——也就是当初被绑架的原因。我们想办法向这个部分证明了，安妮已经足够大了，不可能被绑架，比如在门框上测量安妮的身高，然后要求那个小女孩部分向我们展示它有多高。之后，我们用这种话语稳定调节了这个年幼部分："他们看不到你，因为你在我的身体里！他们能看到的只是我高大的身体。"

安妮的另一个致病内核是：那晚没有一个有保护能力的成年人来照看这个7岁的孩子，以确保没有人能带走她。这一点也需要进行处理。

安妮透露，除非她的各个部分感觉到有人在关心它们，否则它们即使在家里（或者在她的身体里）都很难感到安全，因为它们的恐惧非常强烈。正如这些部分向她解释的那样："如果某人关心你，他们就会照看你并确保不会发生任何坏事。"在之前的治疗中，治疗师坚持让她反复回忆和重新体验创伤事件，安妮妥协了，因而在治疗中和治疗外反复被触发并闪回。她记得自己曾想告诉治疗师，挖掘记忆正在使她的病情恶化。然而，在希望被治疗师关心的那个"依恋以求生存"的年幼部分的影响下，她最终按治疗师的要求去做了。

由于业界对"谈话疗法"的信仰非常普遍，受其影响，创伤治疗领域的先驱最初认为，构建一套叙事并培养向某个见证者"讲述故事"的能力，便足以处理"发生的事情"并解决症状（Rothschild, 2017）。一个必然的推论是，创伤最糟糕的方面或细节决定了个体所受的最糟糕的影响。因此，人们可能认为处理这些"最糟糕"的记忆很重要。

但这些假设使得受过关于使用以阶段为导向的治疗模式之训练的治疗师陷入了两难境地：一方面，尽管要求来访者不要讲述他们的故事似乎说明治疗师对来访者的共情不足，但为了优先确保稳定的要求，治疗师需要让治疗的焦点远离创伤事件本身；另一方面，要满足来访者"需要'把它说出来'"的愿望同样也是有风险的。前者有共情失败的风险，后者则有破坏稳定的风险。治疗师在"进退维谷"时，究竟该怎么做呢？

承认过去，而不要挖掘过去

当我们开始从神经生物学的角度理解创伤性记忆，我们就不必再回避或调出来访者的记忆了，而只需要帮助来访者与其外显和内隐的记忆建立一种不同的关系。激活了相关内隐记忆的恰恰是记忆的细节和按时间顺序对每个场景进行复述的行为，它使来访者的神经系统失调，且可能再次对他们造成创伤性影响。承认创伤或被内隐地触发的记忆绝非不安全，尤其是以更笼统的方式间接提及"发生过的坏事"而不将其细节生动化，且不使用诸如"强奸""乱伦"或"插入"等触发性的话语时。当治疗师只是间接提及"你成长的不安全世界"或"危险遍布的年代"时，大多数来访者会感到被认可、被支持。这种实事求是的对过去的承认往往能使受创伤的神经系统平静下来而不是被激活，它传达的信息是"有人能理解我过去的状况"。

此外，谈论创伤事件时，治疗师和来访者可以对重点有所选择：他们可以专注于恐惧的体验（最可能引发内隐记忆），也可以专注于受害（victimization）和物化（objectification；最可能引发羞耻感），还可以关注来访者是如何生存下来的。他是如何适应创伤性环境的？他是如何"反抗"或"逃离"而未招致更多惩罚的？他是如何在第二天早上起床去上学的？

安妮害怕离开住所并需要亲近可以提供保护的对象，这反映了她的生存之道：通过过度警觉的对危险的预期，将自身活动限制在安全的范围内，并专注于取悦他人并获得他们的忠诚。尽管其他部分都渴望成为"正常生活"的一部分，也渴望与他人建立更密切的联系，但那个身为广场恐惧症患者（agoraphobic）的年仅7岁的部分多年来一直掌管着防御性的回避行为。当安妮学会正确地将"她"对离开住所的恐惧解释为一个受惊的小女孩发出的信息时，她就能更容易地处理"她"的"广场恐惧症"了。在开始阶段，她会调出这个小家伙害怕打开的那扇门的图像（她童年住所的门），并表扬这个7岁的孩子，因为"她"能领悟到"永远都不该打开那扇门"。然后，安妮会调出自己现在的家门的图像。她想打开这扇门，走向安全的邻居和社区。安妮在想象的画面中握住这个7岁孩子的手，用身体表明自己就在那里，不会让任何人伤害"她"。经过数周的时间，在安妮的耐心安抚和帮助下，这个年幼的儿童部分逐渐能够相信，"她"和安妮打开的这扇门并不是曾经通向危险世界的那扇门。

另一种看待创伤性记忆的视角

在现今的创伤治疗领域，当涉及治疗创伤性记忆时，治疗师和来访者有了更多的选择。我们可以选择治疗什么样的记忆：内隐记忆还是外显记忆？对涉及人们丧失人性的事件的记忆还是对巧妙生存的记忆？是由各部分持有的记忆吗？是关于认知图式或未完成的行为的记忆，还是对习惯化动作和反应的程序性记忆？通过承认记忆，把它命名为某个部分的记忆，或者归为内隐的、感觉或身体的记忆，我们可以触及它。治疗师可以帮助来访者观察记忆如何通过致病内核持续施加影响。这些内核可能与叙事有明显的联系，也可能没有。不同的是，治疗师现在不必优先把重点放在见证来访者的叙事上，从而忽视叙事对来访者的症状和稳定性的影响。相反，创伤治疗师的工作应该是在治疗中创设一个神经生物学调节的环境，使来访者的神经系统体验到更强的安全感，并进一步提升对过去和当下体验的容纳能力（Ogden et al., 2006）。

另一种见证

尽管许多来访者了解到"讲述故事"是可选的而不是治疗的强制要求后会松一口气，但也有人表示他们有这种想要告诉别人"发生了什么"的渴望或强烈需求。有神经生物学知识基础的治疗师也可以见证来访者的故事，但其方式与传统模式不同。在心理动力学的方法中，作为见证者的治疗师是被动接受的倾听者，可以容忍故事甚至其可怕的细节，并且同时"留在那里"陪伴讲述者。在这种方法中，一名称职的见证者从不打断来访者，即使来访者自发被激活，或其理解事件的方式是构建"自我否定的叙事"（Meichenbaum，2012），如"这是我的错"。但在神经生物学取向的领域，这种方法令人担忧：按时间顺序并深入细致地对沉默的见证者讲述故事，更有可能引发与创伤相关的自主神经反应和内隐记忆，让来访者仿佛再次面临危险，使其神经网络被重新激活。作为一个沉默的倾听者，没有能密切关注来访者自主神经失调或大脑皮质活动的手段，我们就无从得知以下问题的答案：来访者是否已经崩溃？来访者能否进行心智化，从而见证自己被见证？来访者的前额皮质活动关闭了吗？如果来访者陷入失调，大脑皮层活动受到抑制，他们就不能获得正确的记忆，或是关于自己刚刚被倾听的清楚叙事。

区分过去和现在

来访者能否区分自己究竟是被触发了还是真的受到了威胁，这在创伤治疗中非常关键。我们必须知道自己**现在**是安全的，才能有效地处理**过去**的不安全。治疗师必须感到好奇：这位来访者能客观地区分创伤和触发因素吗？他会把触发因素解释为"现在有危险"吗？如果治疗师没有对来访者讲解内隐记忆现象，并且来访者的前额皮质没能接收这些新信息，那么被触发这一简单的现象就会使得创伤后失调、过度警觉、冲动或封闭等被反复强化。在下面的例子中，希拉坚持认为，讲述自己的故事是她解决内心强烈压力的唯一途径。这种压力一直在向她传达着："我必须把这些告诉别人。"

希拉为重要的"讲述"时刻专门进行了预约,但她晚到了几分钟,到达时有点儿喘不过气。首先,我请她花点儿时间让呼吸平稳下来。"我们有非常充足的时间。"我缓慢而温和地说道[这是一种来自感觉运动心理疗法(Ogden & Fisher, 2015)的技术],"慢慢来……在你平复呼吸的同时,让我们谈一谈你今天想进行的这个重要的过程。我知道这是你强烈感到自己需要的东西……被倾听、被相信。但它也会激起不少东西。我只是想确定一下,如果我不时地打断你,问你状态如何,检查你的神经系统能否应对,或者放慢节奏以便你能安定下来,这样可以吗?我的理念是这样的:有我照看时,我不希望讲述故事对你造成二次创伤,所以我可能会不时地变得有点儿烦人,因为我要打断你以确保你不会受到二次创伤,这样可以吗?"(获得来访者对某项干预的明确许可,这是感觉运动心理疗法的一个重要治疗原则。)

希拉开始描述虐待发生的环境。"我的母亲跟我那非常理性的父亲合不来——她想要精致的衣服、漂亮的玩意儿,而他很节俭,担心经济问题;他不喜欢冲突或情绪化,而她总是高度情绪化。待在她身边很难,因为她会突然发怒。"我注意到希拉在回忆母亲的愤怒时激活程度上升,呼吸几乎暂停。我决定打断她。

我:"你现在感觉怎么样,希拉?你回忆了很多事情。"

希拉:"我有点儿崩溃,但控制得还可以——当我谈到我母亲和她的愤怒时,我突然记起了一件事:她曾经在我'太情绪化'时打我,特别是当我哭或生气时……她可以对我哭泣、尖叫,但我不能也对她尖叫。"

我:"她可以大喊大叫,但你不能……(我照着她的话说,这样她就能听到并接受这些话)而那时你只是个小女孩……"

希拉:(开始哭。)

我(在她哭时继续说):"嗯,你心中有很多感觉涌现出来——它们是痛苦的感觉吗?"(她点点头。)"当然,你只是个小女孩,但你不能生气、不能哭……你有很多感受。但是,请注意,此地、此刻,你内心的那个小女孩在哭,但没有人对她生气。你和我都听到了她的哭声、听到了她的感受,但我们没有生气,我们很同情她。请她注意,在这里是不同的——跟你我在一起时,状况是不同的。就在这一刻,她的声音被听到了,而且我们对她感到同情。"

在更传统的心理动力学的方法中,治疗师很可能会更少说话,当然也更少打断。但所有的"打断"都有其目的:帮助希拉待在"这里"而不是跑去"那里",帮助她放慢脚步、注意自己的呼吸和活动,让她的前额皮质保持在线状态以确保她能够见证"被见证"的体验,并给她那年幼的儿童部分提供一种不同的体验,提供一份"解药"。

对被见证的见证

为达成见证的目标,至关重要的是要记住,渴望被倾听可能是人类对不得不保守可怕秘密的一种自然反应,但它本身也是一种内隐记忆。很少有孩子在虐待行为发生的时候会向别人"讲述自己的故事",这会给他们遗留一份感觉记忆,而它与从未得到满足的对讲述的冲动或渴望有关。通常情况下,那些急于"讲述"的来访者就是被这种内隐记忆驱动着。此外,讲述或被倾听的愿望并不能保证来访者在面临叙述细节引发的激活时完全保持活在当下。创伤后应激障碍就反映了创伤反应会在一定程度上侵扰"此时此刻"的体验,甚至"喧宾夺主"。有研究(Van der Kolk, 2014)清楚地表明，与创伤有关的刺激（包括自己的叙述）会激活身体的警觉反应和动物性防御反应，并抑制前额皮质的活动——这一切都会阻碍来访者见证治疗师专注地与他同在的过程。在感觉运动心理疗法中（Ogden & Fisher，2015），治疗师会定时将来访者的注意力引导至当下，向来访者提出要求："暂停一下，注意现在发生的事情：你在讲述你的故事，而我在听你说话，我在倾听你，也相信你。关注这是一种什么样的感觉：我正和你在一起，倾听你，也相信你。"在部分的方法中，我可能会问"听到'我相信你'这样的话时，那些部分有什么感觉"；而在感觉运动心理疗法中，治疗师接下来会问"当你注意到那一点时，你的身体有什么变化"或者是"当我说'我在倾听你，也相信你'时，你的内心发生了什么"。

我还会让来访者去关注现在和过去的区别。"我在听你说话，而且我相信你。""我在听你说话，而且我没有生气。""我在听你说话，而且我不会离开。""我听到了你说的话，而且我没有震惊或害怕……只是在注意。别人听到你说的内容而不感到震惊或害怕，那是一种什么样的感觉？"在区分这些感受的时候（来访者会体验到"现在"是多么不同，体验被人认真地倾听、被人相信是怎样的感受），旧的经历就被改变了：现在，故事有了不同的结局，而这会改变他们内心的感受。

作为"辅助大脑皮层"和教育者的治疗师

在以神经生物学为基础的治疗方法中，我们认为创伤来访者的主诉问题源于失调的自主神经唤醒、内隐记忆、混乱的依恋和结构性解离，这就要求治疗师在治疗中扮演某种不同的角色。在传统模式中，我们曾经总是假设：个体拥有能够描述创伤经历的词语，只是没有机会表达出来。

然而，基于神经科学的研究，这一假设必须被重新审视。关于对事件的创伤性回忆，脑扫描结果清晰地表明，创伤性记忆会唤醒"无声的恐怖"

和"超越语言"的体验（Ogden & Fisher, 2015；Van der Kolk, 2014），而不是可以用语言表达出来的明确叙述。在脑扫描研究中，叙述性回忆会抑制皮质活动，包括对左脑的表达性语言中枢的抑制，让被试"无法发声"；而边缘系统，尤其是右脑的杏仁核，则会变得高度活跃（Van der Kolk & Fisler, 1995）。这些发现描述了治疗师在创伤来访者身上经常观察到的情况：对创伤记忆的自发反应会抑制前额皮质，切断其与大脑语言区域的联系，使来访者丧失通过语言并按时序进行观察（哪怕是亲身经历）的能力。令人崩溃的情绪体验和身体冲击太过强烈，以至于来访者无法用语言来描绘。在事件结束后，许多受害者尝试用语言来描述发生的事情，但只能基于自己对事件的理解去大概地描述"对发生的事情的感觉"（Damasio, 1999）。通常，这些故事会因被贬低、羞辱、惊吓和遗弃的体验而被扭曲。它们描绘的并非事件本身，而是事件之后受害者对自己的体验。羞耻、感到肮脏或恶心，或是痛苦地暴露了弱点，这些都不是对事件的描述。这些是内隐记忆，承载着事件对受害者的影响。

有神经生物学知识基础的治疗师都知道，来访者并不懂这些关于创伤性记忆的知识。他们没有看过大脑扫描研究的内容，不理解自己为何完全不记得或是只记得一些感觉"不真实"的片段，又或者他们为何感到如此羞耻或根本就是害怕想起来。他们体验到自己是疯狂的、能力不足的或受损的，但不知道创伤会让他们的解释产生偏差。如果没有语言和模板能用来解释所发生的事情，我们的来访者就更无法去理解出现的症状，并且将无法在治疗或正常生活中有所改善。因此，治疗师必须充当教育者和临时的"辅助大脑皮层"（Diamond, Balvin & Diamond, 1963, 第46页）。当治疗师愿意重新诠释来访者的"自我挫败的故事"，并以符合心理教育的方式为其赋予意义时，他们的治疗产生的效果与提供同情或挑战扭曲认知产生的效果是不同的。当治疗师提出一个模板来理解与创伤有关的症状或触发现象，并解释来访者的前额皮质关闭和动物性防御反应时，来访者会释然于自己的行为和反应原来是有逻辑的。我称之为"创伤逻辑"。莉莲的案例阐释了这些问题，以及我在初次会谈中是如何应对的。

　　莉莲今年70岁，是一位刚刚退休的儿科医生。她几乎无法行走，即使有她儿子的帮助也是如此。她的儿子预约了一次咨询，请我看看"他母亲到底怎么了"。她颤颤巍巍、垂着脑袋走进办公室，坐在沙发上，像个小孩一样来回摇晃。"我只能说，我觉得自己像个受惊的孩子，并且我不知道为什么。"她说，"我害怕自己的影子；我不能看你；我不能自己走出家门。"

　　我问道："这个受惊的孩子是什么时候出现的？恐惧是什么时候开始的？"

　　莉莲描述说，在经历了可怕的童年之后，她成了一个倔强、独立的青年，并决心成为一名医生，帮助全世界的儿童。从她作为儿科医生的职业生涯，到她作为单身母亲抚养孩子的过程，再到她退休后为无国界医生组织做志愿者的时光，这种无畏持续了几十年。然后，70岁的她从非洲回到了家，没有工作、没有组织归属感，也没有追求。"我只是整天一个人待在家里——我感到孤独、无用、没有任何价值——然后恐惧就出现了。"

　　我激动地说："莉莲，我刚刚意识到以前一定是发生了什么事情。我可以跟你讲讲此刻正发生的故事吗？"她点了点头。"50年前，有一位非常勇敢的年轻女性离开了家，她从创伤和恐吓中走了出来，并且再也没有回头。她的身体里存在着很多创伤以及受创伤的年幼部分。但她有强大的动力去建立正常的生活，而且她也做到了！她凭着那个强大的、坚定追求正常生活的自我成家立业，甚至实现了她的目标：帮助像过去的她一样恐惧的孩子。她从未回头——一次都没有。但是从非洲回来后，正常生活的自我再也没有可追求的目标、可帮助的人、可抚养的孩子——再也没有什么能给她动力了。空荡荡的房子和孤独感触发了她受创伤的年幼部分。这些部分多年来一直被她忽略，而现在被独居生活触发，开始产生强烈的感觉和身体记忆：它们感到没有希望、不配被爱、孤独，还会被吓得魂飞魄散。你正经历的这种恐惧是一种记忆，是它们对在自己家里——在你过去的那个家里的感觉记忆。"

"我要怎么做？"她问。

我："作为母亲和儿科医生，请你想一想：当一个孩子感到害怕且不知道自己是否安全时，我们该怎么办呢？当这种可怕的感觉其实是一种记忆时，我们该怎么办？"

莉莲："我们会向她保证，她是安全的……"

我："好，如果她不能马上就相信你，你会怎么做？"

莉莲："我们要一遍又一遍地告诉她——告诉她我们在这儿，现在没有什么会伤害她。"

我："你很了解孩子，不是吗？是的，你必须一遍又一遍地告诉她，对吧？你可以现在开始吗？就用你的感觉和你的身体告诉'她'，你在这里。"

莉莲沉默了一会儿，然后她笑了："聪明的孩子——'她'说：'如果没有什么可怕的事情正在发生，为什么我这么害怕呢？'"

我："向'她'解释，你确实曾经被吓到过——当'她'被吓到时，你也被吓到了——请对'她'保持诚实，因为以前没有人这么做过。"

莉莲又安静了,她的注意力聚焦于内心:"'她'喜欢我能承认自己也害怕了这一点,但随后我告诉'她',我观察了四周,发现并没有什么坏事发生。这也是我今天尽管很害怕却仍来到这里的原因。"

我:"没错——大人并非从来不会害怕,只是他们会用和孩子不同的方式处理自己的恐惧。"

莉莲:"是啊,所以现在我必须记住,在'她'害怕的时候,我不要害怕。"

我:"这就对了,你不想融入'她'的恐惧,因为那样'她'就没人可以依靠了。你想让'她'有机会接触到你的自信和勇气,这样一来,这些品质也会陪伴着'她'了。"

在这次会谈中,我很快领悟到,莉莲从非洲回来这件事的刺激使得大量内隐记忆奔涌而出,包括恐惧、孤独、羞耻和害怕被抛弃。她既没有知识基础也没有语言来解释,为何自己从自信的环球旅行者突然变成了颤抖的孩子,只能说"我觉得自己像个受惊的孩子"。请注意,治疗师或教育者会毫不犹豫地就来访者的症状和故事展开心理教育,并引入"触发因素""部分""感觉记忆""失调"等术语。治疗师或教育者不会避开也不会解释诸如"我要做什么?"的问题。治疗师知道,这些问题代表着正常生活的自我对详细计划的要求,因此治疗师会提供具体的信息和使用这些信息的机会。

很明显,莉莲已经被受惊的部分"劫持了身体"(Ogden & Fisher,2015),那些部分抑制了她的前额皮质,使她无法就"我哪里不对劲"这个问题建构概念和给出回答。如果治疗师不是一味引导来访者去解释那些"不对劲",而是能起到教育的作用,那么这个问题就能提供一个机会,让来访者了解关于自主神经失调、内隐记忆和结构性解离的知识。莉莲提出的"我成了一个受惊的孩子"的描述立即打开了一扇门，让我们可以讨论儿童部分。并且，尽管这只是她说出的第二或第三句话，我仍毫不犹豫地说："是的，你的确是。你已经被一个非常年轻、非常害怕的小女孩'劫持'了。"另一位来访者可能会这样表述："我的身体失控了，我无法入睡，我无法停止颤抖，我瘫痪了。"这将需要治疗师针对来访者的身体在创伤相关症状方面的表现进行心理教育。有些叙事可能会强调缺陷："我已经崩溃了，我很羞耻，我不想让别人看到我这个样子，我永远无法变回以前的我了。"对于具有与羞耻相关的认知模式的来访者，当务之急是进行心理教育以帮助他们从失败以及不足的、自我挫败的故事中解脱出来。他们也需要有关症状的教育："是的，你感觉自己好像已经崩溃了，你不希望别人看到你。好消息是，你并没有分崩离析——你的身体只是想起了被击垮的、崩解的感觉。羞耻感也是一种感觉记忆，它往往有助于让孩子们更安全。"当来访者哀叹他们永远不会"回到以前的自我"时，他们往往可以从这样的话中得到安慰："以前的自我"仍在他们的左脑中很好地活着，他们正在经历"边缘系统的劫持"，这抑制了大脑皮层功能，进而断开了他们与"以前的自我"的联系。

正如与莉莲的会谈说明的那样，治疗师或教育者的另一个重要作用是帮助来访者，使他们不仅与自己的脆弱建立联系，而且更要与其力量建立联系。历史上，创伤治疗一直强调帮助来访者去接触恐惧、悲伤和羞耻等脆弱的情绪，以及他们的愤怒——人们期待悲伤和愤怒能为他们赋予力量，消除羞耻，解放他们，使他们得以放下过往。然而，当愤怒和悲伤并不能为来访者赋能反而使他们崩溃时，或者当接触悲伤使得羞耻感没有缓解反而加剧时，来访者往往反受其阻碍。此外，将关注点主要聚焦于创伤相关情绪会导致治疗中产生偏见，因为这种做法忽略了在任何创伤经历中都非常重要的另一方面：儿童的生存资源和动物性防御系统如何帮助其保持完整、"继续坚持下去"。

对非正常经历的创造性改写

即使仅剩"装死"的选项（麻木、装睡、"灵魂出窍"或昏迷），身体也会本能地选择最有可能成功减少伤害、惊吓或疼痛的防御反应。当我们僵住、抑制主动的防御手段、不能说话时，这些反应也是有适应性的：我们还能说哪些不会激怒侵犯者的话呢？当孩子们反击时，即使是一场失败的战斗，他们的动物性防御系统也可能本能地做出了评估：在这种情况下，战斗比屈服更安全——即使这可能导致惩罚。看来在对莉莲的治疗中很重要的一点是强调她持续正常生活的自我具备的力量，并安慰她：我们确实可能暂时失去对大脑某个部分的联系，但是，除非我们遭受脑损伤，否则这些力量仍然是被编码的、可使用的。在她成年后的大部分时间里，那个无畏的、坚定的女性仍然是完整的，重新与她建立联系是可能的。

在触发因素让结构性解离部分持有的内隐记忆奔涌而出时，来访者经常无法调用语言信息或概念化思维。到目前为止，莉莲还需要她的治疗师作为辅助大脑皮层提供有关创伤和部分的心理教育。治疗师就像"试驾"那样帮助她尝试不同干预措施，并实践其中有效的选项，然后一步一步地找出路线，以帮她停止记忆奔涌、重归正常生活的自我。她最大的风险是退行和回避。如果疗法不强调运用正念观察和好奇心，并针对如何联结正常生活的自我进行心理教育，莉莲就会有与各部分"混同"的风险（Schwartz, 2001）。她会成为受惊的孩子，而不是与各个部分建立关系。或者，在重新与保持正常生活的自我建立联系后，她可能感到非常轻松，以至于再次忽视并抑制与创伤有关的部分。在最初的咨询会谈中，重要的是建立这种工作方式，强调她可以治愈、可以继续生活——只要她愿意调动自己帮助受苦儿童的那份决心，与自己的年幼部分建立一种保护性的、关爱的关系，而这份决心从她20多岁起就是她的力量和动力之源了。

治疗师的新角色：神经生物学调节者

在早期依恋关系中，父母的形象不仅为婴儿提供了辅助大脑皮层，还提供了从外部进行调整的神经生物学上的调节或安抚。成功调节儿童未成熟的神经系统，不仅对他调谐感和幸福感的形成很有必要，而且还能通过扩大"容纳之窗"（Ogden et al., 2006；Siegel, 1999）增强他的情绪耐受性——儿童需要依靠这项能力来调节、容忍一系列情绪。童年的被忽视、创伤、早期丧失、目睹暴力或"害怕又可怕"（frightened and frightening）的养育方式（Liotti, 2004；Lyons-Ruth, 2006）都会干扰依恋的形成，进而扰乱"容纳之窗"向开放、灵活的方向发展，从而难以培育复原力（resilience）[1]。无论是否有童年创伤，成人的创伤经历（如战斗，被攻击和强奸，以及遭遇家庭暴力）都会破坏以前建立的自主神经模式，启动（prime）[2]神经系统，使其对环境压力做出过度或不足的反应。

上述情况造成的结果就是，来访者前来治疗时神经系统失调，"容纳之窗"被截断，大脑被训练得每当面对创伤相关刺激时就启动紧急应激反应状态。除非治疗师准备好提供互动性的神经生物学调节，否则这个失调的来访者肯定会在传统心理治疗中的一些基础方面遭遇困难，包括进行"自由联想"或说出想到的事物，连接情感，信任治疗师的善良意图，集中注意力，进行概念化（他为什么会在那里，他前来治疗是怀着什么样的期望或目标），连接过去或现在，以及在治疗过程中无论被激活什么样的情绪和身体反应都可以"坐在那里"而不出现过度或不足的唤醒、解离或冲动反应。这是个颇具挑战性的期望，其必要的先决条件是拥有"容纳之窗"和前额皮质。

1　resilience常见译法包括复原力、韧性、抗逆力、弹性等，本书统一译为复原力。

2　心理学术语，指先前发生的事件影响个体对后续发生事件的心理加工，此处应指先前的创伤会影响神经系统，改变其应对后续事件的方式。

在与卡拉的第一次会谈中，这位45岁的律师在描述她为什么来这里时明显地发料。她说话时似乎压力很大；她身体前倾，好像随时准备从椅子上跳起来："我已经几个月没有好好吃饭睡觉了。我的上一个治疗师说她帮不了我，而这个新的治疗师每周都让我提前离开，因为我过于崩溃，做不了她所谓的'工作'。"她伸出颤抖的双手让我看，问道："为什么'工作'不能帮助我解决这一切？为什么工作必须围绕着虐待展开？我不知道我在职场上表现如何，但那是唯一一个能让我感觉自己接近以前状态的地方。"

我缓慢而冷静地讲话以放缓对话的节奏，同时露出笑容，暗示状况并不像她想象中的那么糟。我说："我有一个好消息和一个坏消息要告诉你，你想先听哪一个？"（露出更多笑容。）

"坏消息吧，"卡拉说，"最好是能把它解决掉。"

"坏消息是，与创伤相关的感觉和身体记忆将你淹没了，你的神经系统已经进入极度亢奋状态了。想听听好消息吗？好消息是，你没有发疯！（我笑了，卡拉也是。）事实上，针对这个状况，有一个非常简单的补救措施！你想听听吗？"

"想！"

"为了帮助你的神经系统阻止感觉记忆的泛滥，我们需要让你的前额皮质重新上线。这就是为什么你在工作时感觉更好：你的工作需要你思考，它会'拉动'你的前额皮质，去做它擅长的事情。"

在这段对话中，我使用了所有治疗师都可以调用的"工具"，包括冷静的语气、缓慢的说话节奏、含笑而非严肃的面部表情、谨慎的关注点选择（信念、情感、身体、脆弱性、力量、部位），从而传递出自信的而非质疑的、更加审慎的信息。将注意力集中在来访者的优势上，往往会催生来访者被认可的瞬间，并重新连接到长期被遗忘的资源；重构消极的诠释或提供矫正性的信息，则有助于改变叙事、引起来访者的好奇，甚至调节其神经系统。

　　为了帮助卡拉，促使她的前额皮质重新上线，我接下来对她进行了心理教育，将卡拉的困难重新诠释为失调状态。"当神经系统处于创伤性激活状态时，没人能清晰地思考或管理这些强烈的感受——它太令人崩溃了。因此，让我们慢慢来，保持好奇心。我现在要请你暂停一会儿，注意一下你的身体现在怎么样。"

　　"抖得没那么厉害了，"她观察道，语气中压力稍解，"我感觉自己没那么急，也没那么紧张了——实际上，你一说'我们只需要让你的前额皮质重新上线'，我就感觉好多了。"

　　"很好！'我们要做的就是让你的前额皮质重新上线'，这话真的能让你的身体有反应。现在让我们好奇地来看看，除了工作还有什么能让你的前额皮质重新上线。多年来，你的前额皮质一直是你的资源吗？"

　　"哦，是的！我是一名民权律师（civil rights attorney）。我必须激励、挑战、说服他人，让他们看清需要去做的事。"

　　"太好了，不止你的前额皮质是一项资源，你的使命感也是，它让你比对手更坚定。现在我们需要把你的决心集中在让你的前额皮质重新上线这件事上。我想让你这样做：当你变得急迫、开始感觉愈发颤抖和崩溃时，我希望你能注意到这种情况，然后暂停，只需不断对自己说'我只是被触发了，这些是感觉记忆'，或者'这些是身体记忆'。你更喜欢哪个说法？感觉记忆还是身体记忆？"

　　"身体记忆吧。因为这听起来像是在说我的整个身体，而不只是感受。"

　　"太好了。然后，提醒自己，现在只是你的身体被触发了，只是身体记忆而已。接着，对正在发生的事情表现出感兴趣和好奇而不是恐慌。"随着治疗的继续，我不断观察卡拉再次过度唤醒的迹象，不时请她暂停一下，运用她的前额皮质对这些身体记忆产生好奇和兴趣，而不是试图去弄清它们与什么事件最匹配。每一次，观察和好奇都能让她放慢速度，增加前额皮质的活动，让她的神经系统稍稍稳定下来，进而让她能更清楚地思考。

　　熟练掌握神经生物学知识的治疗师，会设立这样一个主要目标：确保每一项干预，甚至包括治疗师本人在场这件事，都能对来访者的神经系统产生调节作用。我们可以肯定地讲，与创伤有关的材料会导致失调。对治疗师产生信任、成为关注的焦点、揭开被回避的情绪或秘密、感觉太亲近或不够亲近等，都可能触发来访者的反应。甚至，在一个狭小封闭的空间里和另一个人近距离相处，这个状况本身也会触发某些来访者。一旦投入治疗，潜在的触发因素会不断增加：日程安排变化，感觉不到"被理解"，没有足够的时间或语言来表达自己想说的一切，对某些特定反应的期待落空，会谈之外与治疗师分离，信念扭曲，还有投射（projection）[1]。

　　与传统治疗模式不同的是，基于神经生物学的创伤治疗会做出一种假设，即来访者在治疗中出现失调的可能性和感到"安全"的可能性一样大，他们前来治疗时本就更可能受困于与创伤相关的过度紧张或过度焦虑、对触发的敏感性，以及某种程度的结构性解离。调节工作面临的最复杂的挑战，来自患有解离性障碍和更严重的结构性解离的来访者（见第八章）。

1　精神分析术语，指个体将自身的情绪和想法放到他人身上，认为这些情绪和想法是属于他人的。例如某人见路人看了自己一眼就想"他一定是在心里鄙夷我"，这很可能是因为他自己自卑，进而将对自己的贬低归于他人。

特莎在第一次治疗时，就提出了一个非常复杂的问题："如何处理人际关系中依恋创伤的影响？"但当谈到她的新约会对象时，她表现出的状况越来越清楚地表明她在描述的是结构性解离。"我真的很喜欢他，但当我们在一起时，我就开始感到非常矛盾。我开始怀疑：我应该赴这次约会吗？我应该让他牵我的手吗？如果他产生性欲了怎么办？"她描述的画面表明了几个内在部分之间的冲突：有一个部分喜欢他并渴望成为他的女朋友，有一个部分一与他亲近就拉开距离并开始质疑；有一个部分想要做爱，还有一个部分则对这种想法感到厌恶和恐惧。"所以当我们出去散步时我会保持距离，但是当我回到家，面对空荡荡的公寓时，我就会感到对他的渴望，又希望当时允许他牵我的手。我讨厌这样——我在家里满脑子都是他，但真到了他面前时我又变得很矛盾。"

我："当然，这是一场战斗……"（我知道，将她的内部冲突正常化会让她感到被理解。）"怎么不是呢？这就是关系中的创伤留下的'遗产'：不在一起时有强烈的渴望，在他面前时又有'呃，别靠得太近'的感觉。"

我说"当然"时带着确信但又柔和而哀伤的感觉；说"怎么不是呢"时带着微笑将之正常化、轻松化；"强烈的渴望"的渴求感也在我的语气中传递出来；"呃"同样是带着确信说的，但也是强硬的。两方面都被表达出来了，仿佛每一方面都是完全正常的、可以预想的。

"接下来一般会发生什么呢？"我问。

特莎："我不知道……我也试着诚实面对这份矛盾，但同时，我满心想的都是他……通常，那些男士会不再回我的消息和邮件。我不知道为什么，所以会变得非常沮丧，继续给对方发消息进行自我辩解。然后对方就不会理睬我了，一般他们会说：'我也还没准备好确定关系。'但那个'也'是什么意思？他怎么就觉得我还没准备好确定关系啊？"（请注意，此时她与那个坦诚的部分断开了联结，那个部分会与约会对象开诚布公地探讨矛盾的感受。）

我：[我再次镜映（mirror）她的话，以便她能更好地听到自己说了什么。]"所以，你那个矛盾的部分让他望而却步，然后渴望联系的部分又在鼓励他——那个男人一定非常、非常困惑！"（轻笑。）

特莎："你怎么这么跟我说话？就好像我有什么多重人格一样？"她突然用一种新的粗暴、恼怒的语气说。

我采用了一种权威但又有同情心的语气："因为我能同时听到你故事中的两方面，特莎。你的两方面都是存在的。如果我们年幼时有过关系创伤，这种情况就会发生。可能每当我们与某人亲近时，冲突就会在我们心中一触即发。"（最后这句话是以一种遗憾或者说悲伤的语气说出来的。）

像特莎这样的来访者如果愿意接受结构性解离模型，学着有意识地、自愿地"切分"强烈的情绪，并把它们归于更年轻、更脆弱的部分，他们就能达成一种正念的心理距离，这种距离足以让他们感受到一些缓解，而无须诉诸否认或断连。只有当他们能在这些矛盾的反应中"看到"这些部分时，他们才能够开始治愈伤痛。但是，如果没有治疗师的帮助和指导，他们就无法成功习得这些必要的能力。

作为指导者、教练和领跑者的治疗师

由于担心来访者会自发地变得顺从，失去与内心的方向感"接触"的机会，许多治疗师在受训时都会被特别提醒不要指导治疗。但是由于解离性分裂会导致产生多重方向感及抑制前额皮质，再考虑到二次创伤、卡顿和回避带来的风险，治疗师就必须敢于对治疗的重点和节奏进行温和的引导。

治疗师在这方面的作用可以被概念化为向来访者提供一张路线图。来访者的创伤反应抑制了能够持续运用前额皮质的渠道，这让他们因无方向感而十分困惑和崩溃。或者说，因为我们是在与碎片化部分的系统打交道，所以像家庭治疗师那样更主动的角色才是创伤治疗师的好榜样。当我们面对需要预防混乱和危机的情况时更是如此。家庭成员在治疗过程中使用旧的、不健康的行为模式时，家庭治疗师别无选择，必须引导和指导治疗以免冲突加剧，进而帮助家庭成员开始发展对彼此日益增长的接纳和同情。与内心支离破碎的来访者一起工作的治疗师也扮演着同样的角色——因为无法真的见到来访者的其他家庭成员，所以他们的工作会更具挑战性！

治疗师会教导来访者正念地注意儿童部分的痛苦，并将其理解为"它"的痛苦；接着鼓励他们同情"儿童部分的感受"。若来访者与"非我"部分拉开距离的方式是厌恶并鄙视它们的感觉，那么这种做法对他们而言并不容易。但是，治疗师对这些部分的同情是真实的、自发的，这可以产生一种传染效应，使来访者的心中的同情心也被唤醒，哪怕他心怀抗拒。为了唤醒来访者对儿童部分的同情，治疗师必须要求来访者暂停并对这个害怕、羞耻或受伤和孤独的儿童部分感到好奇。它多大了？来访者能看到它吗？它是什么样子的？在它的小脸上，来访者看到的是什么表情？承认这个儿童部分经历的事情有多么艰难也可以唤醒同情心，治疗师只需清楚地提问"**这个孩子**经历了什么样的事情？"而不是"你在这个年龄段发生了什么？"。后者更有可能引发内隐的重新体验，而前者则会帮助来访者"看到"这个儿童部分是无助的、无辜的受害者。最后，治疗师继续教来访者如何使用正常生活自我的资源品质来"帮助"非常惊恐、非常痛苦的儿童部分。

在一次又一次的治疗中，当来访者提出当天最困扰的话题或感觉时，治疗师会一直要求他们注意，是"哪个部分"今天不高兴，以及是什么触发了这个部分。当然，"不高兴的感受一定是来自某个部分的沟通信息"这一假设并不是科学事实——它只代表一种理解被触发的状态或内隐记忆的方式，而这是一种正念的、有同情心的、非病理化的方式。

这一假设的基础其实是一种与正念有关的偏差：带着兴趣、好奇心和同情心去注意我们的想法、感受和身体体验，很可能会导致积极的变化（Davis & Hayes, 2011；Ogden & Fisher, 2015）。作为治疗师，如果我们一直鼓励正常生活的自我在心理上后退一步、增加对"经历痛苦"的年幼部分的好奇心、注意传递"它们"感受的身体与情绪信号，然后尝试可能让这些部分更有安全感、更受保护、更少羞耻的对策——这就是在"加工"创伤后记忆。只是简单地注意到被自发唤醒的内隐记忆，并将这些感受归于年幼的自我，来访者就可以学会不畏惧自己被触发的反应，更关心、更注意保护自己的各个部分，而不是感到羞耻并疏离它们。

身体是被共享的整体

当我帮助来访者培育对其脆弱的或作为保护者的部分的同情时，他们都会自发地从身体中感受到这份同情。如果我问："你也感觉到了对自己的同情吗？"回答可能会是："当然没有了！"但当他们说"我为那个年幼的部分感到很难过——我为它而悲伤"时，我会注意到他们面容缓和、身体稍稍放松。他们能感觉到这份同情扩散到了年幼的儿童部分或者勇敢的、具有保护性的战斗部分，能感觉到这些部分在积极地回应，这会让各部分共享的整个身体感觉良好。尽管人类惯于用语言描述同情的体验（"我感到被理解了，就像是有人'能懂我'，我觉得你相信我"），但调谐和同情的感觉其实也可以是非语言的躯体感觉，例如温暖、放松、可以更深地呼吸，以及情绪层面感到更亲近、更联结。

这是因为，尽管存在许多部分，但各部分共享的身体只有一个。这也意味着，任何能对身体体验带来积极影响的干预方式都会以某种方式让每个部分受益。

多年以前，早年的事业成功意外地触发了特德创伤后内隐记忆的泛滥。从那时起，他便被一个抑郁的、羞耻的顺从部分"劫持"或者说接管了，这使得他像打着转坠落的飞机一样再也没有恢复过来。现在20年过去了，他仍然很抑郁，仍然在试图恢复功能，仍然为自己的"堕落"（他是这么形容的）感到羞耻。他是一个瘦高的男人，缩着肩、弓着背；走路外八字，脚步笨拙；总是低头看地板而不看我。他的口头禅是"你不懂"。他这句话说对了。我一直很难理解，为何这个聪明的、有才华的人就这样放弃了自己，屈服于抑郁症——直到有一天，当我听着他对这失败的一周进行自我惩罚式的忏悔时，我感到自己崩溃了。我的肩背也开始下沉；我开始感到没有能量和无助；我发现我对自己作为治疗师的能力产生了怀疑。

我并非有意选择坦白，但我听到自己说："你知道吗，特德，当你说话时，我能感觉到自己瘫在椅子里，变得麻木，感到极其无助，怀疑自己是否有能力……我可能不像我想象的那样擅长治疗……"

突然,他坐直了身子。"那就是我的感受!"他说,"你终于懂了! 现在你知道我在经历什么了。"

我:"是啊。"(仍然瘫软在椅子上,没有精力去回应他的能量。)

特德:"知道你'明白'之后,我现在感觉好多了!"现在他坐了起来,背脊挺直,脸上和话语中都充满了活力。

我:"看来你一坐起来就感觉好多了。我也可以这样做吗?"(我模仿他兴奋和愉悦的姿势。)"哦,感觉好多了——谢谢你。"

特德:(坐得更直,肩膀舒展。)"是的,这确实有帮助,不是吗?"

我:"我们可以站着而不是坐着吗? 也许那会帮助我们应对这种绝望的感觉……"(我们都站了起来。)

特德:"这好多了!"(他突然像换了一个人:更坚定,更有男子气概,与我更有关联,而不是独自一人待在抑郁的世界里。)

我:"确实如此——差别太大了! 在你身上也是如此——就好像你长大了的自我,直直站立着,向抑郁的部分传递全新的信息!"

特德:"我觉得自己是个男子汉,我已经很久没有觉得自己是个真正的男人了。如果这能让抑郁的部分感觉好些,那么我会很高兴。"

我:"也许以前,你躯体的崩溃感在传达:它是对的,它应该感到沮丧和绝望并质疑自己。而现在,你的身体向它传递了一条相当不同的信息,不是吗?"

使用感觉运动心理疗法中的运动干预(Ogden et al., 2006;Ogden &

Fisher，2015），特德改变了他的内在体验，特别是抑郁顺从部分的体验。他的新肢体语言向抑郁的部分传达了"他"不是在令人生畏的世界中孤身一人的小男孩，也并不"输人三分"。这个男孩可以和特德一起抬起头来。通过将部分的视角与感觉运动心理疗法的身体干预相结合，特德和我就可以同时处理部分和整体，而不是承受着只能二选一的压力。

治疗师的角色不断改变

不仅部分的方法要求治疗师改变角色（从倾听者到教育者，从个人导向到系统导向，从促进者到榜样），基于神经生物学的创伤治疗也有这种要求。强调在各部分之间进行更多分化，并将这份区分作为正念自我观察的载体——这一观点与领域中的主流相冲突。主流观点认为治疗师必须停止强调部分的术语，反而强调患者是身体中的一个整体。然而，当这一套身心处于混乱之中，或是一心想进行自毁行为，或是太过分裂以至于现实检验能力都受到损害，这种情况下，治疗的目标就必须是恢复秩序并提供一段稳定期。在此期间，来访者可以学习识别内心的不同观点、发展更有意识和更有效的防御，并区分正常生活的自我与他们内心听到的冲动、羞耻或批评的声音。当来访者报告说多年的传统谈话治疗并未取得期望的治疗进展，或者描述自己卡顿于内心冲突数月或数年而没能成功推进冲突的解决进程，又或者描述结构性解离的部分存在的迹象时，状况就应该很清楚了：把来访者当作在一个整合的身体中的个体来治疗是没有效果的。传统的谈话治疗对那些没有太过分裂或严重创伤的个体可能很有效，但对那些习惯自我疏离、自我排斥的来访者却不起作用。他们的这些习惯会再次创造出童年经历过的拒绝和羞辱。

加工创伤体验，而非创伤性事件本身

治疗师经常有一种压力，想尽可能在治疗的早期处理创伤记忆，因为他们被教导过，"创伤加工"是创伤治疗的金标准。他们假设需要直接访问对事件的记忆，却往往并不知晓本领域治疗标准的变化，也不熟悉以正念为基础的新疗法。

但在本书描述的治疗模型中，重点不是创伤事件，而是"创伤的遗留"。它被某些部分背负着，时隔几十年仍会继续侵入幸存者的内心、身体和当下的生活。在这个模型中，"加工创伤"就等于"转化"部分对创伤事件之影响的编码方式，并将来访者与部分的关系从疏离变为无条件的接纳和"挣来的安全依恋"。对于按照关注事件的方式进行多年创伤治疗的治疗师来说，要从叙事的方法转变为"修复"的方法往往很困难。他们需要记住，早期创伤治疗领域对事件本身的关注，只是"谈话疗法"在创伤治疗领域的延伸（Rothschild, 2017），而非一种新创设的流派，不能提供专门针对创伤的深入理解（Van der Kolk, 2014）。

在治疗过程中，治疗师难免会遇到与事件本身有关的话题。不可避免地，来访者会有一些想要"说出一切"的部分，或是反复讲述相同事件经过的部分。同样，一些部分也可能会为了保守过去的秘密或避免"去到那里"而抗拒治疗师和治疗。因为治疗师会在他们的来访者身上遇到所有这些不同的观点，所以记住这一点：创伤治疗的目标不是回想发生了什么，而是培育"留在这里"而非"回到那里"的能力（Van der Kolk, 2014）。

当个体能有意识地待在此时此地，容忍日常生活中的波澜起伏时，他们便做好了准备去疗愈创伤造成的伤痕——纯真、信任、信仰受到的损害——或者说那些留在身体上或存于内心与灵魂中的伤痕。只有在能促进治愈而非再度打开伤口的前提下，回想才有帮助。不论回想在创伤治疗中起到多么重要的作用，我们都绝不应该将它用于重现痛苦的过去，也不应该要求某些部分来重现它。

实际上，回想应当服务于更高的目的：通过转化过去，改写各个部分的故事的结局，从而帮助来访者"活在此时此地"。回想应被当作一种催化剂。它促使来访者更能欣赏自己"心魂完整"地挺过来了的事实，也使他们对自己的各个部分心怀感激，这些部分曾经帮助来访者生存，现在，它们也值得栖居于这安全、健康的当下。

参考文献

◆ ◆ ◆

Chodron, P. (2008). *The Pocket Pema Chodron.* Boston: Shambhala Publications.

Damasio, A. (1999). *The Feeling of What Happens: Body and Emotion in the Making of Consciousness.* New York: Harcourt, Brace.

Davis, D. M. & Hayes, J. A. (2011). What are the benefits of mindfulness? A practice review of psychotherapy-related research. *Psychotherapy*, 48(2), 198-208.

Diamond, S., Balvin, R., & Diamond, F. (1963). *Inhibition and Choice.* New York: Harper and Row.

Hanson, R. (2014). *Hardwiring Happiness: The New Brain Science of Contentment, Calm, and Confidence.* New York: Harmony Publications.

Herman, J. L. (1992) *Trauma and Recovery.* New York: Basic Books.

Liotti, G. (2004). Attachment, trauma and disorganized attachment: three strands of a single braid. *Psychotherapy: Theory, Research, Practice, Training*, 41, 472-486.

Lyons-Ruth, K. et al. (2006). From infant attachment disorganization to adult dissociation: relational adaptations or traumatic experiences? *Psychiatric Clinics of North America*, 29(1).

Meichenbaum, D. (2012). *Roadmap to Resilience: A Guide for Military, Trauma Victims and Their Families*. Clearwater, FL: Institute Press.

Ogden, P. & Fisher, J. (2015). *Sensorimotor Psychotherapy: Interventions for Trauma and Attachment*. New York: W. W. Norton.

Ogden, P., Minton, K., & Pain, C. (2006). *Trauma and the Body: A Sensorimotor Approach to Psychotherapy*. New York: W. W. Norton.

Rothschild, B. (2017). *The Body Remembers. Volume II: Revolutionizing Trauma Treatment*. New York: W. W. Norton.

Schwartz, R. (2001). *Introduction to the Internal Family Systems Model*. Oak Park, IL: Trailheads Publications.

Siegel, D. J. (1999). *The Developing Mind: Toward a Neurobiology of Interpersonal Experience*. New York: Guilford Press.

Siegel, D. J. (2010). *The neurobiology of 'we.'* Keynote address, Psychotherapy Networker Symposium, Washington, D. C.

Van der Hart, O., Nijenhuis, E. R. S., & Steele, K. (2006). *The Haunted Self: Structural Dissociation and the Treatment of Chronic Traumatization*. New York: W. W. Norton.

Van der Kolk, B. A. (2014). *The Body Keeps the Score: Brain, Mind and Body in the Healing of Trauma*. New York: Viking Press.

Van der Kolk, B. A. & Fisler, R. (1995). Dissociation and the fragmentary nature of traumatic memories: overview & exploratory study. *Journal of Traumatic Stress*, 8(4), 505-525.

第四章

正常生活的自我与部分的协作

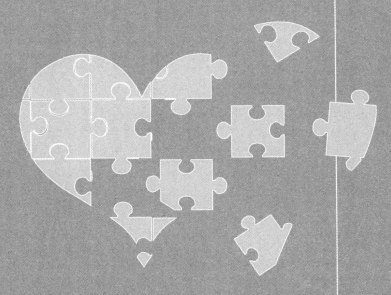

跟身体里的各位"室友"好好相处吧。

创伤的本质就是，它是令人崩溃的、不可思议的和无法忍受的。每个患者都要求我们暂时搁置对何为正常的认识，并接受我们正在处理两层现实的状况：相对安全、可预测的现在与灾难性的、永不消散的过去，这两者并肩而立。

——巴塞尔·范德考克

在集中营里的"自我"不是我，不是现在正在你对面的这个人。不，这太令人难以置信了。这个另外的"自我"来自奥斯威辛集中营，曾在它身上发生的一切现在都不能触动我，也与我无关，深层记忆和共同记忆分隔得相当彻底……如果没有这种分裂，我就不可能继续生活。

——劳伦斯·L. 兰格（Lawrence L. Langer）

大脑和身体天生具有一种适应性，本能地将生存需求置于诸如社交、探索、睡眠与休息、饥饿与口渴，以及娱乐的其他驱力之上（Van der Hart et al., 2006; Schore, 2001）。在婴儿期和儿童早期，依恋的驱力比战斗/逃跑的本能更有力，这反映了儿童需要从身体层面依赖父母；在青春期则相反，战斗/逃跑反应与寻求亲近的行为一样甚至更容易被调动。在其他防御措施失败或者会增加风险的情况下，在所有发展阶段，僵住和顺从的反应都能自发进行。面对无法逃离的生命威胁，大脑和身体会本能地"假死"（Porges，2005），自我关闭、失去意识或瘫软、"装睡"，就像人们经常描述的那样。神经感知或探测威胁严重程度的天生能力，也伴随着一种本能倾向，即人会在特定情境下采取最安全、最有效的防御性反应。

同理，人类本能地追求与创伤事件或"深层记忆"拉开心理距离，以避免因回忆而崩溃。为了继续"坚持下去"，我们必须从心理上脱离现在正在发生的事、刚才确实发生了的事及接下来可能要发生的事。无论是在战争时期、在集中营里，还是在童年被虐待和忽视的情境中，我们都必须将某些自我感觉与周围的恐怖事件分开，即使这部分自我只是在生活中随波逐流。为了能在每天早上起床，然后面对死亡、遗弃、攻击或监禁，人需要以某种方式否认前一天遗留的恐惧以及对即将发生的事情的担忧。不承认内心的"另一个人"是一种生存反应：崩溃的感觉不再是我们的了，这种耻辱不再属于我们，而是属于"他"了，那些白热化的愤怒和暴力冲动也肯定不是"我"的。通过否认我们的创伤部分或"非我"的自我状态（Bromberg，2011），通过在情感上与它们断开联系，或是通过解离失去对它们的意识，我们保护了自己的内心和灵魂，使其不至于像周围的环境一样苦涩。我们保住了对未来的希望，然后继续前进。

在童年时期，与创伤保持距离还有一个重要的功能：它使我们不仅能继续前进，而且能继续成长和发展，尽管我们遭遇了许多。这也是一种生存之道。通过与创伤保持距离或断绝联系，儿童可以专注于完成与年龄相适应的发展任务，并获得一系列可以发挥功能的能力。当儿童部分可以集中精力于进行诸如上学的"正常"活动，有机会学习并掌握新事物，能做运动、交朋友时，他们就有机会正常地发展探索性和社交驱力。这个持续正常生活的自我不知道正在发生什么事，或只是模糊地意识到，它可能会在白天成为一个"父母化（parentified）的孩子"，一个学校里的好学生，一个喜欢大自然、骑马、读书或做手工的人。创伤者的创伤或忽视越严重，安全感越低，他们就越需要与之拉开距离，不去了解自己情感和身体的脆弱性。例如，在战争时期，在具有虐待性的家庭或集中营中，否认正常的生理需要、依恋寻求或得到安慰的希望，也可能是适应性的。当我们否认那些不可能被满足的需要或不能被接受的情绪时，我们就能保护自己免于令自身痛苦难忍的失望或惩罚（例如，"我让你哭个够！"）。完成这项挑战性任务的方式之一是，将迫切需要的感觉和拒绝需要一切的感觉分给两个部分：一个部分积极地寻求亲近、安慰或满足需要；另一个部分同样积极地推开别人，或过度警觉、满心怀疑地保持距离。否认自己悲伤、孤独或有需要的部分，以及愤怒、过度警觉或反依赖的部分，都会妨碍自我接纳和自我照顾，但会更安全。当儿童必须适应一种会对儿童进行惩罚或者忽视儿童基本需求与感受的环境时，自我同情也会变得"危险"。儿童会相信，"我不能那样"。根据每种独特环境中最能促进安全和最佳发展的方式不同，儿童可能不得不认同他们愤怒、好斗、过度警觉的部分，而否认他们天真、信任、寻求依恋的部分。或者他们可能不得不排斥那些首当其冲受到虐待的部分，以便将创伤归咎于"它们"的脆弱性。自我疏离往往也是必要的，这让受创者在某种程度上保留对严重忽视和虐待儿童的照顾者的依恋——当我们过于年幼而必须依赖照顾者的时候，这是一种被低估但很重要的生存本能。如果"好孩子"不合依恋对象的口味，那么就否认"好的我"甚至那个持续正常生活的自我，而去认同那个坏的、令人羞耻的、恶心的儿童，因为这个儿童不会对危险或疏忽的照顾者造成威胁。在一些环境中，后一种策略可能更具适应性。任何危及儿童进行适应的部分都必须被隔绝开来；而任何环境需要的部分都必须得到认同，并被识别为"我"。

适应的代价

否认需要选择性关注，即把关注焦点从任何"非我"的部分移开。这让我们的各项感官不再记录周围发生的事情，让我们感觉不到自己或好或坏的情绪反应，让我们处在孤立的区域中。若我们感觉不到愤怒、依赖或恐惧，我们便无法"拥有"它们；若从未见证创伤性事件，我们也无法"拥有"它们。我们无法将自己作为一个完整的人来理解，因为只有那些在创伤环境中有价值的品质才能被我们意识到。不过，隔离强烈的感受会导致情绪不耐受：如果我们通过自发地、不由自主地转移到自我的不同部分或不同的感受状态达成逃避情感的目的，我们就永远没有机会锻炼"情绪肌肉"，一切感受都会逐渐变得越来越令人难以忍受。内心冲突永远得不到解决，只是被推远了。

发生这种状况时，"向外付诸行动"（acting out；通过自毁或成瘾）和"向内付诸行动"（acting in；通过自我憎恨、自我评判、惩罚性内省）会成为调节情绪和自主神经唤醒的两个仅有的途径。分裂或碎片化必然变得更复杂、更具创造性。例如，一些部分可能会变得更自主，从大脑皮层的控制中"解放"出来，或是与其他部分过于分裂以至于它们之间不存在共同的个体内的意识。尽管复杂性创伤后应激障碍患者通常拥有跨状态的连续意识，但创伤事件存在越久、越严重，就越可能导致严重的创伤相关障碍（边缘型人格障碍、其他未特定的解离障碍和分离性身份识别障碍；更多内容见第八章）。

结构性解离模型的本质能让治疗师更易对区隔化做正常化诠释：它是一种简单、直接和积极的方法，但它在神经生物学中的根据使它具有可信性，即使来访者心存怀疑或在理智上过度警觉也是如此。通过图4.1，我会向来访者解释，人类的大脑天生就被设计得能在状况变得"太严重"或"太令人崩溃"时进行分裂。因为左右脑是独立的大脑结构，来访者能直观地理解，当他们受到创伤时，两个半球之间的分裂能让左脑的自我——
科佐利诺（Cozolino, 2002）称之为"言语的自我"——继续坚持下去；它也
因此被称为"持续正常生活的自我"。右脑则会调动"躯体和情感的自我"
（Cozolino, 2002），运用更基于躯体的生存资源为下一次威胁做准备；因此
它被称为"与创伤相关的人格部分"。大多数12岁以上的来访者很容易理
解，没有人可以只依赖单一方式，例如只通过战斗生存。他们也很容易理
解，自己有额外的子部分（subparts），每个子部分都贡献了不同的生存策
略。接下来，为了确保来访者能够与理论模型建立切身联系，我会问他们
对自己的每个部分已有多少了解。他们能否辨别正常生活的自我？他们
能否识别出一个知道如何求助、知道如何战斗或生气的部分？他们是否认
识到有一个害怕、羞耻或顺从的部分？哪些部分对来访者来说是最难应对
的？哪个部分是来访者最喜欢的？

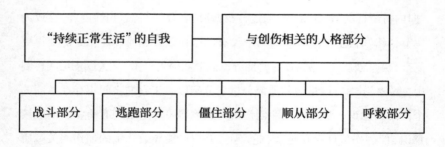

图4.1　结构性解离模型

在图4.1的帮助下，我尝试阐明每个部分都会通过不同的视角看世界，
都会被不同的动物性防御要求驱动，以及它们与其他部分的关系不仅基于
过往经历，也基于它们在生物学上的角色。每个部分都持有不同的内隐记
忆和对所发生事情的诠释，每个部分都身负不同的任务。

在创伤经历过去多年后，当来访者前来寻求治疗、描述自己的症状或

问题时，他们并不知道，其实他们描述的是受创伤的部分和它们的内隐记忆。曾经降低伤害程度或促进来访者生存的动物性防御生存策略，现在成了被创伤相关刺激激活的孤立的自发反应。这些生存策略脱离了需要它们的原始事件，早已不合时宜，在来访者当下的正常生活中往往是极端的或不适应的（图4.2）。

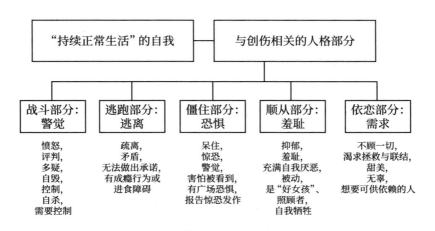

图4.2 按照角色识别部分

传统诊断模式几乎不能反映这些症状的矛盾本质。来访者报告各项疾病症状，例如重性抑郁（major depression；顺从部分）、焦虑障碍（僵住部分）、物质滥用障碍（substance abuse disorder）和进食障碍（逃跑部分）、愤怒管理或自伤问题（战斗部分），并且会交替地依赖和推开他人（混乱型或创伤性依恋的典型症状）。有时他们也共病其他问题，例如自杀、慢性疼痛、强迫障碍、功能低下或丧失以前的功能。通常，他们会被诊断为边缘型人格障碍，或者由于他们自主神经系统低下或亢进的反应被诊断为双相Ⅱ型障碍。只有在偶尔观察到记忆空白和意识丧失的情况下，这些来访者才会被诊断为解离性障碍。但是无论创伤个体是得到一种诊断（如抑郁、边缘型人格障碍、焦虑障碍)还是多种诊断,标准的治疗方法疗效都很难持久,许多结构性解离的来访者花费数年时间接受治疗,症状也几乎没有改善。

研究(Foote et al., 2006; Karadag et al., 2005)一致表明,解离性障碍[解离性失忆症(dissociative amnesia)、解离性漫游症(dissociative fugue)、DDNOS和DID]在住院和门诊中一直诊断不足,不像更广为人知的边缘型人格障碍、双相情感障碍、注意障碍和物质滥用障碍等。这些研究还表明,症状的严重程度与未诊断的解离性障碍之间存在关联。也就是说,当解离症状存在但没有被诊断或作为议题纳入治疗时,我们就可以预期来访者的高风险行为出现概率增加、复发更频繁,付诸行动的自杀行为更多(Karadag et al., 2005; Korzekwa & Dell, 2009)。也许是因为DID直到今天仍是一个有争议的诊断,更常见的解离性障碍(尤其是DDNOS)的证据往往被忽视,或者被解释为其他障碍的表现。至关重要的是,治疗师应当了解边缘型人格障碍和解离症状之间有证据充分的相关关系:科尔泽克瓦(Korzekwa)等人(2009a; 2009b)和扎纳里尼(Zanarini, 1998)的一系列研究多次发现,有证据表明约三分之二的边缘型人格障碍患者有在统计学意义上显著的解离性症状,而三分之一的患者的症状足以达到DID的诊断标准。

"逐渐了解你"

亚伦谈到他来咨询的原因:"最开始,我会很快倾心于某个女人——我立刻就认为她就是我的'真命天女'。我满心都是她,怎么见面都不腻……直到她认真起来,或者我许下承诺。然后我突然就会看到之前没看到的一切,看到她身上的所有缺点。我开始觉得被一个不适合我的人困住了——我想离开又感到内疚,或者害怕她会离开我。我进退两难了。我既无法感到放松快乐，也无法摆脱这段关系。"

亚伦所说的内容其实反映了内在部分之间的斗争：寻求依恋的部分迅速与任何热情待他的、有吸引力的女人建立关系；而过度警觉、过度挑剔的战斗部分则对她身上每个不够完美的品质做出反应，并将其解读为麻烦的迹象。他的逃跑部分在被战斗部分发来的警报触发后，开始感到被看似"错误的人"困住，产生离开的冲动——这又是顺从和呼救的部分不允许的行动。对曾许下承诺的内疚和羞耻（顺从部分的贡献）和对丧失的恐惧（来自创伤性依恋部分）让他留在关系之中，而他的战斗和逃跑部分则以同等的强度抵制着这段关系。由于没有用以区分每个部分并将其代入意识的语言，他只能不断地思考：他应该离开吗？还是应该留下来？她够好吗？是否他现在就应该离开？很多时候，对他来说，自杀似乎是解决这个痛苦困境最合理的办法，但同时"他"又梦想着建立家庭，想拥有儿女和可爱可亲的妻子。"他"不赞同自己的游移不定，但也无法停止寻找潜在伴侣。"他"到底是谁？自杀部分想要一了百了，这种威胁与他对妻子和家庭的渴望直接冲突。同时，"寻找女人"的部分又与他想成为、自认应成为且能够成为的形象不一致。

内莉说自己有"抑郁症"，但被要求描述症状时，她反而讲述了一系列关于自己的信念。"我缺乏条理、懒惰——我似乎无法开始做一件事。我羞于认为自己是有能力的人，尽管别人说我是。"她每天早上的第一个念头是"又是荒废的一天"，然后她会感到压力大增，拉过被子继续睡到下午。忘记约定，不洗碗，家里没有东西吃——这些都证实了她自认为是失败者的信念，并产生了一系列苛刻的评判。这些评判耗尽了她的精力，促使她产生回到床上的冲动。现在她已经50多岁了，却仍能回忆起在以成就为导向的家庭中做成绩不佳的孩子是什么感觉。她会"于众目睽睽之下躲藏"以免激怒施虐而自恋的父亲。她的父亲被孩子们的成就所威胁，又被他们的失败所伤害。她有趣、迷人的个性赢得了父亲的好感。她的父亲把她视为快活、糊涂、混乱的孩子，这对他来说是可以接受的——至少在一定程度上可以接受。即使她没有获得成就，她也得到了保障。

现在，这么多年过去了，内莉发现自己对"她"是谁感到困惑。长期以来，她一直被那个成绩不佳、自我贬低、有点儿古怪的儿童部分"劫持"（Ogden & Fisher，2015）。这个部分曾经帮助她摆脱父亲的愤怒并赢得他的好感。这个顺从的部分在内莉的生活中占据主导地位，且被一个她同样熟悉的挑剔部分所支持。这个挑剔部分的语言和世界观与她父亲的异常相似。由于没有一个可以借鉴的部分模型，过去与内莉协作多年的治疗师很容易将她的自我厌恶误认为是低自尊，并将她狡黠的幽默感解释为"对核心情感的防御"。

但是内莉感觉最好的时候还是她持续正常生活的自我挣脱束缚的时候。在那些时候，她可以沉浸在工作中，表现得机智、迷人，并以幽默但自我同情的方式自嘲。可悲的是，挑剔的部分成功地说服了她，让她相信这些能力只是虚假自我的表现，掩盖了她现在沦落成多么不配为人的模样。即使在她感觉良好的时候，挑剔的部分也有传递评判的手段！她需要一个"不谈过错"的范式来理解自己，并将每个部分的贡献视为来自过去的沟通信息。在内心深处，顺从的部分害怕让内莉真的成为有才华的专业人士（即便她确实曾是），担心她会"忘乎所以"；挑剔的部分过度警觉地担心失败；僵住的部分不敢离开家，担心其他人都像她父亲那样可怕。

因为这一切都发生在同一具身体之内，内莉做出了合乎逻辑的假设，即这些都是"她"的感觉，却从未质疑过那些揭示了各部分之间存在内在冲突的矛盾反应。

培育好奇心："我"到底是谁？

大多数心理治疗模式不会区分感到羞耻的"我"、在愤怒中爆发的"我"和总是恐惧的"我"。每种情绪都被视为个人整体自我的表达。然而，在部分的模型中，每个令人苦恼或不舒服的想法、感觉或身体感受都会被视为一个部分（Schwartz, 1995）。通过刻意地、持续地使用部分的语言，而不是说"我"，治疗师能够帮助来访者观察每种与创伤相关的感觉或反应，将其视作来自一个或多个部分的信息："哪个'我'感到羞耻和抱歉？哪个'我'又对一切道歉行为感到厌恶？"当我们如此提问时，我们就会唤醒来访者的好奇心，促进正念观察。现在，观察者和被观察的事物之间出现了微小的距离。来访者仍能感受到这种感觉或反应，但强度有所下降，这也许是因为内侧前额叶皮质的活动增加而杏仁核的激活减少。"部分"这个词引入了新的信息，能引起兴趣和好奇心。

亚伦和内莉早已失去了对自身症状的好奇心，哪怕以前有过：他们接受了来自愤怒、自杀、低落、孤独、自我批评和自我厌恶等部分的输入，将其辨识为"我的感觉"，却忽略了这些情绪状态本是相互矛盾的。想依恋某人与想逃离是直接冲突的；想要感受主宰地位、才干与能量，与"别被雷达探测到"或表现得"低人一等"以避免威胁他人，也是直接冲突的。但两位来访者都认同各部分的挣扎和冲突，以至于没注意到这些矛盾的反应。治疗的第一个任务便是挑战他们的假设,并以两种方式点燃他们的好奇心:首先,使用"部分的语言"(Schwartz,2001)而不是"我"的语言;其次,要求他们运用正念观察而非自发的消极解释,以"追踪"(Ogden et al.,2006)各部分的想法、感受、内脏反应,以及当它们对周围的触发因素做出相互矛盾的生存反应时,注意其动作的冲动。

正念地关注内在画面

如果来访者持续反复思考创伤相关的情绪和认知模式,那么他们越是经常被环境刺激触发,他们的神经系统就越可能失调,各部分就越是被激活。与创伤相关的失调越是抑制或关闭前额皮质,正常生活的自我就越难保持好奇、活在当下。如果没有前额皮质发挥观察功能来区分过去和现在,持有创伤记忆的神经网络的反复激活就会让这些路径对未来的触发更加敏感,最终加剧创伤相关的症状(Van der Kolk,2014)。学会观察而不是反应、给注意到的东西贴上中性的标签(例如,害怕的儿童部分,愤怒的部分等)是部分方法的基础。

治疗师需坚持不懈地进行重构,将问题情绪和话题重构为来自部分的沟通信息。来访者在治疗师的帮助下学会识别那些关键特征,而它们是表明部分存在的迹象。来访者被教导如何观察令人不安或不舒服的身体感觉、崩溃或痛苦的情绪、消极或自我惩罚的信念、内心斗争、拖延,以及矛盾心理。自发的反应、反复出现在脑海中的想法、对触发因素的反复反应、对积极事件或刺激的消极反应,或者"过度反应",这些也应被标记为部分活动的可能迹象。反复要求自己保持好奇心,注意所有这些现象并将其视为部分活动的可能迹象,这样做有很多好处。正念观察会唤醒前额皮质的活动,抵消创伤相关的皮层抑制,并诱发一种与感觉、想法或部分分隔开来的轻微感觉。来访者可能生平第一次注意到,他们可以与这些感觉保持一种关系,而不是被它吞噬或过度认同它。正念观察的另一个好处是它对自主神经系统失调的影响:内侧前额叶皮质(当我们冥想时大脑参与的那部分)的激活与杏仁核(负责启动紧急应激反应的大脑结构)的激活降低有关。此外,当个体对他们所观察的事物变得好奇、感兴趣和专注时,他们会本能地放慢节奏、提升关注程度,以增加观察能力。

当来访者更能接触到正常生活的自我(或内在家庭系统模型中所谓的"自我";Schwartz, 2001)时,前额皮质活动增加带来的好处会让他们大大受益:他们可以用正念关注的方式与某个部分的强烈反应分隔开,可以对这个部分的感受或观点建立好奇或同情的关系,可以创造舒缓或管理情绪的方法,并且在面对可预见的事件或触发因素时还可以选择做出不同以往的反应。相反,受内隐记忆影响的部分会反复出现相同的反应:分离焦虑、易激惹或愤怒、羞耻和绝望、恐惧、自我毁灭的冲动等。即使来访者能调用应对技巧和解决问题,但当部分被触发时,他们的努力也不太可能起作用,因为要解决的"问题"往往是内隐记忆而不是当前的压力或挑战。并且,若这个"问题"恰恰是相互竞争的状态为夺取控制权而展开的斗争造成的,那么一个成年人所具有的应对能力几乎无法对其产生影响。

与生存相关的内在斗争

在各部分之间,有些内在斗争是无法避免、可以预测的。呼救或为寻求生存而依恋的反应会自动唤醒与逃跑有关的远离冲动,或者与战斗有关的保护反应,例如不信任、过度警觉、愤怒或评判。战斗部分所表达的挑剔想法又很可能引发顺从部分的羞耻、绝望并使其认为自己能力不足,这往往被来访者体验为"自我厌恶"。人际亲密可能会触发依恋部分对与人更加亲近的渴望,也可能触发僵住部分对受伤的恐惧,还可能触发战斗与逃跑部分的警觉,或者同时触发所有这些反应。职业或家庭责任可能让顺从部分感觉像是再度负起了旧日重担，即使工作是由有能力的、正常生活的自我主动承担的（这个部分很喜欢完成那些曾让儿童感到崩溃的任务）。有时，恰恰是正常生活的自我往前迈进的步伐最能让创伤相关部分警觉，甚至引发它们的冲突和危机。积极地"被看见"（例如被赞美、表扬，或因自己的成就而引发关注）、表现得成功，以及因成就获奖，都能唤醒僵住部分对"被看见"的恐惧，以及战斗部分对被利用或虐待的预期。我们常会忘记，在性虐待甚至身体虐待的行为发生之前往往会发生某种特别的关注或"培养"，这就使受创伤的来访者对被善待和被虐待都过度警觉。

正如唐纳德·梅钦鲍姆（2012）所提醒的那样，创伤是一种超越语言的体验。个体附加在创伤事件上的信念或故事会扭曲他们获取意义的过程，从而催生他们所讲的"自我挫败的故事"。哪些部分可能会写一个自我挫败的故事呢？顺从的部分可能会写下一个基于羞耻感、绝望的受伤害的故事；呼救的部分可能会写一个没有人赶来或提供关心的故事；战斗的部分可能会表达"与其继续被利用和虐待还不如去死"。只有持续正常生活的自我可以调用前额皮质更广阔的视角，并学会理解，那些自己"伪造"的信念在创伤环境中可能是具有适应性的，但在以后的生活中继续相信它则将是不具适应性的。当信念能被稳定地区分开，与情绪、内脏反应、情绪张弛及行动等划清界限时，当这些输入与促成它们的部分联系起来时，来访者便能更清楚地理解它们构成的整体是怎样的人，以及它们为何在如此艰难地挣扎。

> 丹尼在工作上是个过度成就者，并被一个苛刻的挑剔部分和一个害怕失败的焦虑部分驱使着。无论他取得什么成就，那个挑剔的部分总认为不够，恐惧的部分也不能安心。他的新老板总是对他的工作不满意，却把丹尼的成就归功于自己，这成了打开他内隐记忆闸门的触发因素。突然间，他的战斗部分开始与老板对峙

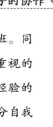

和冲突，顺从部分则感到过于羞耻和受伤以至于很难去上班。同时，丹尼正体验着一种痛苦的、在任何地方都不被需要或重视的感觉，这是依恋部分的情感记忆。每个部分都持有他生存经验的一个碎片：战斗部分对父母双方滥用权力感到愤慨；顺从部分自我挫败、自我责备；一个小男孩（儿童部分）因对成为某人特殊存在的强烈渴望无法满足而感到心碎。当丹尼从这些部分中"剥离"出来，运用冥想技能将它们视为年轻的自己来观察时，他立即对那个受伤的小男孩产生了同情。"这就是我一直在逼着自己取得成就的原因——赢得赞美，这个孩子才能感到自己是某人的特别存在！"他本能地想要保护这个小男孩，他能在身体里感到一种决心：他认为这个男孩不应再受到伤害。他必须让这个小男孩感到他自己是特别的——他必须给予这个男孩他父母从未给予过的接纳。

接纳各个自我

与自己的部分"为友"不仅是一种治疗方面的努力，也是一种有助于发展自我接纳的实践（一次接纳一个部分）。当来访者怀有兴趣而非否定或过激反应时，时间就会放慢。自主神经的唤醒安定下来，想改变为人处世之道的紧迫感也会放松下来。他们会感到更安宁，因此他们的各个部分也可以感到更安宁。自我疏离（不承认某些部分，又完全认同另一些部分）无助于培育幸福感，即使为了生存来访者不得不这样做也是一样。自我疏离会带来紧张，使部分之间相互对立，造成一种充满敌意的环境（往往与原始创伤环境非常相似），并降低每个部分的自尊。"为友"，意味着我们"从根本上接受"（Linehan, 1993）了要与这些"室友"共享身体和生活。并且，要想与自己好好相处，我们就需要与各部分友好地协作。我们越是欢迎而非拒斥它们，我们的内心世界就越安全。

参考文献

-- ◆ ◆ ◆ --

Bromberg, P. (2011). *The Shadow of the Tsunami and the Growth of the Relational Mind*. New York: Taylor & Francis.

Cozolino, L. (2002). *The Neuroscience of Psychotherapy: Building and Rebuilding the Human Brain*. New York: W. W. Norton.

Jimenez, J. R. I am not I. *Lorca and Jimenez*. R. Bly, Ed. Boston: Beacon Press, 1967.

Karadag, F., Sar, V., Tamar-Gurol, D., Evren, C., Karagoz, M., & Erkiran, M. J. (2005). Dissociative disorders among inpatients with drug or alcohol dependency. *Clinical Psychiatry*, 66(10), 1247-1253.

Korzekwa, M., Dell, P. F., & Pain, C. (2009a). Dissociation and borderline personality: an update for clinicians. *Current Psychiatry Reports*, 11, 82-88.

Korzekwa, M., Dell, P. F., Links, P. S., Thabane, L., & Fougere, P. (2009b). Dissociation in borderline personality disorder: a detailed look. *Journal of Trauma and Dissociation*, 10(3), 346-367.

Langer, L. L. (1991). *Holocaust Testimonies: The Ruins of Memory*. New Haven, CT: Yale University Press.

Linehan, M. M. (1993). *Cognitive-behavioral Treatment of Borderline Personality Disorder*. New York: Guilford Press.

Meichenbaum, D. (2012). *Roadmap to Resilience: A Guide for Military, Trauma Victims and Their Families*. Clearwater, FL: Institute Press.

Ogden, P. & Fisher, J. (2015). *Sensorimotor Psychotherapy: Interventions for Trauma and Attachment*. New York: W. W. Norton.

Porges, S. W. (2005). The role of social engagement in attachment and bonding: a phylogenetic perspective. In Carter, C. S. et al. *Attachment and Bonding: A New Synthesis*. Cambridge, MA: MIT Press.

Schore, A. N. (2001). The effects of early relational trauma on right brain development, affect regulation, & infant mental health. *Infant Mental Health Journal*, 22, 201-269.

Schwartz, R. (2001). *Introduction to the Internal Family Systems Model*. Oak Park, IL: Trailheads Publications.

Steele, K., van der Hart, O., & Nijenhuis, E. R. S. (2005). Phase-oriented treatment of structural dissociation in complex traumatization: overcoming trauma-related phobias. *Journal of Trauma and Dissociation*, 6(3), 11-53.

Van der Hart, O., Nijenhuis, E. R. S., & Steele, K. (2006). *The Haunted Self: Structural Dissociation and the Treatment of Chronic Traumatization*. New York: W. W. Norton.

Van der Kolk, B.A. (2014). *The Body Keeps the Score: Brain, Mind and Body in the Healing of Trauma*. New York: Viking Press.

Zanarini, M. C., Frankenberg, F. R., Dubo, E. D., Sickel, A. E., Trikha, A., Levin, A., & Reynolds, V. (1998). Axis I co-morbidity of Borderline Personality Disorder. *American Journal of Psychiatry*, 155, 1733-1739.

第五章

自我理解与共情

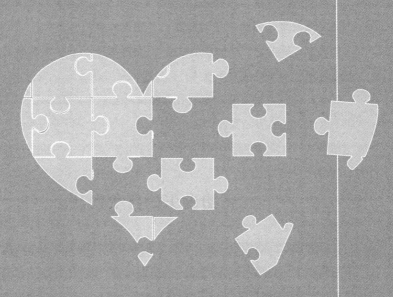

把对周围人的善意，也分给自己一点。

正念是一种好客（hospitality）的举动。它是一种学习以善意和关怀对待自己的方式，会慢慢渗透进我们生命最深的角落，同时逐渐为我们提供以同样方式与他人相处的可能性……（这个）过程只要求我们接受款待自己的可能性，无论我们的感觉或想法如何。这并非要对不友善、不理想的行为进行否认或辩解，但它与自我同情关系紧密——当我们面对生活中的不公平、阴暗、困难或不成熟的方面时。

——扎基·圣雷利（Saki San torelli）

重拾遗失的各个自我

尽管我们都渴望能"喜欢"自己，但否认创伤性经历或否认持有这些经历的内隐记忆的那些脆弱、羞耻、愤怒或沮丧的部分，就会导致深刻的自我疏离。"我不了解自己，但有一点是清楚的：我不喜欢我自己。"对许多创伤幸存者来说，同情、关心他人或对他人保持好奇是很容易的，但要对自己提供同等的善意却很难。为了求生而采取的措施带来了束缚。"当时"具有适应性的是回避安慰、拒绝自我同情，并在依恋对象挑剔自己之前就产生羞耻

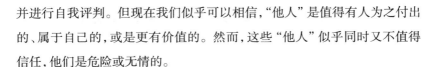

并进行自我评判。但现在我们似乎可以相信，"他人"是值得有人为之付出的、属于自己的，或是更有价值的。然而，这些"他人"似乎同时又不值得信任，他们是危险或无情的。

一个公认的假设是：为了在一切关系中感到安全，人需要对自己和关系中的另一方都怀有同情心。内部依恋纽带或"挣来的安全依恋"（Siegel，1999）让我们拥有了情绪复原力（emotional resilience）。将安全依恋内化（internalization）则使个体能够容忍伤害、孤独、焦虑、失望、沮丧和拒绝——这些是任何亲密关系固有的风险。但是，为了无条件地接纳自己并"挣来"这种复原力，我们需要发展与自身所有部分的关系，包括受伤的、有需求的部分，敌视脆弱性的部分，通过疏离和否认求生的部分；我们喜欢的部分，我们恨的部分，甚至那些让我们害怕的部分。

大多数心理治疗方法都包含着一种信念，即"治愈"源自基于关系的过程：如果我们在不安全的关系中受了伤，则伤痕必须在关系安全的情境中愈合。但是，如果对我们感到安全的能力影响更大的因素并不是人际依恋关系的质量，而是**内部**依恋关系的质量呢？有没有可能，比起对他人的依恋，我们对自己的依恋对幸福感的贡献更大呢？如果在回忆痛苦事件时被见证也并不足以治愈这些经历造成的伤害呢？是否有可能，对经历这些事件的儿童部分提供同情比了解事件的细节更重要呢？如果事实如此，并且我也相信如此，那么，创伤治疗就必须减少对痛苦和创伤事件的关注，而更多地培养同情，将其提供给那些不被我们承认的部分及其痛苦经历。当所有的部分都体验到在内心被相互联结、慈爱抱持时，各个部分都会感到安全、受欢迎和有价值，而这对它们而言通常是头一遭经历。这个过程的第一步便是对这个我们并不真正了解的"他人"感到好奇。

正念的作用：我们如何与自己"为友"

为了观察和识别部分活动的迹象，我们需要一种见证性的心智。这种心智能保持集中的注意力或"受引导的正念"（directed mindness; Ogden & Fisher, 2015）。正念在创伤治疗中具有重要作用，因为它对大脑和身体都有影响。正念练习可以抵消创伤相关的皮层抑制，调节自主神经的激活，并让我们与自己的感受、想法和身体反应（自己的各个部分）建立充满兴趣和好奇的关系。在大脑扫描研究中，正念聚焦与内侧前额叶皮质的活动增加和杏仁核的活动减少有关（Creswell et al., 2007）。

正念对创伤治疗工作非常关键，不仅因为它能调节神经系统，还因为它能促进"双重意识"或"平行加工"的能力，使我们能够以"一只脚"站在现在、"一只脚"踏入过去的方式来探索过去，而不会受到二次创伤（Ogden et al., 2006）。"双重意识"是一种思维习惯或心理能力，意味着我们能同时在头脑中保持一种以上的意识状态。当来访者能与此刻的体验和过去的内隐或外显记忆同时保持正念觉察的关系，并且还能留在当下时，他就是处于双重意识中。当个体既能与儿童部分痛苦情绪的切身感受相连，同时又能体会自己脊柱的长度和稳固程度、吸气呼气的动作、心脏的跳动和脚下的地面时，他就可以容纳和耐受强烈的情绪。感觉运动心理疗法、内在家庭系统和催眠自我状态疗法（hypnotic ego state therapy; Phillips & Frederick, 1995）都是基于正念的方法，来访者最常利用的其他创伤治疗方法也是如此，例如眼动脱敏和再加工（EMDR; Shapiro, 2001）与体感疗法（Somatic Experiencing; Levine, 2015）。

应从谁的角度进行观察？

通过各个部分特有的视角观察环境，来访者往往会得到扭曲的视野。

每个部分都受到特定偏见的影响，使得它们缩小了收集数据的范围，或者对某些事物视而不见。战斗部分并非在扫描安全线索，它是在对威胁刺激表现出过度警觉；依恋部分只看到温暖的微笑、安心的话语、礼貌的举止，却看不见提示伪装或诱惑的危险信号；顺从的部分看不到同事的尊重以及老板或家人的认可，但它很可能对那些能佐证自己无价值、无归属感的数据过分敏感。当来访者学会识别自己在通过谁的视角看待事情（"幼小的部分希望看到喜欢它的人""抑郁的部分看着苏珊的表情，想着最坏的结果"）时，他们就可以开始从元意识的视角看待各部分的行动和反应。崩溃的情绪不会再淹没他们，相反，来访者会学着从某个部分强烈的反应中分离出来，承认这些感觉是"它的痛苦"，并见证儿童部分的痛苦经历。也许这是来访者第一次得以与痛苦的感觉建立关系，而不是被它吞噬或将它认同为"我的痛苦"。这种感觉或反应仍然可感，但强度有所下降，其强度取决于对它持有好奇和兴趣而非做出反应的能力。能帮助个体容忍曾害怕过的情绪和感觉的是正念的"兴趣"而不是"依恋或厌恶"。正念还会支持个体对于观察或发现的任何结果采取中立的态度。此外，当个体对正在观察的事物好奇、感兴趣且专注时，他们会本能地放慢速度来提高自己的注意力和观察能力。"感兴趣"是理解另一种存在的第一步，即使另一种存在本身就是个体的一部分。对大多数人来说，基于这一新视角，他们更容易找到方法来舒缓部分的情绪，并预测使那个缺乏过来人支持的儿童崩溃的可能是何种事件或触发因素。

在内在家庭系统方法中（Schwartz, 1995；2001），观察者的角色被归于"自我"，即一种基于好奇、同情、冷静、清晰、创造力、勇气、自信和联结这八个"C"品质的内部状态。"自我"不只是一种冥想状态，或者依赖于在生活中拥有积极体验的状态。每一种品质都是人类天生的资源，无论他们过去或现在状况如何。就心理治疗的目标而言，最重要的是调用这些状态，进而创造一种有治愈性的内在环境。

我在本书中描述的模型整合了从感觉运动心理疗法和内在家庭系统中借鉴的方法，它有一个基本假设，即这些"C"品质是任何人都可以获得的。无论创伤经历多么残酷和漫长，它们都不会丢失。然而我发现，对于许多功能低下、习惯性抑制大脑皮质前活动的来访者来说，他们可能有必要进行练习才能持续地进入这些状态。有些来访者可能需要学习如何充分调节自主神经的激活，使前额皮质保持在线，然后才能连接到他们的好奇心。还有些来访者可能会被同情、冷静、勇气甚至好奇的感觉触发。在这些情况下，我要求来访者从内在家庭系统中挑选一个"C"品质，然后只需专注练习运用这一选定的品质。

> 萨拉起初选择了同情，但她很快发现，向年轻的部分敞开心扉时，她感到非常崩溃以至于最后无法对它们产生同情。这是因为她与那些部分太混同了，只能感受到它们情绪的狂潮。于是，她随后选择了冷静作为她想要培养的品质，却发现这也会触发她。她意识到："我认为这非常近似于必须保持安静、不能动弹。"最后，她的第三个选择是好奇。虽然并没有触发各个部分，但由于她与这些部分的强烈反应混同得太快，她经常错过好奇的机会。对她来说，最简单的就是只观察身体反应：当她被触发的时候，就去正念地关注，并将被激活的想法、感觉和身体感受当作"感兴趣的东西"去观察，而不是在叙述中诠释或描述它们。

采取正念关注或双重意识的态度，还可以让来访者将想法、感觉和身体反应放慢到足以更用心地倾听各个部分的程度。在开始阶段，治疗师必须支持并提醒他们"关注正在发生的事情"以及"注意'谁'正和我们在一起"，并将每个想法或感觉都作为一个单独的信息来观察。

"在今天的谈话中，我听到你的某个部分感到不知所措和害怕——你也注意到它了吗？你能去问问是什么吓到她了吗？"

"看看那个羞耻的部分是如何立即把你公寓中的混乱状况归罪于它自己的！这也许是因为那个挑剔的部分对它有相当大的不满……"

"今天你的内心正在进行一场相当激烈的战斗，是吧？你的很多想法都集中于是否要对你的男朋友做出承诺，这催生了很多情绪和眼泪。关注一下双方的观点：哪个部分希望你无论如何都要保持亲密关系？哪个部分害怕他离开？哪个部分认为你应该趁状况还好赶紧离开？"

"绝望的部分今天真的在艰难挣扎，不是吗？它不想有这种感觉，它不想陷在过去——但绝望和羞耻是它的'安全地带'，它怕怀有希望是不安全的。"

观察和赋予意义的区别

正如唐纳德·梅钦鲍姆（2012）提醒我们的那样，创伤是一种超越语言的体验，个体附加在创伤事件上的信念或故事会扭曲他们获取意义的过程，催生他所说的"自我挫败的故事"。哪些部分可能会写一个自我挫败的故事呢？

顺从的部分可能会写一个基于羞耻感、绝望的受伤害的故事；呼救的部分可能会写一个没有人赶来或提供关心的故事；战斗的部分可能会表达与其继续被利用和虐待还不如去死。只有持续正常生活的自我可以调用前额皮质更广阔的视角，并有能力在更高层次上进行概念化，从整个系统明显矛盾的感觉、信念和本能反应中获得意义。这需要更高层次的认知加工，以理解个体"伪造"的信念在创伤环境中可能是适应性的，但在以后的生活中继续相信它则是不适应的。当信念与感受、内脏反应与感知、情绪张弛能被持续区分开时（Ogden & Fisher, 2015），当所有这些输入与促成它们的部分联系起来时，来访者便能更深刻地认识到这些部分构成的整体是怎样的人,以及它们的行为和反应背后有怎样的创伤逻辑。

部分的混同、转移和切换

各个部分不会戴姓名牌,人格系统也没有路线图或说明手册。来访者的各个部分共享相同的身体、大脑和环境。当我们产生某种感觉或想法时,它可能是任何部分表达出来的。为了探知这是"谁的"感觉或想法,我们需要与该部分建立个人关系,可以让我们在听到它的声音时能立即识别出来。或者我们需要先停下来仔细聆听,并将数据或线索拼凑起来:哪个部分会对那个触发因素做出反应? 什么样的部分现在会感到羞耻? 但如果我们认同某个部分,"混同"它的感觉和反应,并把它视为我们自己的话,基于好奇和兴趣的任何行动就都不可能达成。"混同"这个词由理查德·施瓦茨(2001)提出并在内在家庭系统中使用,它指的是创伤来访者描述的令人困惑的两种现象,即认同部分的倾向("我很沮丧""我想死")与被它们强烈的感觉和身体反应淹没的倾向,这导致"它们"和"我"变得无法区分。

凯瑟琳和她的丈夫在加勒比海度假,他们以前去过这个地方很多次,两人都感到与此地有很深的联系。在他们行程的第二个早晨,凯瑟琳被无法解释的孤独感惊醒了。她感到悲伤、空虚,离她丈夫很远,尽管他跟她的距离实际上只有十几厘米。凯瑟琳"相信"这种感觉是她自己的,并且发现自己开始诠释这些感觉。"他真的不理解我——他本意是好的,但是他确实帮不了我。"当她丈夫醒来时,凯瑟琳已经泪流满面,并指责他并不真正关心自己。直到这天晚些时候,她与自己正常生活的自我联结更紧密时,她才意识到这种孤独的感觉来自一个年幼的部分。这个部分与凯瑟琳现在的生活脱节,没有经历过她在婚姻中体验到的安全、支持和陪伴。这个幼小的部分只是需要得到自己并不孤单的保证。

凯瑟琳当时不仅与年幼的部分混同了，而且还在梦境中转移（shift）到了一种不同的状态，因此，她在醒来时其实处于另一时空。她处于一个小女孩的内隐记忆状态，身处非常孤独、可怕的家庭环境中，也完全失去了与她当下视角的联系。她的幸福婚姻、成功创造的新生活、新的安全感以及欢迎并重视她的新家庭都烟消云散。她回到了密歇根州，并且感到不安全。

蕾切尔交替地感到抑郁和烦躁——有时是对自己的烦躁，有时是被别人激怒。她的抑郁发作最厉害的时候，是她的伴侣苏珊忙于工作和交友而留给蕾切尔的时间或精力很少的时候。在这种时候，抑郁常常导致她相信，与其活着还不如死了算了。一方面，她知道伴侣若失去了她会多么心碎，所以蕾切尔会与自杀的冲动做斗争。但另一方面，当她感到烦躁时，她就对伴侣失去了共情的视角：她感到恼火，认为自己的判断"占领了道德高地"，进而毫不顾忌地伤害苏珊的感情。抑郁与被遗弃的感觉是失去苏珊的关注引发的，而挑剔的感觉通常是由于苏珊总是去"拯救"那些"需要帮助"的朋友和家人产生的。苏珊的热心意味着她会与蕾切尔分开而只忙于他人的危机。

我让蕾切尔将抑郁当作一个消沉的部分来关注，并去好奇这个部分的年龄。这时她的脑海中立刻出现了"12"这个数字。"那是段艰难的年岁。"她回忆道。当被要求关注这个抑郁的12岁儿童以及伴随抑郁的其他感受时，蕾切尔体会到了无归属的感受、不被需要或不值得被关注的感受，以及对被关注可能有弊无利的担心。在蕾切尔的童年时期，她的母亲几乎无法承受抚养6个孩子的压力，更何况她也并不是真的想要这些孩子。被关注是一种好坏参半的恩赐，因为更多时候它会引发母亲的愤怒或导致蕾切尔被要求表现，而不是带来安慰和亲近。也难怪这个部分会由一个被太多人依赖的伴侣触发。尽管苏珊给她提供了充足的爱意与认可，但蕾切尔那个12岁的部分却抱持着不同的看法。当苏珊很忙的时候，蕾切尔会重新体验到一种与她冷漠的、没有感情的、心不在焉的母亲相关的内隐记忆。当被要求把烦躁当作另一个部分来关注时，蕾切尔立即想到了她的母亲。"哦，我的天啊！易怒的部分听起来就像我的母亲——恪守节俭和避免'多余的'情感对她来说都是到了道德高度的问题。"当她被要求与那个易怒的部分"剥离"或正念地分隔开，并将它作为一个部分来关注时，蕾切尔意识到，比起挑剔的部分，"她"（即正常生活的自我）更珍视自己和苏珊建立的无条件接纳的关系。挑剔的部分在几十年后仍然试图执行她母亲的规定，这让蕾切尔笑着意识到，她仿佛仍需要母亲的首肯才能生存。

蕾切尔的例子呈现出"混同"现象，而凯瑟琳则体现了心智状态的"转移"。蕾切尔可以很容易地对她的感知进行现实检验，可以从这些感知中抽身而出，甚至能对自己为什么会有如此强烈的反应感到好奇。凯瑟琳在情绪状态和观点上都经历了剧烈的变化，然而在此期间，她对另一种感觉和状态是没有记忆或联结的。她在度假的第一天体会到感激，因为她和充满爱与支持的丈夫共处在一个美丽的地方，但在睡梦中"穿越时空"后，她醒来时却面对着一种深刻的孤独感，并且在她心中没有"为什么我会有这种感觉"的好奇，只有一种疯狂的、想结束这些痛苦感受的紧迫感。

患有DID的内莉经常从一个状态"切换"（switch）到另一个状态，这是DID的主要症状，其中状态的变化是突然的、频繁的，并经常伴随着意识的丧失(例如,如果凯瑟琳"切换"了,她可能根本不认识她的丈夫,可能不知道自己身在何处,甚至不知道自己的年龄和名字)。

当内莉"处于"她抑郁的"默认设置"部分时,其他现实、其他观点便不存在了。白天,她发现她可以通过约朋友一起吃午餐来转换状态。他们的情感和兴趣是积极的触发因素,能促使她切换到正常生活的自我。前一刻,她感到羞耻和自我厌恶,质疑自己为什么要约朋友吃午餐,然后等她的朋友到了,决定发起这次约会的正常生活的自我就会出现。内莉见过朋友后就感觉好多了,晚上时"她"会对自己做出承诺,不管感觉有多糟,早上都要起床,开始新的一天。但当她醒来时,因为处于抑郁部分的"劫持"之下,内莉不会记得"她"在前一天晚上许下的承诺。然后,"她"会继续睡觉,不想面对这一天。而当"她"在下午早些时候再次醒来时,羞耻的部分又会感到"可悲"和能力不足。对内莉的解离性障碍进行诊断并不重要,但识别出切换是很重要的。如果她没有意识到自己是在切换,她就只能从失败的角度来解释自己的行为。

无论诊断如何,这些来访者都在学着与部分的感觉、信念、激活和身体反应分隔开,而不是自动假设所有的精神和情感生活都属于同一个自我。他们正在练习保持正念注意的能力,以及当部分出现时能立即识别出它们而不是将这些部分认定为"我本人"的能力。一次又一次地,他们会意识到,每当他们将部分作为"他"或"她"来关注而不是自发认同时,他们就会感到一些宽慰。宽慰可能是一点点,也可能很多。此外,当他们对一个部分产生深层的好奇时,他们便会自然地对它产生同情心,不会受他们自己或某些敌视其他部分的部分的影响。他们的视角开阔了,平静的感觉也增加了,而这种平静往往会"开启"(turn on)前额皮质,促成更有创造性的解决方案来处理反映部分之间的内部冲突问题。

培育共情

治疗师不仅要示范如何见证每个部分的品质、情绪和与创伤有关的观点，还必须为每个部分提供缺失的共情联系。我知道，简单地观察和命名所观察到的"部分"对来访者而言已经很有挑战性了，所以我试着示范如何有意识地使用部分的术语。我往往会比来访者更早地注意到各个部分的"声音"、感觉和观点。我会根据它们的外表命名，然后特意使用温暖的语调，或是表达对每个部分的愉悦和赞赏。当来访者难以做到同情时，我会描述它们的困境（"一个小男孩又能怎么做呢？"）。我尝试用语言赞赏它们为来访者的生存做出的贡献："如果它没有放弃和屈服，你们所有人会遭遇什么呢？你的继父会有什么反应呢？"最重要的是，我会分享我感受到的来访者各个部分的个人体验，使它们变得生动和"真实"。我尝试使用唤醒积极感受和联想的语言来传达，它们绝不仅仅是缺乏情境的、无实体的内隐记忆。我可能会赞许一个非常年幼的部分的机智："那个小女孩真是个小机灵鬼，不是吗？嗨呀！"或者一个青少年部分的勇气："那个15岁的孩子真是个坚定的少女，对吧？但是，你知道，她也总是很有创意——谁能想到'藏身'在父母无法接近的医院里呢？她能想到这一招真是令人惊讶。为了躲避父母而不断入院，也不是那么容易的！"如果我们讨论的是一个青春期男孩部分，我可能会说："哇，他真是在冒险。他总是惹麻烦以便你们所有人能得到帮助，而他可能会因此丢掉性命。"我还可以通过"辩护"或"捍卫"这些部分来培养共情，如下面的例子。

在我帮助内莉注意到抑郁部分后，她以评判这个部分行为的方式回应道："嗯，她是个失败者——她甚至不让我下床！"

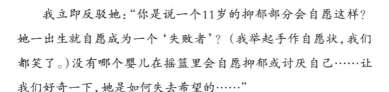

我立即反驳她："你是说一个11岁的抑郁部分会自愿这样？她一出生就自愿成为一个'失败者'？（我举起手作自愿状，我们都笑了。）没有哪个婴儿在摇篮里会自愿抑郁或讨厌自己……让我们好奇一下，她是如何失去希望的……"

"看见"各个部分：外化的正念

当个体对其部分的感受和信念太过认同或太与之混同时，他们可能无法进入正念观察状态，就像严重失调的来访者身上常见的那样，此时治疗师需要用其他方法促进双重意识——正常生活的自我能发展对创伤相关部分的看法并与之建立关系，而不是与之混同，这才是充分的双重意识。

即使是失调严重的人也可以利用许多方法达成双重意识，但这些方法都有赖于多通道（multi-modal）[1]的干预。因为视觉集中似乎会增加好奇心并激活内侧前额叶皮质，所以在办公室设施中加入一个画架或大剪贴板（就像我一样）对创伤治疗师而言是个好主意。例如，我可能会要求来访者画出他一直在与之挣扎的某个部分，然后请来访者带着好奇心看这幅画：关于这个部分，这幅画告诉了他什么内容？他从这幅画中了解到哪些内容挑战了他对这个部分的既有看法？现在他对这个部分又有什么感觉？

治疗师还可以通过画"流程图"来帮助来访者解析各部分之间的斗争。追踪冲突部分之间的内在关系，从最初的触发因素开始，一步步地指出哪个或哪些部分被激活了。在画面顶部画一个矩形，代表持续正常生活的自我，然后让来访者回溯性地逐帧观察触发因素和启动内部冲突的部分的顺序。触发因素通常用一个大箭头表示，我会把它涂成红色。接下来让来访者回忆哪个部分首先对具有触发性的刺激做出了反应。这个部分用

1　指多个感觉通道，例如综合运用视觉、听觉、其他身体感受等。

一个圆圈表示，治疗师可以在圆圈内写上这个部分的大致年龄或一些描述（如"抑郁的部分""焦虑的部分"），以便在将来识别它。治疗师接下来会问："这个部分（对触发因素）有什么反应？它感觉如何？"然后，治疗师在该部分的圆圈下方写下与之相关的词语，确保能识别其感受和信念："认为自己很恶心、没有价值——'只想钻进地洞里'。"

在这之后，来访者被要求观察"哪个部分又被羞耻的部分触发了"。例如，内莉可能会说："然后绝望的部分就被触发了，它一直说'这一切都很糟糕，且永远不会好起来'。"这个部分又会被另一个圆圈代表，圆圈内写着它的年龄和"名字"或描述词，下面是描述其观点和情绪的词语。通常情况下，内部斗争会发生在3~6个不同的部分之间。流程图一直画到能呈现并理解冲突或问题的全貌为止。在下面的例子中，来访者刚来时感到痛苦、想要自杀、失调严重，以至于无法从这些部分中剥离出来。所以，我问她，我们是否可以把正在发生的事情绘制成图，以便"我们都能真正'理解'状况——我们知道有些相当痛苦的部分存在，但还不明白是什么触发了它们"。

来访者很少会拒绝画图，因为这往往比谈论他们的情绪感觉的威胁性更弱，但治疗师仍可以补充说："如果我们开始画图后，你感觉它令你崩溃或没有帮助，告诉我就好。""让我们从首先发生的事情开始——有一些触发因素，然后你的第一感觉……是什么呢？"

来访者："我觉得很孤独、不被需要——好像周围没人存在一样——我就是被抛弃了。"

我："有一个年幼的部分被触发了，对吧？（她说话时，我画下一个圆圈代表这个年幼的部分，然后用来访者的话语来描述它的痛苦）它回到了充满痛苦的孤独感、没人需要它的地方。多令人伤心啊！然后发生了什么呢？接下来哪个部分出现了？"

来访者:"然后我感到很强烈的羞耻感——这让我崩溃——我感觉自己很恶心、很肮脏,难怪没人需要我。"

　　我:"所以,这个年幼的部分触发了羞耻的部分,羞耻的部分开始责备自己!而且这些责备不限于年幼部分孤独的状况,还延伸到了所有方面——它把一切都揽到自己身上了。都怪它。这就是它所做的,对吗?它总认为是自己的错。"

　　正如图5.1所示,来访者感觉到的内在斗争在图表中通常呈现为许多部分。每个部分都会连续触发另一个,导致某些放弃、伤害身体、死亡或逃跑的冲动——用一些绝望的措施应对看似绝望的情境。

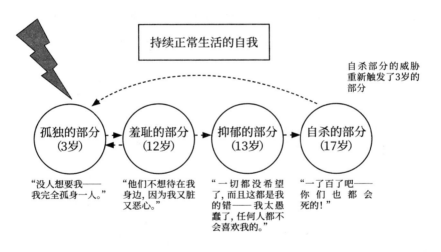

图5.1　画出"问题"

　　象征每个不同部分与其感受的视觉图像往往会自动引发剥离。当来访者研究这张图时,我经常会关注他们身体语言或语气的转变。这些转变表明,正常生活的自我正在关注这些部分而不是与它们混同。如果剥离没有自动发生，我会让来访者分别特定地关注图中的每一个元素，增加对每一部分的好奇心，观察每一组感受和想法，并关注每一部分如何理解其他部分引发的内隐感受。

"注意这一切是如何从你男朋友的迟到开始的。他触发了你幼小的部分——它很受伤！它感到非常失望，觉得自己无足轻重。然后，绝望的部分进一步触发了它，并激活了你的战斗部分——它就在旁边！你看到了这一切是如何运行的吗？"自杀、成瘾、付诸行动或自我毁灭的部分被脆弱部分的情绪触发，然后现身为年幼部分提供摆脱痛苦的"出路"。在图上观察这一切就能进一步阐明，与创伤有关的自毁行为的根本目的其实是让身体解脱和进行调节，这与试图自杀恰恰相反。一旦唤醒了好奇心甚至同情心，下一步就是画出解决方案——在本案例中，解决方案包括一个针对孤独部分的方案和一个针对自杀部分的方案。最好的解决方案或干预措施，总是有机地源于正常生活自我生发的自我关切或保护欲（图5.2）。

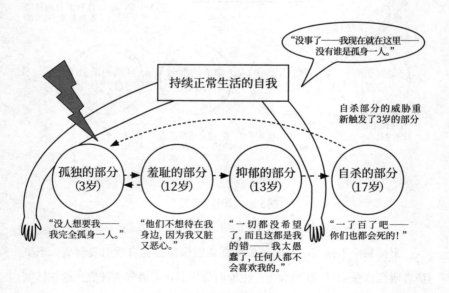

图5.2　为系统画出解决方案

第一张图为来访者描述了部分的系统是如何因触发而被激活和两极分化的。第二张图则用来描述正常生活的自我现在可以如何治愈和照料儿童部分，从而不需要自杀部分来"帮忙"。如果我把自杀部分"试图帮忙"视为威胁生命的自杀意念，并试图让来访者住院，那么战斗部分和依恋部分都会被进一步触发。依恋部分会因被放逐到医院而更加孤独，而战斗部分会感到敌意以及被具有控制性的权威人物束缚。

　　正如本例和其他许多例子表明的，针对原本生死攸关的危机的解决方案，就是向脆弱的年幼部分提供安慰性的、修复性的体验。我们让富有同情心的正常生活的自我将孤独、羞耻、绝望的儿童部分"护在羽翼之下"，传达关怀和保护的感觉。即使来访者难以调用同情心，手臂环绕着年轻部分的视觉画面也会唤醒来访者身体的积极感觉，让他们感到温暖、觉得自己受到保护、扬起微笑，并产生进一步靠近图画的冲动，从而亲近这些部分。图表的好处是，它能够以非语言交流的方式引入一些陌生的甚至具有潜在挑战性的信息。如果我让这个来访者对年幼的部分直接说："我会照顾你。"我可能会得到这样的答案："不，我不想照顾他们！"但当我画出手臂，并将干预措施描述为一种姿态，告诉来访者："试着将这些年幼的部分护在你的羽翼之下，让它们别那么崩溃和害怕。看看会发生什么？"没有一个来访者会抗议。当我说话时，我会用右臂做出把某人护在其下的姿势，并且每当我说"护在你的羽翼之下"时都会重复这个姿势。躯体交流能直接与部分本身对话。专精于语言的左脑可能会对语言交流做出消极反应，但它不能阻挡为右脑准备的躯体信息（Gazzaniga, 1985）。年幼的部分可以在绘画和我的动作中感受到"羽翼"的存在。

　　另一种将各部分的挣扎和冲突外化、使其能够被见证的手段，是用物体来代表它们：沙盘小人、动物形象、石头和水晶，甚至是橡皮鸭。请注意，这些物体对儿童的内心是有吸引力的，而不是仅对成人有吸引力。治疗师绝不能忘记，来访者不是单个的"他"或"她"，而是一个系统，其中包含从婴儿到智慧老者的处于各个年龄段的部分。

　　　　凯丝前来咨询的目的是评估DID的诊断是否比精神病性障碍更符合她。每次报告说自己能听到声音时,她都会被贴上后一种标签。不过,与她的访谈很有挑战性,因为她一直被那些声音中似乎非常激烈的内部对话所干扰。她的嘴在动,好像在说话,但她没有发出任何声音;她会做一些好像在生气的手势,同时脸上出现鄙夷的表情。偶尔,当她使劲摇头,嘴里喊着"不,不!"时,我可以读懂她的唇语。每当我使用"部分"这个词,或者就那些对她说话的声音发问时,对话可能会停顿片刻,但没有明显的迹象能表明她听到了我说话。直到第三次见面时,凯丝拎着一个小塑料袋来了。"给你,这些就是我的部分。"她说,然后把小袋子里的东西倒在桌子上,接着又迅速回到了内心的对话中。一小堆迷你橡皮鸭坐在我的咖啡桌上,这是凯丝送给我的礼物,代表着她还不能与我谈论的部分。她还不能开口,因为她被它们可怖的数量和强烈的情绪与冲突压得喘不过气。

　　在那次治疗之后,凯丝逐渐学会了用鸭子来描述她本周的内部问题和冲突,选择不同大小和颜色的橡皮鸭来代表不同的部分。几周后,她甚至带来了一个人脑形状的橡胶压力球,用来代表"你一直在谈的那个大脑袋"。这证明,当我谈到她的成年大脑中的"智慧心灵"(wise mind)部分时,她其实在听我说话。每周,我们都会使用鸭子创造一个类似心理剧的场景来回应她提出的任何问题。这个场景描述了各部分之间的内在冲突是如何导致危机或问题的。随后,我会逐"鸭"描述她向我展示的情况:

　　"当这个小橘鸭(我指着它来集中她的注意力)被邮局里愤怒

的男人触发时，小绿鸭开始跑出大楼，而这吓坏了杰瑞米（中等大小的红色青少年鸭子）。它以为那个人在追它，所以它跳进车里疯狂飙车，这又把所有年幼的部分都吓坏了！它开得太快了，而且因为它太过疯狂和恐惧，所以它又让其他鸭子更害怕了。它们需要'大脑袋'在邮局帮助它们，这样那个愤怒的男人就不会对它们大喊大叫。有'大脑袋'的部分认为应该怎么做呢？儿童部分喜欢去邮局，但它们总是被骂。这是因为别人看见儿童部分用大人的身体说话时会很困惑。他们会认为这个大人很奇怪。也许儿童部分不应该在没有大人的情况下单独进入邮局——你觉得呢？"

在我提供了一些指导后，那个橡胶大脑会想出一个具有创造性的解决方案，这个方案反映了更广阔的视角，它的提出有赖于凯丝观察鸭子场景所反映的整个系统、整个体验的能力。内在的紧张和声音的"吵闹"使她很难觉察内心，但她可以专注于鸭子并获得更多的好奇心。凯丝开始观察到，在她切换到年幼的部分并且这些部分被外部刺激触发的时候，因此产生的混乱与危机遵循的是何种模式。这些部分亢奋的情绪反应会触发杰瑞米这样的战斗与逃跑部分的防御反应，之后又使年幼部分再次被触发。无论是通过正念观察、绘画、列图表还是"鸭子疗法"来外化或直观地描述相互作用的部分，这些方法都有助于来访者扩大觉察范围、增强好奇心和兴趣、形成一种视角（"我现在是安全的，哪怕我的部分并不相信"），并帮助他们提高能力、以调用智慧心灵更好地判断。

混同与现实检验

由于一直以来安妮的生存策略都会自发地与在某一时刻被激

活的部分混同,所以安妮从未质疑过她时常从身体(紧张、屏住呼吸、心率加快、颤抖和震颤)、想法(贬低、绝望、嘲讽)或情绪(羞耻、恐慌、恐惧)中接收的信息。小的、不起眼的日常事件,甚至包括积极的经历(比如被一个潜在的朋友邀请共进午餐)都会反复触发这些部分和它们的内隐记忆,进而触发其他部分。"这就是我总是在早上10点喝杯啤酒然后又接着睡觉的原因。"例如,不安全的儿童部分被邀请共进午餐触发,它因不知道应如何表现而害怕。然后这触发了过度警觉的部分,让它以阻止亲密友谊的方式守护童年的秘密。接着挑剔的、羞辱性的部分又被触发了,它批评道:"多么愚蠢啊! 多么荒谬的想法! 为什么会有人想和你做朋友呢? 她马上就会认清你是多么愚钝。"安妮被夹在由日常生活中的触发因素唤醒的危险感和评判性部分触发的羞耻感之间,在这种混同的状态下,安妮自然认为她的世界必定是危险和会带来羞辱的,而她自己是有缺陷和不受欢迎的。

混同会让创伤"保鲜"

身处主观感觉不安全、充满敌意的环境之中,个体怎么可能解决创伤经历呢? 来访者和治疗师通常都相信,即使挑剔的声音仍在肆意攻击个体,使用的还是与施虐者相同的话语或嘲讽的语气,通过加工创伤事件来解决创伤也是可行的。双方都可能将"安全"等同于摆脱自我伤害,或是进入不受虐待的家庭环境,就像第一次见到安妮时我所认为的那样。我们可能很难想到,如果来访者仍习惯性地与感到不受欢迎、害怕或羞耻,或者有自杀倾向的儿童部分混同在一起,那么安全的"切身感觉"很可能是无法实现的。尽管客观看来,现在的外部环境可能是安全的,但与内隐记忆和部分混同的来访者可能不会有身体或情感上的安全感,进而无法让自己的部分确信"那件事"已经过去。在创伤得到解决之前,来访者必须学会解除与部分的混同,这样他们才能理解两个大脑半球的真实情况。从没有混同的、双重意识的角度讲,正常生活的自我可以学着以集中视觉注意的方式定位至当下的环境,让自己可以正确地评估安全度,但也能感受到部分的恐惧以及根据它们的评估结果为风险做准备。从我所说的"当下的现实"(present reality)的角度来看,正常生活的自我可以见证各部分过去的现实经历,并时常为它们仍"在那里"而对它们感到同情。

学会剥离

因为检测个体何时处于混同状态是需要练习的,所以治疗师通常是那个提示混同的观察者:"嗯,我能看到,你今天确实和羞耻的部分混同了。""你很难不和那个焦虑的部分混同在一起——你太习惯于和它'即刻混同'(insta-blend)了。"我用"即刻混同"这个术语来描述一种程序性习得的、自发与感觉最强烈的部分混同的习惯。它通常发生得很快,以至于正念注意都不能捕捉到它。为了能在这些现象发生时识别它们,重要的是让来访者用非诠释性、非病理化的语言描述自己身上发生的事,并帮助他们注意到潜在的、有问题的条件化学习。来访者也能从"剥离协议"(unblending protocol)中受益,该"协议"包括注意到自己与部分混同后对此进行处理的技能和步骤(剥离协议的示例见附录A)。

苏珊娜前来治疗时一脸戒备,而我已知道应当对这种表情有心理准备了。这种表情与她过度警觉的部分有关。这个"保镖"部分时刻准备着要接受失望或背叛。这两种情况在苏珊娜的童年中是家常便饭。"我做不到,"她说,"我做不到。我做不到你和G医生要我做的事情。"(她的首诊治疗师和我都一直在努力帮助她学会剥离，但她大多时候都处于混同而非剥离状态下。）"为什么你们一直想让我做些我做不到的事情？"当她说话时，她的声音变得更加激动和高亢。这对我来说是一个信号，表明正在说话的是某一个部分。

我："请注意这个一直在说'我不行！我不行！'的部分。你能和这个部分稍微拉开点儿距离吗？试试看，你能否在不'变成'它的情况下感受它……让它知道你在倾听它。"

苏珊娜："不行，我说过了，我做不到你们这些人让我做的那些事！"

我："苏珊娜，我理解在你非常习惯把所有部分视为'就是你'时学着剥离会有多困难。但你愿意试试吗？（她点头。）试试看，如果你说，'她害怕我做不到，她在害怕'，会怎么样？发生什么了？"

苏珊娜："感觉没那么强烈了。"

我："是的，当它听见你说'她在害怕'时，感觉就没那么强烈了。你能一直说'她'吗？"

苏珊娜："行吧。"

我："问问她：如果她做不到，她担心的是什么？"

苏珊娜：（暂停，似乎在倾听内心的声音。）"她害怕你会放弃她、不再帮助她。"

我："当然，她肯定会担心这件事！因为她的母亲就信奉'要么听我的，要么滚蛋'，这一直是她的隐忧，不是吗？"

苏珊娜："但这感觉起来也就像是我的担心啊。我能跟你说说，这个什么'剥离'对我究竟难在哪儿吗？我试着这样做的时候，当我从各部分的感受中撤出后，我就没有任何感受了。我只感觉到麻木。我要么感受到全部，要么一点儿都感觉不到。"

我："嗯，这确实是个问题，是吧？（注意，我在认可她在剥离方面的困难是正常的、自然的，并试图表达出我的标准和她母亲的标准有何不同。）如果那个年幼的部分没有那么担心我们会拒绝和抛弃她，也许你就能直接向我们讲出这个问题了。而且这是一个很常见的问题。（现在，我转而对她正常生活的自我进行一些心理教育，为理解她在剥离方面的困难提供背景基础。）许多创伤幸存者都会感到很难拥有我们所说的'双重意识'：意识到自己存在的同时又能意识到各个部分的感受。但我们来看看，我能否教你一些可能有助于剥离的方法。你愿意尝试五步剥离法吗？"（我有意选择了一个高度结构化的方法。这个方法把剥离分解成具体的小步骤，使学习比她以为的更容易。）

苏珊娜："好吧。"

我："首先，注意'我不能'的感受——你仍能感觉到她吗？"

苏珊娜："能。感觉没那么强烈了，但她还在。"

我："以注意这份感受开始，然后重复'她害怕我做不到'。那就是第一步。"

苏珊娜："要大声说还是对我自己说就行？"

我："看你觉得哪种方式更舒服了。如果你感到痛苦，只要假设她属于你的一部分就行了。然后对你自己说，或者大声说出来，'她在害怕'或者'她很沮丧'。（我给了她一两分钟尝试这种新的话语。）你现在感觉好些了还是更糟了？"

苏珊娜："好些了。"

我："准备好进入第二步了吗？"

苏珊娜："好。"

我："第二步是这样的：用上你的核心肌肉——稍稍紧绷起你腹部的肌肉，让她能感受到你的存在……你还能感觉到她吗？"

（我想起苏珊娜儿时曾是运动员，所以此处我选择尝试用身体做资源。）

苏珊娜："可以的！"

我："好！现在问问她，她能感觉到你吗？"

苏珊娜："她能。"

我："很棒！你们俩都能感觉到对方！干得漂亮！好！她喜欢这样吗？"

苏珊娜："她喜欢。她在跟我说，这就是那些部分总那么惊恐的原因——它们不认为有任何人在倾听它们。"

我："这提供了一个不错的理由，让我们就这一点做些工作吧？现在，你们俩已经准备好进入第三步了！好，现在稍微舒展一下你的脊椎，挺起后背——就像你想稍微拉开各节脊椎之间的距离。问问她，现在她能感觉到你有多高吗？"

苏珊娜："她在惊讶——她之前都不知道我有这么高了。"

我："干得好！现在你能感受到她，她也能感觉到你，你们还在交谈！她喜欢这样吗？"

苏珊娜："是的，她很喜欢。我也喜欢，因为我讨厌在尝试剥离的过程中彻底失去对各个部分的感受。"

我："问问她，听到你说你想要感觉到她和你在一起时，这感觉好吗？"

苏珊娜："她喜欢，但她说，她还是担心我不理解她，担心你和G医生不喜欢她……"

我："好，我很高兴她能把自己的担忧告诉你。这是件好事……只要注意别跟她的担忧混同在一起。让我们练习第四步：跟部门主管那个部分联结一会儿。想象你是这个部分的主管。她正在走向你，她担心自己脑子不够灵光、可能要被解雇。你会对

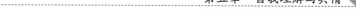

她说什么？"

苏珊娜：(思忖片刻。)"我会告诉她别担心，只要接着努力学习掌握这份工作就行了。我相信如果她继续努力就能弄懂的。"

我："很棒的建议，苏珊娜。你的员工很幸运，有你这样明智、暖心的主管。现在进入第五步：问问她，听到这一点是否对她有帮助，还是说她还需要点儿别的。"

苏珊娜："她说这管用，她希望我反复这样说，因为她需要一遍遍听到……"

我："这点挺棒的！在过去的人生中，她听到这句话的次数实在太少，不足以让她相信并接纳。你能记住要反复对她说'只要你努力就一定能掌握'这句话吗？如果你把它记在日历上或者让手机提醒你，会有帮助吗？我知道，你会这样记录你孩子的日程安排，这个部分也是个孩子嘛。"

苏珊娜：(现在明显处于她持续正常生活的自我的状态。)"我会把它记在日程表上，但如果你能为我写下这五个步骤让我能记得并练习，也会有帮助的。"(这个请求告诉我，她正常生活的自我比我之前见过的更有存在感了，她能就如何实现这个涉及部分的目标进行思考了。)

我：(边说边写下我们刚刚练习的五个步骤。)"这肯定会让她放心的，苏珊娜！现在，在我们结束今天的会谈之前，让我们感谢她能告诉你她的担忧！这很重要。否则你怎么会知道呢？也许我们还可以为她或其他部分安排一次咨询，让它们都说出自己的担忧……让我们考虑一下。"

苏珊娜不再那么害怕与年轻的自己联结了，因为她有了一套结构化的步骤，也不再期望过早地与"太多"弱点有联系。现在苏珊娜不仅能够剥离，而且还能与那个一直很不安的年幼部分开启对话。像苏珊娜一样，一旦停止与部分混同，来访者往往就会自发地体验到对部分的同情心："我为它感到非常难过——我想把它扶起来抱在怀里。"在这里，治疗师可能会感到一种诱惑，想去和悲伤的情绪待在一起而不是继续以部分为焦点。但是此时治疗师的作用应是让来访者处于正念状态，把关注聚焦在那个孩子身上："知道你为它感到悲伤，它有什么感觉？它体会到有人真正关心它的感受吗？如果你向它伸出手，只是伸出你的手会发生什么？"这是一种来自感觉运动心理疗法的技术（Ogden & Fisher，2015）。当来访者想象向年幼的自己伸出手甚至实际也做出伸手的姿势时，他们的内心状态通常会发生转变：他们感到温暖、更加平静，并且身体放松下来。为了确保这些积极的内心状态不仅是暂时的，治疗师必须继续关注"内心发生的事"，以加深来访者与儿童部分的切身联结感，增加亲近感和同情心。

有时，来访者很擅长对部分说正确的话，却没有与这些话或部分产生切身联结。非常重要的是，当正常生活的自我做一些能滋养或安慰部分的事情时，治疗师要让来访者停留在情绪或感受的变化上。可以问来访者："当它感到你真的'在那里'时，它的感觉有什么变化？"或者问："它如何感觉到你是真诚的？是什么告诉它的？"有时，治疗师必须将心理教育与部分的工作结合起来，就像我对苏珊娜所做的那样。这样才能明确传达出，只有通过重复新的模式才能产生变化："你越是抱着它，它就会感到越安全，然后你也会感到越平静。它在自己被吓坏时是不能让你感到平静和集中的。"

有时，儿童的困境需要被治疗师"翻译"过来，才能帮助正常生活的自我"理解"。

"它是说，它喜欢你在这儿陪它，但它还不能信任你。这也可以理解，不是吗？你能感觉到它有一点儿退缩吗？这只是意味着它过去经历了很多——确实如此，对吗？这让它很难信任你。为了让它相信真的有人会在它身边，你需要不断地、日复一日地出现，表明你关心它的感受。为了让它真正信任你是为它好的，你需要做这些事，最终它才能放松并感到安全。"

友善待"客"

在20世纪80年代末期、90年代初期，早期的解离领域专家试图描述他们在"多重人格障碍"患者身上观察到的现象，最终他们选择用"主人"（host）一词来描述现在我们说的"持续正常生活的自我"。虽然这个标签本来是想表达一种容纳创伤部分的空容器的感觉，但我们可以给"主人"这个词赋予另一重含义，即房主和提供招待者。事实上，如果持续正常生活的自我负责掌管身体的健康和幸福，要提供食物、住所和其他必需品，并且专注于当下的优先事项，那么它确实就如字面意思所说是"主人"或所有部分的大本营。此外，由于可以与内侧前额叶皮质联结，正常生活的自我具有一些独特的能力，可以看到更广阔的视角，可以进行概念化，可以调和对立面或者至少在脑海中同时保存它们。正常生活的自我有能力在双重意识中同时持有过去和现在、部分和整体、动物脑（animal brain）和思维脑（thinking brain）。然而，当来访者最终来接受治疗时，其持续正常生活的自我往往是低落或萎靡的，会认同某些部分并被其他部分吓倒或为之羞耻。尽管正常生活的自我有先天的能力来学习观察所有部分、减少自主神经失调，并对这些部分感兴趣而不是害怕，但它可能还需要接受一些教育才能将各部分视为正在试图传达与创伤相关的惧怕和恐慌的年幼儿童。

欢迎迷失的灵魂，欢迎创伤的儿童

可是，当正常生活的自我的日常被创伤相关的部分闹得天翻地覆时，它凭什么要做一个热情好客的主人呢？正如治疗师必须论述为何联结情感、回忆过去或练习技能对来访者是有益的并让他们信服，我们的工作就是要把驱使来访者前来治疗的希望和梦想与识别、结交部分的能力关联起来。想一想，来访者在治疗中寻求的是什么？使他来到你办公室门前的愿望是什么？他希望的治疗结果是什么？他为什么会在这里？他是寻求解脱还是自我实现？他是试图保持存活，还是试图为自己的经历寻求意义？

注意，我向来访者提供的解释大部分都是积极的、正常化的，并且是对来访者的"最佳自我"说的。

"我知道，你恨不得这些部分都消失算了，但这样公平吗？你曾遭受忽视，于是就用同样的方式忽视它们？我相信你不是那种人。我认识的你绝不会因这些受伤的孩子情绪低落或会带来麻烦而排斥它们。"

"把这些部分想成你的室友——你们共享同一个身体，同一个家。你们面临一个抉择：是要学着接纳彼此、好好相处，还是艰难挣扎、试图打赢每一场战斗？"

"要不是因为你的部分，我们今天就无法坐在这儿谈话了。通过扮演不惜一切生存下去的角色，它们让你得以离开家、上大学、在离童年家乡千里之外的地方展开新的人生。只有把它们也带到这个更好的、更安全的世界里，跟你在一起，才是公平的。这是一种对它们表达感谢的方式。你一个人远走高飞、把它们留在'那儿'，这可算不得什么感谢啊。"

"不论好坏，你和你的部分一刻也不能分割：它们的痛苦会变

成你的痛苦。你要想过上不再恐惧、愤怒和羞耻的生活，就需要
欢迎你的部分——它们必须感觉安全。"

请注意，治疗师建构意义的方式一方面反驳了持续正常生活的自我
的观点，另一方面表达了对部分的支持。每段陈述或质疑都在传达，治疗
师将为年幼、脆弱和受创伤的部分发声。我们并不强调探索过去发生的事
情。关注焦点是现在部分和正常生活的自我之间的关系，以及此刻它们之
间发生了什么。一个隐含的假设是，它们是由过去的经历以及让它们痛苦
的身体和情感记忆驱动的。我们可以承认这一点，但并不是要努力将这些
部分现在的反应与当时的具体事件联系起来。当来访者自发地将某个部
分与特定的画面或事件联系起来时，治疗师应将记忆的侵入重构为一种沟
通形式，将其看作部分传达它害怕、羞耻或愤怒的原因。

"当我们谈到那个害怕被抛弃的部分时，你眼前总会浮现相
同的画面，对吧？你母亲生气地开车离去，而你幼小的部分沿街
追赶她……我猜，那个小女孩是不是想问你：'你也会崩溃，然后
从我身边跑开吗？'"

"如果那个画面是来自你某个年幼部分的沟通信息，它是想
尝试告诉你什么呢？它是在说'是啊，那就是我一直这么恐惧的
原因'，还是'救我！'或者'别让任何人伤害我'？弄明白还是很
重要的，是吧？否则它就会通过一直为你呈现让人不安的画面来
传达它自己的观点。"

最初，治疗会谈必须用来练习这些新习惯，即注意到各个部分、命名
注意到的东西以及进行剥离。但是，练习需要治疗师不断发问："现在说话
的是'谁'？哪些部分对正在进行的对话有反应？哪个部分有这种强烈的

情绪反应？"正如第四章中指出的，大多数人都习惯于假设所有的想法、感觉和身体反应都是"我"的，以及"我"的感受代表了"我"的情绪。来访者需要在一周又一周中进行练习才能放弃这种自动假设，转而学着去做出这个假设：也许他们感受到或想到的任何东西都是许多部分中的某一个的表达。

为了帮助个体挽救碎片化的、被否认和被疏离的部分，治疗师必须坚持不懈地在治疗中使用部分的语言，并要求来访者也使用这种语言："当你说'她感到羞耻'时，会发生什么？这种感觉是变得更强烈还是更缓和了？"每当我请来访者将其感受命名为"它"的感受时，都会注意到他们有一种轻微的放松或解脱。似乎将情感命名为"它"的情感，可以向部分传递被倾听或被理解的感觉。

大多数来访者已经发展出一种程序性习得的习惯性策略，以处理来自部分的侵入性或隐晦的沟通。有些人试图控制侵入性的感觉和冲动，忽视泪水或自我贬低的想法或声音；还有些人则把每种感觉、冲动或信念解释为"我的感觉"或"我感受到的"，却忘了他们可能甚至在几秒钟前都还有着不同的感觉。前者会导致一种情感上更孤立、更受控制的生活方式，会干扰对生活的享受；后者会带来混乱或崩溃、失控、疯狂的感觉，让来访者濒临内部爆发（implosion）或外部爆发（explosion）。在内在家庭系统方法中（Schwartz, 2001），治疗师不仅需要关注这些模式并将其翻译为部分的语言。更重要的是，治疗师应着重强化来访者正常生活的自我，并提高与"自我"或"自我能量"（self energy）相关的品质。正常生活的自我必须发展"智慧心灵"的能力，要能够与此刻保持联系，能够拥有元意识或俯瞰所有部分，能够出于整体利益进行决策。内在家庭系统中的"自我"概念能帮助来访者进入有同情心、创造力、好奇心和有视角的状态，而结构性解离模型中的"持续正常生活的自我"则强调培养能发挥功能的能力的重要性，以便能基于系统的利益采取行动、执行决定。如果我们把这两个模型放在一起，并在持续正常生活的自我中鼓励发展智慧的思维或"自我能量",那么我们就会拥有一种被清晰的观点、同情的接纳和改变行为的能力所支持的领导力。我们面临的挑战是,如何联结正常生活的自我,并说服它不仅承担起领导作用,还着力培养自我的如下品质:好奇、同情、清晰、冷静、创造力、勇气、承诺和联结。

与聪明的、有同情心的成人形成联结

由于各部分的行动和反应都是被自发激活和动物性防御生存反应驱动的,因此创伤幸存者常常"承认"并认同某些部分,同样也会否认另一些部分。有些人会认同正常生活的自我,例如卡拉;有的人会认同自杀的部分或愤怒的部分;有的人会认同依恋部分渴求亲近的行为,最终"在所有错误的地方寻找爱";还有人会认同顺从的部分,甚至成了曾虐待过自己家庭成员的照顾者。但是,当来访者认同创伤相关部分或与之混同时,他们会快速失去与前额皮质及正常生活的自我的联系。即使僵住的部分正处在惊恐状态,左脑的自我通常也能记得要去买菜之类的事,但各部分的强烈创伤反应往往会"淹没"与左脑自我的切身联系感。所以也难怪正常生活的自我维持日常生活的不懈努力会被诠释为"伪装"或"欺骗"。想象一个即使在崩溃感受和情绪下仍能坚持理性、有能力思考与行动的部分能反映出真实的自我,这是反直觉的;而认为这个部分反映出来访者有一个自我在长期充满虐待、忽视或囚禁的岁月中幸存下来且没有失去"坚持"的能力或动力,更是反直觉的。

许多来访者会立即拒绝正常生活的自我这一概念。"这里没有什么成年人——我甚至不喜欢成年人。"来找我咨询需要照顾年幼部分的话题的一位法学生这样说,因为她曾"独自在家",无人陪伴。"我曾经有正常的社会功能,"一位艺术家说,"我曾经有自己的生活,但现在没有了。我无法处理事情——我无法在如此大的痛苦下发挥功能。"在一次与伴侣分手之后，她的抑郁部分变得非常绝望。在朋友和治疗师的鼓励下，抑郁部分将其视为一种哀伤（grief）。这位艺术家与抑郁部分混同在一起，使得发挥功能越来越困难。

我问这位艺术家："你还记得当你有社会功能、有自己的生活时，你是什么样子的吗？"

来访者："嗯。我有很多爱好，有很多喜欢做的事。"（她面色稍缓。）

我："当你回忆那段时间时，你的体内发生了什么？"

来访者："我感受到了更多的能量，更多的希望。然后我又想，'我在骗谁呢？我完全没希望了。'"

我："那就是抑郁的部分一直在对你说的！然后你相信了它，而这对你们两个都没有帮助。你对你艺术课上的学生也会这样吗？如果你的一个学生对你说了相同的话，你会同意吗？"

来访者："当然不了！"（她有点儿被我惹恼了。但从身体的视角看来，恼怒是一剂针对抑郁的解药。因此面对她的恼火，我没有气馁，反而感到被鼓舞。）

我："你会对那个学生说什么？"

来访者："我会告诉她：'做你热爱的事情吧——那就是你需要做的一切。然后希望会随之降临，而不是反过来。'"

我："说得对，她不需要先得到希望再去追随内心！很棒的观点。如果追随内心，她就会感到更有希望。再看看这样会发生什么，如果你对抑郁的部分说……"

此处，我通过联结她正常生活自我的职业经验和天生的同情心，来挑战她对抑郁部分的过度认同。她右脑的抑郁部分可以调用的左脑智慧仍然存在于她正常生活的自我中。有时，当她像那个法学生一样坚定地认为自己永远不会有正常的生活或成年人部分时，我会用一个简单的生物学事实来反驳她："除非你有忘记提及的脑损伤，或者做过脑部手术，否则正常生活的自我一定仍然活在你的前额皮质中（此时我会敲击我的额头，以表明这里有人格中的那个部分）——即使你多年来无法正常发挥功能，但它一直存在。"或者，像我对艺术家说的那样："我很高兴地告诉你，大脑就像国会图书馆一样——它不会丢失信息。哪怕只有一天或一小时，只要你曾有过好奇心、清晰的头脑或信心，这些能力就仍在你体内。你只是失去了使用它们的机会，因为抑郁的部分"劫持"了你，只想让你看到它有多难过。"我通过强调部分会混同、会"劫持"身体、会插入闪回和画面来取得正常生活自我的注意和帮助。这常常可以自发地唤醒来访者对部分的同情。他们会问："真的吗？你是说，它把我弄得这么低落，只是因为它想让我看到它有多痛苦？因为它想得到帮助？！"

联结有能力的成年人的资源

联结正常生活的自我最简单、最直接的途径是这个部分现在或曾经认同的那些活动、生活任务或经历。来访者是有孩子的父母、管理者、教师、律师，还是卫生保健专业人员？是否有有意义的爱好或事业？如果个体的功能出现了问题，我们可以问问，来访者以前扮演过什么"正常生活"的角色？对来访者来说很重要的、正常生活的愿望或梦想是否存在？来访者是否扮演过任何需要前额皮质活动的角色？我们曾对一些住院或居家的青年患者使用这个模型，他们来自一个区域心理健康系统。当时我们反复向患者描述正常生活的自我。由于受到虐待和忽视，这些患者即使在儿童时期也从未在正常生活中发挥功能。尽管如此,当我们来自康涅狄格州精神卫生局青年服务部的团队向这些来访者描述结构性解离模型时,几乎所有人都认为自己拥有正常生活的自我:"这就是我想离开这个医院的部分!""是的,那是一个想成为正常人而不是精神病人的部分。""那就是那个想上大学和找工作的'我'。""我识别出了我的正常生活自我:她是一个想结婚、住在真正的家里且有孩子的人。"一旦开始将症状与不同的部分联系起来并与之解除认同,即区分"我"想要的和这些部分似乎在寻求的,他们就也开始感到与正常生活的自我有了更明显的联系。无论来访者过去的"正常生活"经历或对未来的憧憬是怎样的,它们都可以成为一种载体,帮助来访者发展一种更强烈的、拥有成年人身体和心灵的感觉(Ogden et al., 2006)。我曾通过一系列活动帮助来访者在住院的环境中找到正常生活的自我(能为同龄人组织乒乓球比赛的部分)。这些活动包括珠宝制作、打网球、骑马、参与关于动物或儿童的志愿工作,甚至是在为生活中的其他人充当智慧、支持的声音。

每当我指出"这就是你正常生活的自我——它坚持做重要的事情,不管发生什么都在一步步前行",我都是在让来访者留意正常生活的自我对他们生活的影响。当来访者抗议说"但那只是一个虚假的自我——我只是在伪装而已",我会挑战他们的好奇心:"所以你的信念是,你正常生活的自我只是个假货。这很有趣……但这怎么可能呢?即使你是'伪装的',但它仍然是你。如果我是伪装的,我会采用不同的行事方式。"

我会强调那份即便在异常的环境下也要追求正常的勇气和本能的动力:"你这样想:正常生活的自我是你的一部分,即使其他部分都吓坏了,它也会继续努力保持正常。这需要很大的勇气和决心——在其他部分都吓坏了的时候,它还在'继续坚持下去'。一个'伪装的自我'可不必那么辛苦!"

接纳各个自我

与自己的部分"为友"不仅是一种治疗干预,也是一种有助于发展自我接纳的实践(一次接纳一个部分)。当来访者暂停其情绪反应,与自己"为友",怀有好奇和兴趣而非否定或判断,时间就会放慢。他们的自主神经的唤醒安定下来,想改变为人处世之道的紧迫感也会放松下来。当身体处于更平静的状态时,他们会更安宁,因此他们的各个部分也会感觉更安宁。自我疏离(不承认某些部分,又完全认同其他部分)无助于增进平静感或幸福感,即使是在为了生存而需要自我疏离的情况下也一样。自我疏离会带来紧张,使部分相互对立,造成一种敌对的环境(往往与原始创伤环境非常相似),并降低每个部分的自尊。

当我说服一位年轻的研究生加比去接受和欢迎她的各个部分时,她陷入了沉思。"这倒是些不错的主意。每天做一个冥想圈怎么样?"她问,"我可以坐下来,邀请它们和我一起围成圈子。它们不必说话,但如果它们想告诉我它们的担心或不安,也可以说。这会是一个对大家来说都安全的地方。"第二周,她回来报告说:"我看到它们都在那里——我知道它们是来见我的,它们想看看我是否真的会倾听,这真是令人惊喜。它们中的很多都因我的工作压力及其激起的回忆感到沮丧。我说过会和它们谈谈如何让它们舒服些。"(见附录B,为部分而做的冥想圈。)

"与我们的部分为友",意味着我们要"从根本上接受"(Linehan, 1993)与"室友"分享我们的身体和生活。要与自己好好相处,就需要与所有的部分友好协作,而不是只与那些让我们感觉舒适的部分。正如加比从冥想圈练习中学到的:我们越是欢迎而非拒绝那些被我们承认或否认的部分时，我们的内心世界就会越感到安全。

> 我不是我。
>
> 我是那个与我偕行却无踪无形之人，
>
> 有时我得以拜访他，而其余时候，我忘却他的存在；
>
> 我谈话时，他沉默冷静，
>
> 我愤恨时，他宽厚谅解，
>
> 我驻足时，他仍在行走，
>
> 他将伫立，即使我已逝去。
>
> ——胡安·拉蒙·希梅内斯（Juan Ramon Jimenez）

参考文献

◆ ◆ ◆

Creswell, J. D., Way, B. M., Eisenberger, N. I., & Lieberman, M. D. (2007). Neural correlates of dispositional mindfulness during affect labeling. *Psychosomatic Medicine*, 69, 560-565.

Gazzaniga, M. S. (1985). *The Social Brain: Discovering the Networks of the Mind.* New York: Basic Books.

Hanson, R. (2014). *Hardwiring Happiness: The New Brain Science of Contentment, Calm, and Confidence.* New York: Harmony Publications.

Jimenez, J. R. (1967). I am not I. *Lorca and Jimenez.* R. Bly, Ed. Boston: Beacon Press.

Levine, P. (2015). *Trauma and Memory: Brain and Body in Search of the Living Past.* Berkeley, CA: North Atlantic Books.

Linehan, M. M. (1993). *Cognitive-behavioral Treatment of Borderline Personality Disorder.* New York: Guilford Press.

Meichenbaum, D. (2012). *Roadmap to Resilience: A Guide for Military, Trauma Victims and Their Families.* Clearwater, FL: Institute Press.

Ogden, P. & Fisher, J. (2015). *Sensorimotor Psychotherapy: Interventions for Trauma and Attachment.* New York: W. W. Norton.

Ogden, P., Minton, K., & Pain, C. (2006). *Trauma and the Body: A Sensorimotor Approach to Psychotherapy.* New York: W. W. Norton.

Phillips, M. & Frederick, C. (1995). *Healing the Divided Self: Clinical and Ericksonian Hypnotherapy for Post-traumatic and Dissociative Conditions.* New York: W. W. Norton.

Santorelli, S. (2014). Practice: befriending self. *Mindful*, Feb. 2014.

Schwartz, R. (1995). *Internal Family Systems Therapy.* New York: Guilford Press.

Schwartz, R. (2001). *Introduction to the Internal Family Systems Model.* Oak Park, IL: Trailheads Publications.

Shapiro, F. (2001). *Eye Movement Desensitization and Reprocessing: Basic Principles, Protocols, and Procedures*, 2nd Edition. New York: Guilford Press.

Siegel, D. J. (1999). *The Developing Mind: Toward a Neurobiology of Interpersonal Experience.* New York: Guilford Press.

Van der Hart, O., Nijenhuis, E. R. S., & Steele, K. (2006). *The Haunted Self: Structural Dissociation and the Treatment of Chronic Traumatization.* New York: W. W. Norton.

第六章

创伤性依恋及其治疗

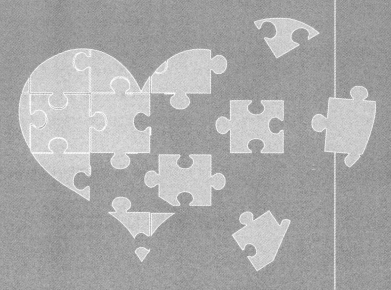

童年阴影不只是故事书里的妖怪和坏蛋。

依恋是婴儿远离危险的安全需要（的反映）。我们并非生来就有安全的依恋。对婴儿来说，世界并不是安全的地方。

——玛丽昂·所罗门（Marion Solomon）

人类在婴儿时期体验到的威胁与照顾者的情绪信号和可获得性（availability）密切相关，而不是与事件本身固有的实际物理或生存威胁程度相关。由于行为或认知应对能力有限，婴儿并不能衡量威胁的实际程度。

——卡伦·莱昂斯-鲁思（Karlen Lyons-Ruth）等

安全依恋的"缺失体验"

在刚出生的最初几分钟，当新生儿横卧在母亲胸前时，他和母亲通常是心心相印的。这些体验和其他早期依恋体验（拥抱、摇晃、喂食、抚摸和眼神接触）都是身体与身体之间的体验。我们不会使用语言，而是以"咯咯""嗯嗯"和亲昵的用语与婴儿交流，这些声音会使我们露出微笑。前语言期的婴儿接收到温暖的目光、微笑以及柔和或顽皮的感觉，回以愉快的笑声,在与照顾者的"双人舞"中逐渐感到放松和开朗(Schore, 2001a)。但是,婴儿也同样能够感知照顾者的身体紧张,感知他们静止的、没有表情的面容(Tronick, 2007),感知他们烦躁的语气或粗暴的动作。婴儿未成熟的神经系统很容易被母亲强烈的情绪反应、高声说话、突然的动作或明显的焦虑所惊动(Lyons-Ruth et al., 2006)。无论父母的照顾是会促进安全依恋,还是像在创伤性或"混乱型"依恋中那样既让父母自己害怕又让孩子害怕(Lyons-Ruth et al., 2006),这些早期的亲子体验随后都会进入记忆。但它们不是以视觉或语言叙述的形式,而是以"内隐"或"情绪"记忆和程序性习得的自主神经、运动、内脏和行为反应的形式进入记忆。

关系中的习惯:一种"铭记"早期依恋的方式

个体早期依恋经历的质量越好,成年后容忍痛苦的能力就越强。我们对情绪的耐受、自我抚慰(self-soothing)以及在之后生活中实现自我意识整合的能力,取决于在生命前两年中获得的自我调节或自我抚慰的能力(Shore, 2003)。我们既会获得交互调节(被他人抚慰)的能力,也会获得自我调节(自我抚慰)的能力。成年后的情绪耐受性似乎与早期安全依恋关系中发展的自主神经系统平稳加速、制动和减速的能力直接相关(Ogden et al., 2006)。大脑的"自我抚慰中心"——**右眶额皮质**(right orbital prefrontal cortex; Schore, 2001b),也是由早期生活中的安全依恋关系促进它基于经历的发展。儿童的神经系统要想针对时高时低的情绪唤醒发展出"容纳之窗"(Ogden et al., 2006; Siegel, 1999),就需要反复的"交互调节"类的情绪–身体体验。也就是说,在儿童疲劳、无聊、抑郁或自我关闭的情况下,照顾者会抚慰儿童以减少他们的痛苦,或者以转移注意力、拥抱或陪玩游戏的方式提高儿童的情绪。如果"依恋风格"代表了儿童对特定照顾环境和特定照顾者的适应,那么,我们可以把依恋策略看作"程序性习得"的,即储存在大脑非语言记忆系统中负责功能和习惯的区域的一套行动和反应的习惯。许多不同的记忆系统在依恋关系中会相互衔接。"我们如何对待彼此",我们如何相关,这都反映了程序性记忆系统。对家庭关系和事件的自传体记忆描绘的是"我们对彼此的了解",而情绪记忆决定了我们的情绪状态在关系中如何改变(Grigsby & Stevens,2002)。每个人的依恋"习惯"还反映了一些内隐记忆,描述了什么程度的亲密性和距离能带来最大的安全感,以及对特定家庭环境中依恋需求的最佳适应方式是什么。一些来访者可能会在距离拉近或被他人触碰时自动紧张起来,一些来访者可能已经习惯于回避最亲近的人,而另一些来访者则可能习惯只面向家庭成员或重要的人而远离陌生人和泛泛之交。对有的人来说,眼神接触可能是他们的救命稻草,他们总是控制不住地"盯着"别人看;但对有些人来说,眼神接触可能意味着令人厌恶的、望向恐怖双眼的体验,导致他们形成了躲避眼神接触或看向别处的习惯。治疗师后来将这种习惯称为"不良的眼神接触",却没有意识到眼神接触的习惯传达了关于早期依恋经历的宝贵信息。来访者坐的位置离治疗师较近还是较远、身体朝向是正对还是偏向一方、向治疗师前倾还是向后仰,这些都能为我们提供关于来访者依恋风格和历史的重要信息。

创伤与依恋:安全之源成了危险之巢

> 面对(害怕又可怕)的照顾者,婴儿便掉进了一个关系的陷阱:他们的防御系统驱使他们逃离照顾者,然而在害怕分隔的支配性影响下,他们的依恋系统同时又促使他们努力与照顾者亲近以获得抚慰。"
>
> ——乔瓦尼·廖蒂(Giovanni Liotti)

由于儿童天生的依恋行为是围绕着寻求亲近和社交参与组织的，忽视和虐待儿童的照顾者便构成了一种双重威胁：他们令人生畏的行为不仅唤醒了儿童的恐惧/逃跑/战斗反应，而且增强了儿童对亲近的渴望。其结果就是梅因和黑塞（Main and Hesse，1990）首次提出的"混乱型"或D型依恋，即梅因所说的"无法解决的恐惧"的结果。梅因和黑塞得出结论：当父母"感到害怕或令人恐惧"时，儿童直觉中认定的安慰和安全来源就变成了危险的来源。与其说他们是为儿童提供保护和交互调节的依恋对象，不如说他们的行为是令人警觉的。令人生畏的、害怕的或虐待孩子的父母，会激活儿童寻求亲近的驱力，还会激活儿童战斗和逃跑的生存防御，或者唤醒副交感神经背侧迷走神经系统（parasympathetic dorsal vagal system）的快速激活，以启动僵住、自我关闭或"装死"的反应。比阿特丽斯·毕比（Beatrice Beebe）的婴儿研究（2009）表明，婴儿在3～6个月大时就能发展出她所称的"预期"（expectancy），即会预测婴儿与照顾者之互动的行为模式。在她对混乱型依恋婴儿的观察中，这个预期的范围包括从自我关闭和麻木到配合母亲的失调状态（例如模仿母亲的笑声来回应她的痛苦）的模式。在上述两种情况下，婴儿都成功调节了他们对母亲吓人行为的反应。但是，这种行为方式若被程序性习得，就会导致长期的自主神经失调。婴儿要么趋向自发的副交感神经主导的自我关闭，要么趋向母亲那套交感神经反应模式。

　　由于婴儿要依赖照顾者才能生存，不能有效地逃跑或战斗，他们的生存反应受限于年幼的身体能提供的资源（Ogden et al.，2006）。当受到惊吓或伤害时，他们会尝试亲近依恋对象，通过后退、闭上眼睛、躲藏、自我关闭或解离来抵御威胁。当危险的来源就是依恋对象时，婴儿的身心必须找到一种方法，既维持依恋关系，又调用动物防御生存反应来保护自己。这两个强大的先天驱力（依恋和防御）各自保持高度激活，有时其中一种驱力占主导地位，有时又是另一种。其结果是，儿童（以及他们后来成为的成年人）被困在两个同样强大的"拉力"之间，一端是对亲近的渴望，另一端是战斗、逃跑、僵住和顺从的动物性防御。"太过"亲近似乎很危险，但"太过"疏离也是一样。卡琳的故事说明，在没有任何叙述性记忆，也没有一个有意识的想法的情况下，早期非语言依恋学习的力量有多么强大。

对于一岁半之前在罗马尼亚的孤儿院里度过的生活，卡琳没有叙事记忆和事件记忆，但她有许多未被识别的内隐记忆和程序性记忆：她的身体记得亲近是危险的，这驱使她在关系拉近时推开男友。如果对方善良、有爱心，就更会如此。尽管卡琳有着这样的消极反应，但他们的浪漫关系还是持续下去了，然而在此过程中，她发现自己变得越来越过度警觉和多疑，会对任何无法调谐或集中注意力的状况做出反应。每当她感到被抛弃、被忽视或不被倾听时，她就会暴怒并威胁要离开。经过数月的冲突和拒绝，当那位年轻的男性终于屈从于被推开的安排后，卡琳又会因丧失、被遗弃和分离焦虑的感受而崩溃。"他怎么能离开我呢？"她会问，"也许他就没爱过我……"一旦对方真的离开了，想拉近他的强烈渴望便会突然超越想推开他的冲动。

正如廖蒂（Liotti, 2011）所描述的，"（在照顾者自己害怕又令人害怕的情况下，）'照顾者同时是婴儿惊恐的来源和解决方案。'（Main & Hesse, 1990, 第163页）在婴儿的体验中，恐惧与亲近照顾者所带来的安慰矛盾地并存着。"（第234页）卡琳这样的孩子面临的悲剧在于安抚或亲近与恐惧具有紧密的联系。男友满怀爱意的行为所唤醒的温暖、积极的感受很快就激活了恐惧和警惕，导致关系中的连续危机，直到最后让他放弃了赢得她芳心的努力。

像卡琳这样的孩子不仅没有发展出"容纳之窗"，而且更糟的是，他们的神经系统还产生了如下偏向：交感神经系统过度活跃，冲动地寻求亲近以及做出战斗-逃跑行为。这常使他们在儿童期被诊断为对立违抗障碍（oppositional defiant disorder），在成年后被诊断为边缘型人格障碍。或者他们会被副交感神经主导，产生自我关闭、抑制、绝望和无助、缺乏主动性和能量的情况，而这种状态经常被误认为是抑郁症。没有一种进化本能可以强过依恋驱力以及与之对应的另一极端，即动物性防御生存反应。几百年以来，婴儿和幼儿会寻求并保持亲近，利用照顾者作为"安全基地"的同时探索环境，在惊恐或痛苦时寻求父母的身影，这些倾向都为保护他们的安全做出了贡献。即使父母自己看起来就害怕，也因此令人害怕，但婴儿对父母的安全或情绪状态的担心也会激活寻求亲近的驱力。从在孤儿院长大的被收养的儿童身上，我们可以观察到一些能表明这种亲近和安全之间冲突的原始迹象：起初，他们经常从养父母的身边爬开，或在被摸到时僵住，看向远方而不是看向照顾者。相比之下，具有安全依恋的婴儿则会主动寻找成年人的脸，以建立眼神接触，然后用微笑、大笑和"咕咕"声进行交流。

"控制型的依恋策略"与创伤

研究人员观察到，当儿童到了学龄前时期，拥有了婴儿时期没有的语言和运动技能，混乱型依恋的儿童就会发展出"控制倾向"。这是一组行为模式，涉及用以下两个亚组表现出的典型方式之一管理或控制照顾者的行动和反应（Liotti, 2011）。一个亚组表现出"控制-照顾"的行为，这是一种父母化的风格，通过安抚、安慰和帮助母亲来与之建立关系；另一个亚组则表现出"控制-惩罚"的行为，即在语言或身体上攻击母亲，羞辱、贬低她。研究人员指出，"控制-照顾"模式在女孩中更常见，且在母亲表现出角色反转（role-reversal；母亲的需求更多、更孩子气）和诱发内疚的行为时更常见;"控制–惩罚"行为在男孩中更常见,尤其是作为对母亲的敌意的回应。在这两种情况下,儿童都找到了一种能同时防御和依恋的方式:抑制与依恋相关的正常依赖需求,同时又保持与父母的亲密。

"治疗和治疗师恐惧症"

这种混乱的依恋和控制的策略会有所遗留,影响个体后来在成年期的所有关系,包括治疗关系——夏安诺、尼延胡伊斯和史嘉思(2006)把最后这种现象称为"治疗和治疗师恐惧症"。创伤来访者前来治疗时,渴望得到治疗师提供的慰藉、理解和关怀(寻求亲近),但在治疗早期或随着与治疗师的关系发展,他们也可能对这种关系和过程产生同等程度的恐惧和不信任。信任某人、被人看见和披露秘密的前景并不会带来慰藉,它带来的是惶恐。

正如杰茜卡·本杰明(Jessica Benjamin, 1994)所描述的:"被理解、被认可就能立即体验到他人的力量。他人成为可以给予承认也可以不给予的人:他可以看穿隐藏的东西;他能够触及,甚至在想象中也能够侵犯自我的核心。"(第539页)受创伤者的生活经历造就了一个不可避免的痛苦悖论:不能信任和亲近,但疏离或孤独也不安全。他们的经验是,孤身一人、缺乏保护会造成更大的脆弱性,但亲近也不安全。因为他们无法仰赖非侵犯性的照顾者提供保护,所以,这些来访者要么不愿意依赖治疗师,要么就持有相反的假设,即他们唯一的安全来源就在依赖之中。自我披露的渴望往往与许多担心冲突。他们担心这份披露会被用来对付自己,担心他人不会相信自己的秘密,担心自己会被羞辱而不是确证。西蒙的故事阐明了治疗师和来访者可能会发觉自己身处其中的一项困境:来访者在前来治疗时表达了求助的希望,但他的部分不能让他接受帮助,更别说信任帮助了!

每当我在语气中带入更多温暖和更多帮助对方的决心,我都能观察到,西蒙的身体越发紧绷。当我向前俯身与他接触时,我感到他在后退。虽然他在口头上表示希望得到帮助,但我能感觉到,不论我提供什么,他都会退缩。如果我向前倾身以强调一个观点,我就会看到他身体僵硬并向后仰去。

我: "看起来你想接纳我说的内容,但是很难做到,是吗?"

西蒙: "感觉你在试图向我推销什么,所以我应该小心,因为它可能不安全。"

我: "是的,我可以看出你感觉并不安全。你的身体只是想保护你,是吧? 它在说'要小心——不要随便接受别人告诉你的东西'……"

西蒙被一种内在冲突弄得不知所措:他想得到帮助以解决令他衰弱的想法和感受,但不知为何他不能允许自己接受眼前的帮助。

让西蒙的困境变得更复杂的是,他的不同部分在治疗关系问题上发生了针锋相对的冲突。评判性的、挑剔的战斗部分对治疗师的资质、方法和取向提出了质疑;智力较高的正常生活的自我事先调查了我的工作,认为这种方法似乎"合适";孤独、迷失的儿童部分只渴望治疗师能"说点儿暖心的话",给自己的情感创伤带来安慰;顺从部分的抑郁信念使得西蒙长期处于心境恶劣状态,对于治疗师挑战这些信念并将其诠释为只是生存策略的说法,它既喜欢又感到威胁。西蒙不知道哪一个内在的拉力或声音是"他的",他交替地认同所有这些声音。在几次会谈中,他愿意通过将抑郁症理解为一个小男孩正学着保持安静和关闭从而"逃过雷达侦测"来改变与抑郁症的关系。而在其他时候,他则对继续接受治疗表示矛盾，甚至愤怒地说："这么多年来，我一个接一个地找治疗师简直是浪费时间——这只是又一次失败的尝试。"

每个结构性解离的部分都被特定的动物性防御反应或反应的组合驱动着，往往在看待依恋与安全的取舍时有所偏颇。由于每个部分会在不同时间被治疗的不同方面唤醒，如果治疗师未能识别这种碎片化并识别出这些部分，来访者就会陷入困惑、迷失方向。依恋的部分常常将治疗师理想化，并积极寻求一种关系，这种关系起初可能看起来就是健康的治疗性合作："我需要帮助，而你可以给我专业的帮助。"但是，随着时间的推移，与依恋部分混同的来访者逐渐变得更像个孩子或需求过高，出现分离焦虑，越来越频繁地陷入危机之中。在天生的寻求亲近的本能驱使下，依恋部分会产生"安全只存在于亲近、被关心时，而不存在于彼此分隔开时"的偏见。有一天，安妮和我决定收集更多信息以探明，对那些反复质疑我是否真的关心她或它们的部分来说，"关怀"究竟意味着什么。这些部分无休止地担心它们会让我不高兴，然后导致被抛弃，以至于它们因焦虑而难以专心处理除了对我的关注之外的其他议题。

当我询问为什么她的幼小部分如此专注于唤醒证据表明我在关心时，安妮静下来把注意力转向内心，以便更好地听到内部的对话。"它们说，如果有人要关心你，他们就会保护你，不会留下你一个人让你被抓走，他们会照顾你。"她7岁时被绑架的那个晚上，没有成年人在照看她，那时她就是一个人。这些部分对那段经历的内隐记忆使得"关心"变得非常重要，但无论安妮或我如何向它们保证，而且我已经多次证明了我确实在关心，它们也可以在感到"被关心"后得到暂时的安慰，那一刻的轻松总是会随即迅速地引发更多的焦虑。

唤醒对关心的渴望

　　治疗关系，或通常作为心理治疗自然、健康的结果而日益变得密切的关系，并不能让依恋部分感到欣慰，反而常常导致相反的反应。当来访者的部分终于感到"亲近"时，这既是一种解脱，也是一种触发因素。它们对被遗弃的恐惧和对共情失败的敏感通常会提升，这往往对治疗师的时间和精力提出了更高的要求。面对越来越多的痛苦、大声呼叫、积累的不稳定性或对共情失败的指责，治疗师会感到担忧。他们可能没有意识到，他们在治疗中为创造安全和调谐而付出的英勇努力反而唤醒了来访者的一些内隐记忆。痛苦地渴望有人关心、安慰、亲近的感觉记忆，往往会唤醒对接触的渴求。这种渴求可能会带上强迫色彩，且往往被病理化为精神病性的或色情性的移情。此外，如果治疗师不熟悉结构性解离模型，或所受的训练是要把混乱型依恋的症状视为边缘型人格障碍的诊断依据，他们就可能会被来访者不断转变的状态和矛盾的表现干扰。持续正常生活的自我也许会信任治疗师提供的安全感，愿意在治疗中"配合工作"而不需要什么保证。依恋的部分会立即无条件地信任治疗师，但它们对亲近的渴望也会被善良、温暖和关怀所触发，导致它们越发渴望更多的亲近。依恋部分急切地需要接触，往往在治疗结束时难以离开治疗师的办公室，或在咨询的间隙也寻求"亲近"，例如通过语音信箱、电子邮件或短信。由于这些年幼的部分高度焦虑和惊恐，它们的信息往往看起来是危机的迹象，让治疗师感到有责任去做出回应。然而随着时间的推移，治疗师可能开始注意到这样的模式：不论应激源大小，被唤醒的紧迫感都是同样强度的；随着时间推移，治疗性的安抚越发难以成功；对共情失败的敏感性增强；危机通话的数量不会随着时间而减少，反而可能增加。这是因为，这些部分的"工作"就是"呼救"，并且它们对接触的渴望及害怕被遗弃的内隐记忆会因亲近依恋对象而加剧，而非得到抚慰。如果治疗师不能意识到这些部分只是一个有能力的成年人的一个方面，或者它们的痛苦代表记忆的激活，治疗师就可能总是感到自己有责任去抚慰它们。

　　一种让治疗师认识到自己何时被"诱入系统"（想担负起责任去调节和安抚一个旨在保持与潜在依恋对象亲近的部分）的方法是，观察治疗是否成功地稳定了来访者，并扩宽了来访者的"容纳之窗"。当治疗师已经提供了预定咨询外的支持，但来访者仍需要更多而不是更少的接触才能保持稳定时，治疗师便可以非常确定，他们无意中回应的是旨在引起关怀的依恋部分，而不是在回应那个需要临时支持来解决危机并同时发展更多自我力量和资源的成年来访者。

将混乱型依恋重新置于内在斗争的背景下

　　如果治疗师把混乱型依恋诠释为一个整合的来访者的表现，那么这些症状就很可能被理解为"人格障碍"。只有当我们假设这些行为代表着与结构性解离的部分相关的混乱型依恋时，治疗师才能避免被诱入系统之中，无论是作为救援者、潜在的加害者还是无情的旁观者。面对交替出现的诸多部分——表示需要更多亲近的依恋部分，疏远、控制或贬低治疗的逃跑或战斗部分……如果没有结构性解离的概念框架，治疗师很容易感到困惑和沮丧。

　　逃跑的部分在治疗中会表现为来访者对治疗的矛盾态度，通常发生在治疗早期或依恋部分变得更加脆弱时。这个部分通常会说，"我今天不想来""我没什么要谈的""我不确定我是否还想继续"。逃跑部分本能的回避很可能会被治疗会谈触发。当焦点转向痛苦的情绪时，来访者可能会突然逃离咨询，或者当治疗师正觉得治疗在"深入"时，来访者的逃跑部分可能会突然取消剩下的预约。然后，因数周或数月后的某次危机，依恋部分或正常生活的自我很可能又回到治疗，而且不记得之前为什么要离开治疗。来访者的正常生活的自我可能会定期赴约，但随后会被逃跑部分"劫持"，自我关闭、失声或解离。若试图把这些模式当作一个完整的个体来处理，治疗通常最多只能得到令人沮丧的结果。治疗师经常发现，自己在将这些来访者贬斥为"阻抗""动机不足"或"戒备"的，而没有意识到他们被许多部分阻碍着，而这些部分的任务就是在关系中保持距离、回避创伤、造成情绪疏离。

当依恋部分和逃跑部分在治疗中交替出现时，治疗师往往会更加困惑和沮丧，例如："来访者"要求在会谈的间隙通话，每天发电子邮件和短信，表达对被遗弃的恐惧，但在每次要进行面谈时，这个"来访者"又会自我关闭，在最后一分钟取消预约，或根本就不想来。在这个例子中，一个完整的"来访者"并不存在。我们处理的是两个不同的子部分，它们的愿望和恐惧相互冲突。如果我们告诉来访者的逃跑部分，如果它不想来其实也没关系，它其实没有义务必须来，那么依恋部分就会感到被拒绝、被推开；如果我们告诉依恋部分，它对治疗似乎很矛盾，那么它就会觉得受到更深的伤害。其实只要我们邀请它，它就会每天都来的！如果我们让逃跑部分反思这种"周三晚上急切地要通电话而周四又不愿意来治疗"的状况时，我们很可能得到一个耸肩，就好像它在说："我不知道原因。"

在饮食失调或成瘾行为中，我们可以观察到逃跑部分的另一个表现。饮食失调和物质滥用的目的并不是与外界拉开距离，而是提供一种疏远或"逃离"内心失调的情绪和感觉的方式。在对成瘾行为和饮食障碍的治疗中，明确区分正常生活的自我和逃跑部分会对治疗师有很大帮助。前者通常有很强的动机来保持清醒或减少损害，后者则怀着势不可当的决心意欲陷入麻木或断开联系，或是构筑一个虚假的、暂时的"容纳之窗"。如果不加以区分，治疗师很可能会发现自己被卷入了一场斗争。在这场斗争中，治疗师成了节制、清醒和健康行为的代言人，而逃跑部分必须为使用药物或饮食失调进行自我辩解，与在它们看来是敌人的另一方抗衡。与其跟逃跑部分进行针尖对麦芒的斗争，治疗师不如与正常生活的自我合作，利用其反思能力来增加对逃跑或成瘾部分的好奇心：它的意图是什么？它想达成什么结果？（关于与部分协作和自毁行为的更多内容，见第七章。）

移情种种，不一而足

由于对所有部分而言治疗师都是依恋方面的触发因素，所以，意识到每个部分会倾向于发展不同的移情关系非常关键。依恋部分需要感到治疗师是温暖的、有联结的，并与它关怀方面的需求调谐适配。逃跑部分需要空间，以及被允许保持距离和来去自由。战斗部分需要一些证据来表明治疗师不会"利用"它的秘密来对付来访者，也不会试图利用依赖来控制各部分，且没有不可告人的动机——"证据"有时意味着治疗师必须接受对耐心、界限感以及保持治疗框架的能力的考验。顺从部分只想通过服从治疗师貌似具有的一切想法来取悦治疗师，但这往往会增加战斗部分进行更多测试的需要。僵住的部分则只想不受伤害。为了确保治疗不会因这些创伤性依恋议题而偏离轨道，治疗师必须为混乱型依恋带来的问题做好准备，并假设要做的工作也包括讨论多种移情关系。

识别各部分的移情

如果混乱型依恋反映了寻求亲近的依恋部分和过度警觉、保护性的战斗部分之间的关系，那么具有类似目标的其他部分也会在治疗中表现活跃并选边站队。尽管顺从部分可以作为"认定的患者"出现，并因慢性抑郁症、羞耻问题或无力设定限制和界限而被转诊，但顺从部分也经常为依恋部分的需要和目标服务。对于依恋部分试图寻求与之联系的对象，顺从部分会试图取悦他们，避免让潜在的依恋对象不高兴，并确保依恋部分的要求不会压垮治疗师。

在一些来访者身上，顺从部分可能负担更重、更加顺从（submissive）；而在另一些来访者身上，它会服从（compliant）和讨好。顺从部分甚至可能会努力成为治疗师遇到过的最好的来访者，以增加依恋部分渴望的积极感受。但是，如果"好来访者"其实只是一个顺从部分，出于某种原因，对于这样一个具有特定智力水平、功能和参与意愿的来访者，我们预期能获得的进展并没有发生。相反，来访者往前走一步又往后退一步，看似取得了进展，但随后又神秘地回到了开始的地方。来访者虽然愿意做治疗师要求的任何事，但是没有完成新信息或新技能的整合。这就好像我们一直在对一个儿童进行治疗，他听得很认真、表现得似乎已经明白了，但他缺乏使信息发挥作用的大脑皮层功能。或者，由于顺从是一种生存反应，受到副交感神经系统的支配，顺从部分无法获得改变的能量，也无法影响来访者其他碎片化的自我。

能表明某个主题正由一个部分表达的关键指征是与它相关的僵化程度有多高：部分很可能以非黑即白的方式看世界，难以理解新的信息，或难以拓宽视角以接纳多种观点。如果治疗师发现自己正与来访者缠斗，或是在"抵抗他们的阻抗"，这往往表明他们其实是在与来访者的一个部分对话，而不是和拥有更广意识的正常生活自我对话。如果治疗师在回应顺从部分时说"很有趣，所以你的内心存在一个信念，即'好人不说不'——难怪说出这个词对你而言这么难"，顺从的部分很可能会回答："哦，确实。"这就与一个持续正常生活的自我可能给出的回答不同。持续正常生活的自我尽管会有些回避崩溃的情绪，或者不确定童年经历是否真的构成了"创伤"，但它可能对治疗师的观点更加好奇："真的吗？你是说其他人也有这种体验？"

与战斗部分结成同盟

如果混乱型依恋反映了寻求亲近的驱力和战斗/逃跑反应之间的内在冲突，那么，与战斗部分的移情关系必将是治疗的重要焦点。首先，战斗部分一般是对依恋最过度警觉、最戒备的，它最不可能信任治疗师或治疗过程，特别是在治疗聚焦于来访者的脆弱性时（披露秘密、分享非常私人的信息、与表达强烈情绪相联结）。通常，战斗部分的存在会在一些时候被微妙、间接地感受到，例如当来访者分享过去甚至是日常生活的舒适程度、来访者向治疗师提出关于治疗工作相关条款（特别是围绕保密、费用和界限）的问题，或者来访者开始说话又半途停止却想不起刚想说什么的时候。我们也可能遇到战斗部分活跃于来访者过去的指征：曾经的治疗"糟糕地"结束；与朋友冲突频发，最终断绝关系；人际困难或冲突导致工作困难；亲密关系破裂。或者，我们还可能看到战斗部分在治疗中扮演主动角色，例如，当治疗师"共情失败"时，由年幼部分的受伤感受激活的战斗部分会告知他们这次失败。"共情失败"大体描述的是，治疗师选择的语言或行动让来访者的感受是失望或受伤——或者更准确地说，依恋部分感到失望或受伤。大多数时候，这些"共情失败"的情况之所以发生，是因为治疗师只是在跟一个被感知为整合的成年人谈话。治疗师没有意识到来访者正与一个儿童部分混同着，而这个儿童部分是有需求的、孤独的、悲伤的或羞耻的。治疗师采用的言辞或语气对成年人来说可能是无害甚至富于同情心的，却会使一个迫切希望得到照顾或拯救的儿童部分感觉深深地受到伤害。例如，治疗师可能会提出费用问题或改变预约时间、宣布休假或改变条款。对一个四五十岁的成人来说，"我需要和你谈谈费用问题"或"谈谈我的休假"这样的话只是信息而已，但对儿童部分而言它们就是冰冷或残酷的。不过，提醒我们注意产生共情失败的一般不是儿童部分。来访者一般不会表现出困惑、受伤甚至突然流泪，来警示治疗师留意这些无意识的崩溃；相反，治疗师会从义愤、生气甚至狂怒的战斗部分口中听到自己的共情失败，但这会使治疗师更难理解状况，更不用说对此共情了。儿童部分的脆弱被战斗部分全力捍卫了，但是，由于无法"看到"幼小的部分，治疗师会感到被义愤、生气的来访者置于防御、疏远或不尊重的地位——这与依恋部分的需求和愿望恰恰相反。我们被诱入了混乱型依恋"系统"，既因伤害来访者而难过，又会架起防备去面对被批评、被贬低、被指出欠缺的状况。如果没有意识到"共情失败"代表来自儿童部分的无心伤害以及愤怒部分试图修复或保护幼小部分脆弱之处的防御性努力，那么治疗师"修复"的努力也可能出现偏差。

混乱型依恋还可能表现为对自杀的着迷和自我伤害的倾向，或是滥交或不安全性行为的倾向。自杀和自残一般总是战斗部分的作用的反映，因为战斗部分有独特的攻击能力。其他部分不具有与战斗的动物性防御相伴的身体力量和暴力冲动。顺从部分可能梦想陷入沉睡、不再醒来，逃跑部分可能希望逃避激烈的情绪，但两者都没有结束生命或伤害身体的生理能力。（关于如何将自杀和自毁行为作为部分的表现进行治疗，更详细的讨论见第七章。）

最常触发自杀和自伤部分的是共情失败、丧失、痛苦的孤独感——一切能重新揭开依恋部分的情绪伤疤的事物。其他常见的诱因包括侵入性记忆或闪回，这两种情况都可能与依恋部分的求救有关，且二者都会增加脆弱和羞耻的感觉。

脆弱是战斗部分的敌人。在1岁、3岁、6岁甚至10岁的时候，战斗部分都几乎无法与孩子所依赖的人对抗。成年后，任何刺激个体的依赖性或脆弱性的情况都有可能激活战斗部分。这意味着，一切看似强调创造依赖或鼓励脆弱的疗法都可能对这些部分构成高度威胁。尽管大多数治疗师会正确地坚持认为，唤醒脆弱或依赖不是他们有意识追求的目标，但我们必须记住两点：首先，战斗部分是过度警觉的，它们会狭隘地关注威胁，即使是像放在治疗师咖啡桌上的一盒纸巾这样正常的刺激，对战斗部分来说也是一个危险信号；其次，大多数治疗师确实鼓励自我暴露、表达感受、学习寻求支持并接受它，这些都可能被误解为鼓励脆弱，特别是，依恋部分急切地等待治疗师给出欢迎依赖的信号，而战斗部分严阵以待的恰恰是这种危险。

不存在"他"或"她"

通常，治疗师会对战斗和依恋部分之间的关系感到困惑，这是可以理解的。在治疗开始时，他们面对的"来访者"可能是封闭的、反依赖的、戒备的，也不愿透露自己的秘密。他们没有意识到自己遇到的只是来访者的一部分，而不是一个整合的整体，在此前提下，他们鼓励来访者伸出手寻求支持，或者他们向来访者伸出手去，以为这样的姿态会减少羞耻或恐惧。但是，在战斗部分好斗的反依赖性之下总存在一个依恋部分，它的渴望和受伤正被捍卫着，它正被反依赖性所"保护"。当治疗师试图帮助反依赖的来访者或部分"敞开心扉"时，依恋部分无可避免地会被伸出的手激活。这就在治疗师心目中催生了一个复杂的来访者形象：他现在有时仍然是反依赖的，但也可能是极度依赖和容易受伤的。依恋部分的内隐记忆和未满足的对联结的渴望被刺激了，且二者都会带来难以忍受的情绪感受。战斗部分对联结的不信任也同样受到了强化。

当治疗师停止伸出援手并相信来访者已经成功地软化了反依赖时，依恋部分的分离焦虑就会加剧，战斗部分因此就必须进入防御状态。如果治疗师继续伸出援手，依恋部分会为能引发羞耻感或被抛弃的恐惧而担心，因此它对联结的渴求又会继续被触发，造成更多的困扰，往往又导致需要更多的接触。接触越频繁，战斗部分的被威胁感就越强。更糟糕的是，当战斗部分把治疗师推开，或用伤害身体的方式来调节难以忍受的情绪时，依恋部分感受到的脆弱很可能会增加而非减少，这又会增加对接触的需求,进一步激活战斗部分。许多治疗师注意到,随着接触需求的加强和他们试图满足需求的不断努力,他们也越来越多地被指责共情失败。"我想自杀,而你只能跟我打5分钟电话?!""当我正身处于活生生的地狱时,你真的觉得'几分钟'就够了吗?"在这些时候,记住这一点会很有帮助:来访者的部分正在重演它们早期混乱型依恋的体验。它们身陷痛苦的、挣扎的斗争,一边是幼小部分需要更多照顾的内隐记忆,另一边则是因对虐待性依恋对象的需要有危险而产生的与之有关的内隐的不信任。

在诊断上,混乱型依恋来访者越来越多地被诊断为边缘型人格障碍。如果真的被这样诊断,他们通常是被评判为"寻求关注"和"操纵他人"的。创伤得不到治疗,创伤部分得不到认识,混乱型依恋的表现会与人格障碍的症状相混淆。持续正常生活的自我最担心的事情——它在治疗中会变得更糟而不是更好——也会发生。就像对待成瘾和饮食紊乱的逃跑部分一样,治疗师很容易以安全和风险管理为中心,陷入与自毁或自杀的战斗部分的缠斗,因而错失良机,未能帮助来访者利用正常生活的自我与一心想要结束生命的部分协作,而不是让它变得脆弱。(关于如何管理安全议题的更多内容,见第七章。)

治疗师为所有部分服务,而不只为"来访者"

大多数治疗师接诊的都是单个来访者,而不是共享一个身体的多个部分的杂乱组合。但是,由于从统计学角度来看,在创伤背景下很可能发生结构性解离和分裂,治疗师应该假设,在接诊任何一个受创伤的来访者时,他们可能也在接诊他的部分。这意味着,治疗师在对这类来访者倾听、说话和进行治疗时,必须与治疗那些更整合的来访者时有所不同。后者的早年生活里并不需要分裂和自我疏离。治疗师在首次见到来访者,听取主诉并询问病史时就应该已经注意到与创伤有关的议题。这些议题可能会被不同的部分反映出来。议题包括痛苦的孤独感和对联结的需要,绝望与自我挫败的信念,恐惧和回避被看见,成瘾和进食障碍,在愤怒和过度警觉方面的问题对关系的影响。

倾听各部分的"声音"

鼓励好奇心,提供有关创伤和创伤治疗的心理教育、注意模式和主题,以及介绍触发的术语,以上这些即使在初次会谈或预检会谈中也很重要。甚至在从新来访者处收集信息时,治疗师也应该仔细倾听不同部分的"声音",并注意正常生活的自我的迹象。治疗师要留意家庭、职业或工作、关系、兴趣、一些具有稳定性的领域,以及最重要的是,前额皮质正常运作和观察当下发生之事的能力。了解创伤的治疗师也要警惕失调的迹象,不论是在治疗过程中观察到的,还是来访者自己报告的("我完全自我关闭了""那时我不得不离开""我直接开始尖叫")。除非治疗师确定来访者有足够的"容纳之窗",并且同样确定他有一个能与强烈感受联结的观察自我(能与情绪保持联结而不解离或失调),否则治疗师不需要激发情绪(各个部分的情绪),只需要意识到不同的"声音"。来访者调节任何自发出现的情绪的方式都会揭示更多关于他们"容纳之窗"程度的信息。治疗师意识到创伤性事件虽然是过去的事件,但被过去的提醒物触发时就会侵入现在,因此治疗师在治疗早期就会引入触发的语言——与部分的语言一起。

马克首次前来治疗时,带着一个矛盾的议题:他经受创伤后的丰富、满意的生活缺少一个成分,即伴侣或配偶。"我从来没有坠入过爱河,也从来没有过持续超过6个月的关系——但另一方面,我也真的看不到日常生活中有需要另一个人的地方。我来这里只是为了防止自己错过什么。"治疗师回答说:"所以,你的一部分已经确保你永远不会坠入爱河，而另一部分则想知道，这样做是否会让你在某天感觉像损失了什么。我们能否对它们两个都感到好奇呢？"

杰奎琳告诉她的治疗师："我来这里是因为我有很长的创伤史。你想让我告诉你所有发生过的事情吗？"

"不必，除非你有什么特别想让我知道的事情——我真的更好奇创伤是如何在你身上保持的，它怎样影响着你每天的生活。"

"它毁了我的生活……"

"它仍然在破坏你的生活吗？是什么触发了它？"

她描述了一个持续多年的模式：每当她建立了稳定的、令人满意的关系和职业生活时，就会发现自己会突然逃离去照顾她原生家庭的各个成员，从而丢掉她为自己建立的一切。

我回答说："所以，你有一个非常坚强的——非常、非常坚强的——持续正常生活的自我，无论如何都要继续重建你的生活。同时，你也有一个非常自我牺牲的部分，感到必须放弃这一切来照顾你的家人，甚至是那些在你儿时虐待你的家人。我们能否对这种模式感到好奇？"

我："你以前是做什么的？"

来访者："我是一名家庭医生——我过去喜欢这份工作，但我无法承受伴随而来的压力，特别是在我不能再开车之后。"

我：(对任何正常生活功能的丧失感到好奇。)"你不能再开车了？发生了什么事让你不能再开车了？"

来访者："当我准备出发去某个地方时，我会突然忘了要去哪里或怎么开车。我会惊慌失措！然后我不得不给我的秘书打电话,让她来接我。我自己做不到。"

我:"看来,开车、上班和过正常的生活对你的创伤部分一定很有威胁。它们惊慌失措,但你不知道做出反应的是它们,你以为是你自己。多令人难过啊……"

"我曾经能正常生活,但我最近有段时间不能这样了。"罗伯特透露。

这三位来访者分别是治疗师、教师和医生,都是理想的治疗对象。他们报告的症状都具有某种矛盾性。我会搁置可能被视为"更严重的问题"的创伤史,而习惯性地倾听功能丧失、内在冲突、自我妨碍和矛盾行为的细微指征。此外,我不认为部分是与来访者的历史相联系的,我会倾听部分的内隐记忆是如何在来访者当前的生活中被触发的。它们是被来访者在创伤后想过正常生活的决心触发的吗?是因为来访者接触到了某些与创伤有关的触发因素(例如控制欲强又挑剔的老板、与来访者受创伤时同龄的孩子、与施暴者有关的家庭成员)吗?或者,我会倾听一些可能激起早期创伤的生活事件,如丧失、背叛或最近的创伤事件,甚至是幸福的生活变迁(订婚、结婚、孩子出生、晋升或毕业)。在来访者的生活中是否有一种模式,可能在讲述一个由未解决的创伤内隐地重新上演的故事呢?

为了成为所有部分的治疗师,我们首先需要倾听它们纷纭的声音和议题,当听到时就开始为这些议题和部分命名,并唤醒来访者对发生的事情的好奇心。大多数来访者来接受治疗时,都感到困惑、绝望、难以忍受的痛苦,以及未言说的对自己正在失去理智的恐惧。尽管他们可能已经编写了一套故事来解释自己令人困惑的症状,但最初的几次会谈往往是整个过程中他们最愿意接纳新视角的时机,这个视角会宽慰他们,让他们知道自己并非疯狂或有缺陷的。当我向来访者讲述一个不同的能帮助他们理解自己的经历的故事时,这往往会给他们带来明显的释然感。

我对马克说："我明白了，你也会明白的！在你小时候经历那些事情之后，你内心的某个部分便发了誓，它永远、永远、永远不会再让别人伤害自己。它只是想保护自己和你——即使是现在。"

我对杰奎琳说："当然了，那个靠照顾父母和兄弟姐妹而活下来的年轻女孩，会觉得没有权利拥有自己的生活——也许拥有自己的生活让她感到的是内疚和羞耻，而不是安全和稳定。"

我对罗伯特说："这很有道理：作为丈夫、父亲和医学专业人士，你创造了非常丰富、具有挑战性的成年人生活。你在你的社交群体中得到了认可。但这可能吓坏了那些部分，以至于它们不能让情况继续下去——它们感到暴露于外、置身危险。它们必须阻止你，而且它们成功了。"

代表各部分发声

来访者常常难以与持续正常生活的自我保持联结，难以对部分感到同情，难以保持对前额皮质的调用，乃至难以重新找回最初对这套崭新思维方式的好奇心。因为对我们大多数人而言，"我"的语言是一种自发的"默认设置"，我们程序性习得的倾向便是在感受到什么时说"我有这种感觉"。个体需要重复和练习才能舒适或自发地使用"我的一部分有这种感觉"这样的语言。治疗师常常对进展缓慢感到气馁，或者开始质疑这种方法是否管用，但重要的是要记住，我们正在改变一种原本是不可磨灭的学习倾向。人类永远不会忘记程序性学习——如何握手、如何开车、如何拿起刀叉，因此我们永远不会失去说"我"的倾向。学习使用"部分"而不是"我"，记得用部分的语言思考，倾听它们不同的声音——这些技能都需要与学外语一样的练习。

练习可以有多种形式。

若要提醒来访者，所有痛苦的情绪、想法和生活问题都反映了来自部分的沟通，我会在对来访者的开场问候中加入部分的语言："这周各部分的情况如何？它们这一周过得怎么样？"

为了打断并抑制"我"的自发假设，我会反复提醒来访者内心的多种观点："哪个'我'有这种感受？还有哪个'我'有不同的感受吗？"

我会重述关于结构性解离的心理教育："关于结构性解离模型，让我提醒你一下……哪一部分最有可能为那段经历感到羞耻？是的，应该是顺从部分——它总是假设是它的错。而战斗部分对同样的批评会有什么反应？会很不同，是吧？"

我会镜映刚才的内容，反映来访者的话语，并同时把它们翻译成部分的语言："所以，今天你心中的一部分感到非常羞耻，对自己很不确信……"

来访者可能会回答："是的，我差点儿取消了预约，因为我不想面对你。"

我："嗯……很有意思……那个部分不想面对我。它害怕我成为什么样的人？它害怕我会做什么？"

通常情况下，来访者会立即自由联想到曾经羞辱或恐吓过自己的人："它害怕你会像那些老师一样看不起它，因为它的衣服不成套，而且又脏又破。"

在这里，治疗师必须让正常生活的自我注意到儿童部分刚刚表达的话语和意思，以确保它们被听到了。治疗师使用正念的"联结声明"（contact statement; Ogden & Fisher, 2015）重复道："是的，它害怕我像所有老师一样看不起它。它认为我看到它衣服又破又不成套，就会认为它不好。"

来访者："是的，老师会看到它有多被忽视，会认为它就是垃圾。"

我："这就是那些老师的表情和眼神在传达的：它是垃圾。现在，它担心我也会看到这一点。"

随着来访者在情感上与这些部分保持联结，并报告自己仍被恐惧和害怕影响着，治疗师便有机会"代表它们"说话（Schwartz，2001），在来访者身上唤醒对这些部分更深层次的同情心。在内在家庭系统的整个工作过程中，治疗师会反复提出一个问题："当你听到这些话时，**你现在对于那个部分有什么感觉？**""对于……有感觉"（feeling toward）是一个正念的短语，不同于"为……感到"（feeling for；怀抱同情心）或是"关于……感到"（feeling about；一种思想态度）。这个问题问的是："你现在注意到自己对于这个部分有何种感受？"

来访者："我为它感到难过。"

我："是的，你为它感到难过。被忽视并不是它的错，对吧？你能不能让它知道这一点？不是用语言，而是用你的感觉和身体。（短暂的沉默。）它感觉到有人关心它的感受，那是什么感觉？"

来访者："这很新奇，但它喜欢……"

我："是的，你能看出它喜欢，但这是非常新奇的……从来没有人与它感同身受……让它知道，你理解这有多新奇，而且可能难以信任……"

这项工作的要点之一是，治疗师要将自己的同情心和洞察力当作工具。当治疗师传达出"我懂得"，当正常生活的自我和受伤的部分都感到被对方"懂得"时，来访者的内心体验就会发生转变。治疗师运用言语和身体传递对双方的同情和情感联结，当成年人和儿童之间的内心对话在治疗师的帮助下变得越来越温暖时，深化与纽带便会自动孕育出来。治疗师不只是教来访者进行"工作"或是被动地与来访者协作,而是应该积极地帮助受创伤的儿童和天生有爱心的成年人建立关系,并且二者都将治疗师视为有同情心的第三方。这才是我们工作的重点。

避免形成"选边站队"的倾向

在没有意识到的情况下,治疗师和来访者都有一种倾向,想要与个别部分站在一边。治疗师可能会发现,自己很难在饮食紊乱或成瘾的逃跑部分或是自我伤害的战斗部分造成的风险下协作。也许让治疗师更易与来访者协作的情况是顺从部分服从治疗师议程的意愿,或依恋部分有高需求性。而当战斗部分表达出阻抗和贬低,逃跑部分表达出长期对治疗的矛盾心态,这些情况下的协作会更困难。毫无疑问,治疗师会发现,比起与沉默而自我关闭的僵住部分或"四级封锁"模式下的战斗部分相对枯坐,与正常生活的自我就日常功能方面的困难进行协作能带来更大的成就感。

对治疗师来说最大的挑战是,记住这些令人沮丧的、让人警惕的问题是被各部分之间的内在冲突驱动的,而不自发假设来访者是一个整合的"他"或"她"。当后一种情况发生时,我们更有可能被拖入本来是内在斗争的问题。

无论我们的目的是让"来访者"更能利用言语、表达更多的情感,还是遏制其不安全的行为,一旦失去了部分的框架,我们便只能加剧内部的两极化。我们越是向来访者强调,这是部分与部分之间的斗争,其结果将由系统而不是我们来决定,它就会越快得到解决。随后,治疗师的工作将变为两个方面:一是提供内部冲突的鸟瞰视角;二是与每个部分和整个系统"共舞"。

双人舞蹈

　　与所有部分和整个系统的调谐,是通过治疗师的身体来表达的:表情变得柔和,或看起来坚定而平静,或能传递温暖;语气变得好奇、入迷或坚定。治疗师可能会向前倾身或向后仰坐,顺应来访者的习惯。治疗师会使用右脑的感知来监测来访者的身体和神经系统,然后正念地相应调整呼吸、语气、能量水平和面部表情。看到来访者越来越激动,治疗师就要放慢呼吸、放缓说话的速度并使语气变得柔和。治疗师会回避需要思考的问题,然后要求来访者"关注"这份激动或与之相关的信念。治疗师不会像大多数治疗流派约定俗成的那样,先听完来访者的陈述或故事再回答问题,而是立即进行"合奏"或对话。来访者做出观察,治疗师以重述话语或将其翻译成部分的语言的方式回应。接下来会产生某种反应。我们希望是好奇心增加,但也不一定。然后,治疗师用部分的语言重述该陈述,做出"鸟瞰"式的评论,或要求来访者只是保持正念和感兴趣。打断"冗长演讲"(filibuster)[1]式的独白,将其尽可能地变成对话,而对话的重点是将正常生活的自我的关注焦点转移到部分之间或部分与触发因素之间的相互作用上。

　　确保来访者在被打断或其话语被重新诠释为来自某个部分的信息时不会感到失去共情,关键在于保持调谐的敏感性。根据治疗师好奇、兴奋、入迷、惊奇、感动、被逗笑或深表同情的程度加深,来访者与其部分就会感到自己是被这些打断"回应"而非被生硬切断。

　　艾伦·肖尔(Allan Schore;2001a)用"双人舞蹈"(dyadic dancing)这个词语来描述母亲和婴儿在交流中的"共同调节"(co-regulation),他们会在

1　源自西班牙语,原指海盗劫持船只并向船家勒索获得赎金。在议会中,该词被引申为席次居于劣势的在野党无力否决特定法案、人事,或为了达到特定政治目的时,站在发言台上展开马拉松式演说,借以瘫痪议事、阻挠投票等,逼迫执政党同意退让的行为。

互动中从对方的肢体语言、声音、微笑和面部表情中汲取养分。治疗性对话能否成功取决于它有没有类似双人舞蹈的感觉。在与婴儿的对话中，母亲的反应要么起到安抚作用，要么引发兴奋，而调谐的照顾者能追踪婴儿的信号，以保证婴儿在享受交流的过程，让他们既不被过度刺激，也不会刺激不足。同样，调谐的治疗师会观察来访者的身体语言，去追踪什么能引起正常生活的自我的好奇心和兴趣，什么能安抚顺从或依恋的部分，什么能帮助战斗部分不对情绪或亲近感到恐惧，什么能调节自主神经系统，以此让来访者的身体既不被过度刺激，也不会刺激不足。

使治疗师要进行的交流更具挑战性的是，他们需要同时关注的部分不止一个。例如，我们安抚年幼部分的话语不能太触动人心，以免引发逃跑或战斗部分对愤怒以外任何情绪的厌恶；在讨论提高收费、休假计划和其他后勤问题时，我们必须注意不要激起儿童部分的焦虑，即使在与成年来访者讨论后勤问题时也要安抚它们。将这些部分纳入我们的觉察之中，而不是自发回到"我和你"的视角，实际上可以促成这些"家务类"对话的成功。我可以把我的休假日期告知正常生活的自我，然后为依恋部分补充一些安抚："我知道你（正常生活的自我）对我休假没有意见，但是那个小女孩部分非常紧张——它害怕没人陪它、没人保护它。如果你愿意和给我代班的人见面，它可能会开心。尽管战斗部分会讨厌这件事，但依恋部分可能会喜欢这样，因为这可能会让它放心，它不会孤身一人和失去保护。另一个选择是，我不在时，由你主动做它的保护者。这两个选项听起来怎么样？"另一个可能触发年幼部分的领域是收费问题，特别是当这些部分存在与钱有关的羞耻感时。在这里，治疗师也可以确保承认所有部分的观点。"我完全相信你的正常生活的自我的完整性，我也知道你在过去几个月里遇到了很多其他的事情，所以请别因为我不得不提醒你而感到不适。还有，请你安抚你的儿童部分，它们并没做错什么。出现了什么事情，我们就谈一谈，这没关系的。"

还有一个会触发部分的生存反应的话题是关于安全的讨论。有些部分可能对"安全"这个词感到困惑或害怕，因为它们曾在并不安全时被告知它们是"安全"的。如果逃跑和战斗的部分正在进行不安全的行为，治疗师也必须对它们不同的安全概念表达尊重。对它们来说，在寻求帮助或分享感受之中并不能找到"安全"。治疗师和正常生活的自我可能会将医院视为安全网，却忘记了如果战斗和逃跑的部分将其视为"危险"或"陷阱"，住院就不应该是首选的安全计划。签订安全合约对正常生活的自我来说也许令人安心，但对战斗部分来说，它却是一面红色警示旗，会引发被控制或被要求依赖的感受。最好由正常生活的自我来决定安全计划和区分安全与不安全的行为，但如果目标仅仅定在限制战斗或逃跑的部分，我们就会错失达到更高层次目标的机会（关于不安全和自毁行为，见第七章）。在这个模型中，治疗的更高层次目标是，在持续正常生活的自我和仍在害怕、仍在哀悼从未得到的东西、仍在深感羞耻和孤独的年幼部分之间发展越来越紧密的情感联系。各部分与正常生活的自我之间的内部信任的纽带支持着对治疗师的信任，但更重要的是，它们有助于合作和共识。

如果治疗师能基于真诚地尊重、温暖和欣赏所有部分的立场发言，并共情每种观点，持续正常生活的自我便可以开始接纳每个部分，将它们视作潜在的资源以及一个值得同情的"真正"的人，而不仅是一笔负债。要做到这一点，就需要治疗师站在其他部分的视角上，既与每个部分对话，也就每个部分的情况展开谈话。

> "顺从部分一定很担心，战斗部分'有话直说，少弯弯绕'的说话风格会让别人不高兴或发火。"
>
> "战斗部分没有意识到的是，当我们告诉孩子们'闭嘴、别哭了'时，他们可能会照做，但他们会更害怕。让他们停止哭泣的另一个方法是向他们保证你不会让他们受到伤害。你能不能让战斗

部分给你一个机会,看看这种方法能否更快起效?"

"我知道,年幼部分想跟我谈谈那些伤害它的坏人,但我也知道,战斗部分认为说出来是很危险的事。我打算对这个年幼部分做个承诺。事实上,成年的露西可以和我一起这样做——我们需要向年幼部分保证,它不会再受到伤害。它不必告诉我们具体发生了什么,因为我们'理解'。接着让我们看看,战斗部分是否愿意让年幼部分告诉我们——或者,一旦它感觉到受保护了,向我们倾诉就不那么重要了。"

"我能为你的逃跑部分担当辩护律师吗?这些年来,逃跑部分一直试图通过麻痹你的感觉、用药物麻醉你来保护你。它知道你无力处理情感或已知发生的事情,所以它带你'逃离'了。我意识到这已经失控了,现在你的成瘾状况很危险,必须接受治疗,但我不想让你忘了,瘾君子的那部分也是想帮忙的——它也确实帮了忙。如果没有它在你身边,你走不到今天这一步。"

治疗师常常犹豫要不要使用类似"内心的人"的词语,因为他们担心这会加剧解离性碎片化。但其实只要把这些部分视觉化,用对待小孩子和青少年的方式来对待它们,那么持续正常生活的自我就会更容易带着欣赏凝视它们。正常生活的自我越是对这些部分怀有温暖、开放、放松的兴趣,就越不需要与它们保持距离或断开联系。尤其是,随着来访者稳定下来,战斗和逃跑部分的生存贡献必须得到热情的认可。我们必须像对待退伍军人一样对待它们。治疗师或来访者可能不相信那场战争是必要、有用的,但这些部分确实曾为了一种有价值的使命而奋力战斗过,那就是来访者的生存。因此,治疗师和来访者都必须对它们的奉献表达敬意。

顺从和僵住的部分往往也能从被尊重中受益。虽然它们的奉献包括回避策略(僵住、失声、为他人服务、取悦与自我牺牲、意识飘忽),但它们对来访者的生存和适应也至关重要。如果没有它们,大多数童年时被忽视和虐待的幸存者可能会做出威胁虐待者的反应,并引发更严重的惩罚。通常,依恋部分能从祖父母、老师、朋友的母亲、邻居等人身上赢来支持,这些时刻提供了希望、榜样,甚至是自己仍能被爱的信念。即使这些部分仍被触发并继续驱动创伤相关症状,治疗师也必须强调:"这个部分是怎样仍在尝试帮忙的呢?""这个部分在担心什么?从怎样的角度看这也是一种解决问题的尝试呢?"

安妮提醒她的治疗师:"你懂的,它们都在用自己的方式尝试修正。"

"修正?"

"是啊,修正那时出错的一切,当时它们还都很幼小。现在,它们仍在试图用那时候习得的方式做这件事。"

参考文献

◆ ◆ ◆

Beebe, B. et al. (2009). The origins of 12-month attachment: a microanalysis of 4-month mother-infant interaction. *Attachment & Human Development*, 12(1-2), 1-135. .

Benjamin, J. (1994). What angel would hear me? The erotics of transference. *Psychoanalytic Inquiry*, 14(4), 535-557.

Grigsby, J. & Stevens, D. (2002). Memory, human dynamics and relationships. *Psychiatry*, 65(1), 13-34.

Liotti, G. (2011). Attachment disorganization and the controlling strategies:

an illustration of the contributions of attachment theory to developmental psychopathology and to psychotherapy integration. *Journal of Psychotherapy Integration*, 21(3), 232-252.

Lyons-Ruth, K. et al. (2006). From infant attachment disorganization to adult dissociation: relational adaptations or traumatic experiences? *Psychiatric Clinics of North America*, 29(1).

Main, M. & Hesse, E. (1990). Parent's unresolved traumatic experiences are related to infant disorganised attachment status. In Greenberg, M. et al., *Attachment in Preschool Years: Theory, Research and Intervention*. Chicago: University of Chicago Press.

Ogden, P., Minton, K., & Pain, C. (2006). *Trauma and the Body: A Sensorimotor Approach to Psychotherapy*. New York: W. W. Norton.

Schore, A. N. (2003). *Affect Dysregulation and Disorders of the Self*. New York: W. W. Norton.

Schore, A. N. (2001a). The effects of early relational trauma on right brain development, affect regulation, & infant mental health. *Infant Mental Health Journal*, 22, 201-269.

Schore, A. N. (2001b). The right brain as the neurobiological substratum of Freud's dynamic unconscious. In D. Scharff & J. Scharff (Eds.). *Freud at the Millennium: The Evolution and Application of Psychoanalysis*. New York: Other Press.

Siegel, D. J. (1999). *The Developing Mind: Toward a Neurobiology of Interpersonal Experience*. New York: Guilford Press.

Solomon, M. (2011). *The Trauma that Has No Name: Early Attachment Issues*. Presentation at the Psychotherapy Networker Symposium, Washington, D. C., March 2011.

Tronick E. (2007). *The Neurobehavioral and Social-emotional Development of Infants and Children*. New York: W. W. Norton.

Van der Hart, O., Nijenhuis, E. R. S., & Steele, K. (2006). *The Haunted Self: Structural Dissociation and the Treatment of Chronic Traumatization*. New York: W. W. Norton.

第七章

自我毁灭行为及其治疗

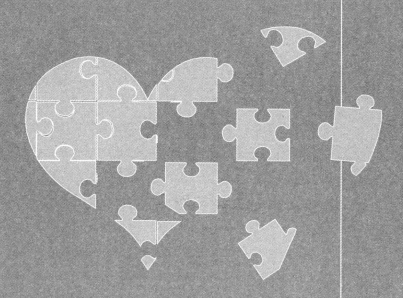

"曾经我也想过一了百了。"

当抵抗和逃跑都不可能时，人类的自卫系统就会崩溃并开始解体。对危险做出普通反应的每个组成部分都失去了作用，但往往仍处于变化和夸大的状态中，哪怕实际的危险已经结束了很久。

——朱迪思·赫尔曼

（受虐待的儿童）需要拥有一种潜能以调动强有力的逃跑-战斗反应，并毫不犹豫地对挑战做出主动回应……（这些生存反应）明显地增强了个体面临危险或损失的威胁时迅速转入强烈的攻击状态的能力。

——马丁·泰歇

在创伤中生存，每天假装若无其事地生活下去，应对日常生活中的正常挑战和创伤环境中的异常挑战，都会影响个体关于安全的信念，并侵蚀其活下去的决心。个体感到无助、崩溃、无力、脆弱、恐惧和孤独，切身地体验着无处可去、无处可藏、无人可求。个体能够利用的仅有资源就在身体里：断开连接、麻木、解离、肾上腺素和内啡肽之类的神经化学物质，以及为了生存而做出动物性防御生存反应（战斗、逃跑、僵住、顺从和依恋）。

这些，便是"需要采取最终措施的绝望时刻"。

　　创伤和自毁行为是相伴相生的，这并不令人惊讶。"路怒症"、性强迫（sexual compulsivity）[1]、预期危险和采取自我保护措施的能力不足、对正常的安全问题漠不关心、无法离开危险的环境或关系，这些情况都符合个体过去被当作物品对待的经历。这个物品的福祉无关紧要，除了被利用之外其生活没有其他目的。难怪将对死亡的预期作为禁锢的替代方案也能令人欣慰，难怪希望死亡而不是带着这种痛苦生活也能作为一种生存方式被程序性地习得。这一假说既有科学支持也有临床证据。自杀意念、自杀威胁和自杀尝试都与创伤后应激障碍的诊断相关，物质滥用、饮食失调和自我伤害也是如此（Khoury et al., 2007; Krysinska & Lester, 2010; Min et al., 2007）。即使对这些症状和障碍进行了反复治疗，有创伤史的个体复发率也非常高（Najavits, 2002）。这表明，这些不同形式的成瘾行为与创伤经历的效应之间存在复杂的相互作用。同一个体身上会同时存在着强烈的求生意志和同样强烈的死亡渴望，我们应如何理解呢？

是逃生之路，还是前行之途？

　　在创伤中生存，需要巨大的决心才能一直"坚持下去"，然而它也会给个体的安全信念带来压力，侵蚀其活下去的愿望。既要应对日常生活中的正常挑战，又要应对创伤环境中的异常挑战，这对任何人来说都是沉重的负担，更何况是儿童。如果来访者能获得一种感觉，认为眼前就有解脱的方法、逃生计划、降落伞或"免罪金牌"，这就能带来希望的微光或减轻无助感，让他们觉得"还有一些事情是我能做的"。在我们很小的时候，可以利用的仅有资源就在身体内部：断开连接、麻木、解离、我们体内的神经化

1　根据塞斯思·卡立奇曼（Seth Kalichman）编制的性强迫量表（Sexual Compulsivity Scale），性强迫包括性欲亢进和性成瘾。

学物质（肾上腺素、内啡肽、皮质醇），以及僵住、完全服从或呼救的动物性防御反应。到了青少年时期，更强壮的身体和快速发育的大脑为我们提供了更多的选项。随着我们在青春期逐渐发育，战斗和逃跑的动物性防御生存反应变为有效的行动，而不再是小孩子的愿望和幻想。

无论是被困在长期的威胁情境中还是被日常的刺激触发，无论我们是3岁、13岁，还是30岁，我们能切身感受到的就是，这些都是绝望的时刻，我们需要采取最终的措施才能生存。对"最终措施"的选择只受限于环境和我们的身体。面对威胁，交感神经系统会驱动身体进行自我保护，但当战斗和逃跑过于危险时，身体又会本能地通过僵住或重新引导冲动来抑制行动。我们会捶墙、想象自己撞上电线杆、扔东西、打或咬自己。这些行为会立竿见影地使我们切身体验到控制感——就像躲进掩体、逃跑或回击攻击者的感觉一样。

最终措施

因此，自毁行为源于对毁灭的恐惧、被孤立和抛弃、对崩溃情绪无能为力，以及充满绝望和无助等种种体验。无论这些状态是对威胁和暴力的反应还是被反复触发的内隐记忆，现在的它们感觉起来都同样真实（因此同样可怕）。让绝望变得更深刻的是，展露脆弱也不安全。情绪和情感表达很少能给受害儿童带来更多安全感，反而往往会激起更多的暴力——以至于许多受创伤的个体比起丧生更害怕自己的感受。

任何不利事件带来的正常感受和情绪都会被来访者体验为威胁而非解脱，这是治疗师需要铭记在心的重要事实。当治疗师努力帮助来访者承认自身感受而不是自我关闭或付诸行动时，治疗师经常忘记，这些情绪也曾是危险的来源，且现在与崩溃、威胁或羞耻的内隐记忆有关联。当来访者学会将看似崩溃或不安全的情绪与自己的年幼部分联系起来时，他与这种感受的关系就改变了。来访者仍然可以感觉到这些情绪,但把它们视为儿童部分的感觉会削减其威胁,并减少来访者的脆弱感。儿童当然可以感到羞耻、孤独或悲伤,这个儿童的脆弱性触发了战斗和逃跑的部分甚至也情有可原。来访者的工作是正念地关注这些情绪,将它们视作来自儿童部分的交流,将它们命名为"小家伙的悲伤"或"小孩子的恐惧",并抑制自发倾向,不要去认同战斗或逃跑的部分,也不要按它的冲动行事。

另一个导致受创伤者产生自毁行为的因素是他们缺乏能安抚或调节强烈的、自主驱动的感觉和感受的方法。自我安抚的能力与早期稳定的被安抚的体验直接相关。这种体验能调节神经系统,使其稳定下来、重新校准,直到儿童处于"最佳唤醒"状态(Ogden & Fisher, 2015)。在早期依恋不充分,随后又被创伤威胁的情况下,来访者的神经系统习得了交感神经过度唤醒的习惯,以驱动过度警觉状态并为行动做准备;或是习得了副交感神经过度唤醒的习惯,以确保停止行动并陷入麻木(Ogden et al., 2006)。因明显危险的情绪和感受而崩溃,又缺乏自我调节的能力,儿童的切身感受便是:"我没法挺过这些感受。如果我不能让它们停止,我就会炸成一百万片,我会死的。"结果就是,不论普通的还是被自主神经系统放大的情绪反应都会让人感到无法忍受、无法包容且危及生命。然而,与高风险行为相关的危险又看似"不真实"。来访者习惯于通过解离或忽视危险来渡过生命威胁,以便"一直坚持下去"。来访者害怕的不是死亡,而是自己的感受。让来访者感觉危险的是内隐记忆,他们告诉自己:"我不能靠自己忍受这些情绪,如果没人能帮助我,我就会死。我必须做点儿什么。"

掌控无法忍受的情绪

在理解高风险行为时,专业人士和非专业人士都最常犯一个错误:自发假设自残、自杀、饮食失调和物质滥用是为了寻求毁灭而非解脱。如果假设自残会引起疼痛，那么我们就会把它解释为受虐癖、自我惩罚或呼救；如果假设自杀意念反映的是一种清醒的求死意向，那么我们就会把它解释为对生命的威胁或大声呼救。而这样做我们就忽略了自我伤害的核心议题：对于难以忍受的感受寻求掌控，或者说，寻求解脱。

所有自毁行为，其核心都是一项简单的事实：伤害身体，让它挨饿，计划它的消亡，或强迫性地进行成瘾行为，都会使身体和情感的痛苦得到缓解。具有讽刺意味的是，基于生理效应，高风险行为似乎是一种应对痛苦或带着痛苦生活的巧妙尝试，这也是来访者所知道的唯一方式。如果我们能承认，来访者目前没有更好的自我安慰方式，而自伤或自杀意念和自毁行为能成功带来解脱（尽管是以一种矛盾的方式），面对寻求解脱的挑战时，我们就有机会与来访者（以及战斗或逃跑的部分）建立协作的关系。治疗师不应立即把自杀意念、当下的成瘾或自我伤害当成安全隐患来做出反应，而应从传递好奇心开始。这些行为可能是什么问题的解决方案？是什么触发了这种冲动？来访者希望这些行为带来什么结果？他以前是否用这种方式获得过解脱？

提供心理教育并说明为什么这些行为对调节难以忍受的状态非常有效，可以减轻来访者的羞耻感和隐瞒性。描述自毁冲动下可能存在的一系列积极意图，会使来访者更有可能主动表达他们对以这些方式获得解脱的怀疑和恐惧，而不是试图说服治疗师相信，成瘾或不安全行为是他们唯一或最好的选择。

过去，对不安全行为的治疗往往使来访者和治疗师站到对立的两极。治疗师的目标是减少自伤或防止自杀，而这往往与来访者需要坚持采用可信赖的慰藉方式相冲突。或者，治疗师"安全第一"的议程可能会引发人际关系斗争，把治疗师置于执法者的角色。在这种治疗模型中，治疗师的首要任务是帮助来访者关注内在斗争。是什么感觉激活了战斗和逃跑的部分，使其采取如此极端的措施？哪些部分想死？哪些部分想帮忙？哪些部分想活下去？它们之中，有谁被战斗部分的暴力吓到了？儿童部分是将战斗部分视为拯救者，还是害怕被它杀掉？

为了有效地治疗不安全和成瘾行为，治疗师和来访者必须能分享个人内心的两难困境：如果自伤、饮食失调或成瘾行为是管理看似危及生命的情绪唤醒的唯一手段，来访者还有什么别的方式来忍受痛苦吗？如果"普通措施"比最终措施更慢、效果更差，治疗师如何鼓励来访者去利用更健康的技能、资源或疗法？当来访者内心正体验着生死攸关的紧迫感时呢？历史上，治疗与创伤相关的自残、成瘾行为、饮食障碍或自杀的方法，主要是将戒除和安全作为行为目标，但在这些实践中，治疗师们发现与创伤相关的触发因素和不充分的"容纳之窗"会持续破坏来访者追寻稳定的尝试。要理解创伤和不安全行为、成瘾行为之间复杂的相互关系，就需要理解这些行为对身体有何影响，以及它们如何促进解脱和调节。

利用身体获得慰藉

儿童虐待及忽视、折磨、家庭暴力和许多其他类别的创伤，都有一个共同特点，即受害者的身体、思想和情感被他人剥削。他人实施侵害是为了满足自身需求、施加控制，或宣泄紧张感（Miller，1994）。难怪身体被这样利用的儿童成年后也可能会本能地利用自己的身体来缓解紧张，或将冲动付诸行动。他们被剥夺了正常地缓解紧张的体验（安全依恋中的安抚），而虐待只是使身体沦为释放紧张的工具，毫无真正价值。

感到痛苦时，多数儿童会寻求与他人联结（最好是成年人）以获得安抚、保证或宽慰。然而，那些经历过忽视或虐待的孩子很快就学会了回避联结而非寻求，并且几乎完全依赖自己的资源。由于不能信任或依赖他人的支持，他们会本能地在一系列行为中寻求解脱，而这些行为有一个共同特点：不需要依赖他人。一些来访者在十几岁时就学会了使用药物和酒精来麻痹自己；一些来访者在青春期初期时发现，让自己挨饿或暴饮暴食后导泻可以使自己达到类似平静或"无感"的状态；还有一些来访者往往从幼年起就发展出了各种能提供解脱的自残行为，例如掐、割、抓、烧、捶打、撞头，甚至放血。

自毁行为如何"起效"

治疗自毁行为的最大挑战是，它确实能有效地带来解脱——至少在形成耐受性之前的早期阶段。对身体的伤害（切割、焚烧、击打、吞下尖锐物体）与任何伤害或威胁都具有相同的效果。首先，伤害会刺激肾上腺素的产生（导致能量增加、注意力集中、力量感和控制感增强，以及情绪和身体感受的减少）；然后，内啡肽释放增加，促进放松或镇痛效果。这两种反应都发生得相当快，对于因强烈情绪或联结断裂而感到恐惧无措的来访者来说，它们提供慰藉的效果几乎是立竿见影的。

虽然传统上认为进食障碍是由扭曲的身体形象或自我意识造成的，但令人吃惊的是，它们的后果相当特定地回应着与创伤相关的过度唤醒症状。在进食障碍中，吃得少或吃得多都能带来解脱。例如，在厌食症中，限制食物摄入会导致情感和感受的麻木，同时由于酮症（ketosis）的影响，能量感和幸福感会增加。过度进食也会导致麻木，同时伴有放松、副交感神经系统的过度唤醒增加、与身体断开联结、空虚感或嗜睡感。贪食症也是如此，暴饮暴食和导泻可以通过激活背侧迷走神经系统（Faris et al., 2008）减少过度唤醒、降低疼痛敏感性（该系统是副交感神经系统的一个分支，与完全崩溃和假死的生存反应相关）。与正常对照组相比，暴食症与较高的疼痛阈值（pain threshold）[1]相关（Faris et al., 2008），其原因可能是暴食和

1　指个体开始感受到痛觉时的刺激强度，与痛觉耐受（pain tolerance，个体能忍受的最大痛觉）相对。

导泻的麻木效应，这也许能解释为何越来越多的年轻女性被诊断患有这种疾病。

物质滥用和成瘾行为往往也会对自主神经唤醒有相当特定的影响——这反映在与物质有关的术语"兴奋剂"（upper）和"镇定剂"（downer）上。兴奋剂是来访者在开始感到"死气沉沉"或"空虚"时的首选药物，也可用来增加权力感和控制感。对于那些害怕放松或将放松与不够警觉混淆了的来访者，它们还能将唤醒维持在较高的水平。类似地，酒精、苯二氮䓬类和阿片类药物都可以缓解过度焦虑的症状和崩溃的情绪。不过它们也可以用来帮助个体维持长期的低唤醒状态。在这种状态下，个体可以确保不会有"过多"的感觉或感受。尤其在进食障碍和成瘾领域，所选择的药物或行为与它们所针对的创伤症状之间，往往早已丧失了联系。习惯性地"用药"或饮食紊乱可以防止那些来访者害怕的情绪和感受的侵入。而到了来访者开始产生耐受性，必须加以限制的时候，就只有暴饮暴食和导泻，或是更频繁、更严重地过量进食才能引起同样的效果。随着来访者产生耐受性，进食障碍往往会趋于失控。裂脑研究表明，左脑倾向于为右脑驱动的非理性行为创造合理的论据。与此一致的现象是，患有进食障碍或物质滥用障碍的来访者会有解释自身症状的"故事"或理由，例如："如果我不这么做，我就会胖得像栋房子一样。"但这些故事并不能说明饮食紊乱行为带来了慰藉。它们不能解释耐受性增加而引发的恐慌，以及让这些感受趋于麻木的迫切需求反过来又加剧了进食障碍或成瘾行为。物质滥用、进食障碍、自残和自杀行为通常在11～14岁开始——这正好是青少年解离或个体化的动力与害怕被抛弃和解离之间的内部冲突日益加剧的阶段。

自毁行为与依恋驱力

大多数创伤者都面临着某种相同版本的威胁生命的两难困境，即难以最大限度地减少面临的危险、利用可能提供保护的关系资源，同时又避免被那些可能加害他们的人伤害。为了尽量减少危险，他们必须避免与掠夺者对立；既要培养良好的意愿，又要保持警惕。对于幼儿来说这一挑战尤其困难，因为他们必须依赖成人，而且他们依恋或寻求亲近的生物驱力又极强。他们需要一项解决方案，好在不增加虐待风险或牺牲他们可能获得的积极关注的情况下抑制依恋驱力。

当阿尼娅的母亲和我商讨如何照顾阿尼娅的情绪不稳的哥哥时，2岁的阿尼娅跑了进来。她被玩具绊倒、重重地下巴着地摔在地上。她开始抽泣，但没有与母亲进行眼神交流，也没有向她寻求安慰。她的母亲似乎也没有注意到她在哭。阿尼娅似乎对我们两个成年人都视而不见，她自己站了起来，开始摇晃，重心交替落在两脚上，同时轻声抽泣。她现在身处自己的世界里，眼睛没有焦点。她一直摇晃到自己镇定、安静下来。

混乱型依恋的研究者描述了阿尼娅这种早在2岁时就出现了的行为，他们推测这反映了一种用以同时应对寻求亲近的冲动和拉开距离或防卫的冲动的解决方案。据推测，在脆弱或有需求时，这些学龄前儿童会对亲近他们的"自己害怕又令人恐惧"的照顾者感到警惕，并开始以能获得更多控制感的方式与人联结，这被称为"控制策略"（Liotti，2014）。一些儿童被称为"控制-照顾"型的，他们采取父母化或"照顾与交友"的行为：吸引人、指导、逗乐、安抚、过早独立，并向父母提供认可和安慰。另一些儿童被称为"控制-惩罚"型的，他们对亲近的反应是敌对、挑衅、胁迫、羞辱，有时还是有攻击性或暴力的,这使他们可能被诊断为对立违抗障碍。从这项研究中可以看出,当照顾者忽视儿童,或者危险而不可利用时,儿童想要获得安全感就等同于要在迁就或父母化这一极与敌对或疏远这一极之间做出选择。或者说,寻求亲近和疏远在同一个人身上会交替出现,每一种冲动都是由不同的生存防御反应驱动的:依恋或顺从部分利用父母化的行为来获得更多对亲近的控制,同时战斗部分会使用有敌意的接触来推开他人。当我们依赖照顾者才能生存时,亲近和安全是交织在一起的,其中隐含的信息是:"依赖是不安全的。太亲近或太爱与你最近的人是不安全的。"这些依恋行为模式会持续到成年,随着结构性解离会变得越来越复杂、两极分化、易被激活。

动物性防御与不安全行为

结构性解离模型有助于理解对不安全依恋关系的讨论。如果依恋部分持有亲近的愿望,顺从部分持有安抚的能力,逃跑部分持有拉开距离的需要,僵住部分持有对攻击的恐惧,而战斗部分持有掌控局势的迫切感,那么个体就拥有了在危险世界中运作的所有必要"成分"。每个结构性解离的部分都能在一定程度上独立于其他部分来追求自己的目标,这就创造了一种优势。从过度警觉到高需求,再到疏远,再到机器人式的服从,这快速的自动转换有利于灵活防御。如果虐待性的照顾者很容易被激怒,灵活防御就很重要。若把创伤相关的刺激视为危险,灵活防御就让人更容易避开麻烦,换来一天的平安无事,因此这种模式是适应性的。而一旦我们安全了(不再在情感或身体上依赖虐待者),这些防御模式就没用了。可这些部分会继续扫描环境,寻找对其目标和需求作用显著的创伤性触发因素,并以各自特有的方式对其做出反应。但是,它们的激活增加了对内心冲突的敏感性。对每个部分而言,能遇到的最具威胁性的触发因素可能就是其他个体。会唤醒强烈防御反应的不只有愤怒、暴力、具有攻击性的他人，权威人士也会唤醒这些反应，甚至来访者最亲近的人也是如此，伴侣和配偶、治疗师、家庭成员、亲密的朋友，以及各种有爱的对象都包括在内。可悲的是，那些可能有助于治愈过程的人也很可能会触发结构性解离的部分，就像伤害这些部分的人一样。

随着这些斗争不可避免地导致越来越严重的两极分化，个体的内心冲突也会加剧。依恋的部分本能地将潜在的依恋对象（包括治疗师）理想化，而战斗部分则有可能变得更戒备和过度警觉，或是对寻求亲近或对年幼部分共情失败的人产生敌意，认为他们令人失望、没能"与自己同在"、不关心自己或有其他更优先的事情。因为来访者生活中的其他人认为他们是在与一个成年人而非儿童相处，所以他们即使为了能"与来访者同在"付出了最具善意、最具支持性的努力，也很容易让年幼的创伤部分失望或感情受伤。正如杰茜卡的例子证明的那样，对成年人来说善意的和支持性的东西，和儿童需要的"善意的和支持性的"东西是迥然不同的。

杰茜卡期待她的朋友以及朋友的朋友能在她困难时帮助她，他们也确实努力在这样做。但是，他们提供的实际帮助，例如开车载她、帮她找新工作或请她吃午饭，对一个2岁的儿童部分来说并不属于"关心"的范畴。这个部分渴望得到一个拥抱，渴望眼神接触，渴望有人认真听它说的每句话，渴望有人在共进午餐后不急着离开它。由于这些体验通常都不会被提供给一位45岁的女性，因此杰茜卡的依恋部分经常感到受伤和失望。使这种情况变得更加复杂的是，她的战斗部分对那些会伤害依恋部分或冒犯战斗部分公平感的行为始终保持警惕。由于杰茜卡的父母都是过度敏感和挑剔的人，所以对于那些她的朋友认为非常轻微的冒犯，杰茜卡的战斗部分会拉响警报。一旦有人冒犯，战斗部分就会在几个月甚至几年内充满敌意和保持警惕，拒绝让杰茜卡原谅和前进——甚至拒绝安慰幼小部分。渐渐地，她变得越来越孤立，无法交到新朋友，因为战斗部分不可避免地认为他们"冷漠""自恋""刻薄"或对它来说"不够健康"。但孤立并没有解决潜在的依恋创伤。儿童部分的孤独和对拒绝的敏感性只会加深，而战斗部分的过度警觉也会随之增加。

当儿童进入青春期，开始个体化，身体越来越强壮时，战斗和逃跑的部分会更活跃。到15岁时，青少年的部分通常有了挺身而出、直面权威人士的生理能力，也能对年幼部分可能被利用的脆弱之处（有渴望、需求高、受伤、失望）行使权力与控制。难怪进食障碍与物质滥用障碍倾向于在十一二岁时发作，这正是解离-个体化的本能需要压抑依恋驱力的，也是儿童的身体力量与更高的独立程度能为进食紊乱、自伤和物质获取创造机会的阶段。有时，这也是发生首次自杀尝试的阶段。

安妮特还记得她第一次想以死作为对她处境的解决方案的时候。她那时6岁，母亲整日工作，继父的虐待又越发冷酷、狡猾和恶毒。每天，她都会向自己承诺："只要你能挺过今天，明天你就可以去死了。"然后她就能喘一口气，知道视野之内尚有终点。"只要你能挺过今天，明天你就可以去死了。"这个承诺带来了温暖的慰藉，帮助她坚强起来，应对即将发生的事情。即使在母亲离开了继父，虐待也随之停止后，每当她感到崩溃或被抛弃，去死的愿望对她来说仍是一种"故障安全"（fail safe）[1]的解决方案。她的首次自杀尝试发生在14岁。在她与初恋男友分手之后，她吞下

1　工科术语，又译为"失效安全"，指某个设备即使自身失效，也不会对其他设备或人员造成伤害或将伤害最小化。

了一整瓶阿司匹林。

矛盾的是，去死的愿望最初是一种施加控制的方式，为的是在虐待中生存下来："我只需要再忍最后一天了。"每当她对自己做出这样的承诺时，这种控制感都会带来温暖的慰藉。然而，到了14岁，仅仅是愿望已经不足以带来解脱。"这就是原因所在，"她说，"我必须做点儿什么。我必须感觉到我能够结束一切。"她既不为活着感到宽慰，也不为此失望。一旦服下过量的药物，安妮特便感受到一种更新的目标感：她确实拥有出路，只要她需要。同时，她又很谨慎地避免自杀行为被发现，因为她害怕"被关起来"。这种模式一直持续到安妮特30多岁时。每当某件事或某个人伤害或触发了年幼部分，自杀部分就会通过自杀威胁、自残或服用过量但不致命的药物（其剂量往往只足以使她在晚上失去意识，第二天早上她又会醒来继续生活）来重新建立一种控制感。更令人担忧的是她的酗酒行为。

在14岁第一次自杀未遂继而住院治疗之后，安妮特感到被困和恐惧。如果她不能控制自己的冲动，她就会再次被关起来；但如果放弃自杀的渴望，她就不再有解脱的来源。她开始感觉到内心的斗争。她最幼小的部分渴望有人只是爱她、护她周全，但这使她容易受到猎艳的男人的伤害。找不到人关心自己带来的失望引发了这个孩子的哀伤，尽管自杀部分通过抓挠手臂得到了一点儿缓解，但安妮特担心这些抓痕会被视为她想死的迹象。在她15岁生日那天，一些朋友带来了一瓶葡萄酒。当她喝下第一杯时，她开始感到"正常"了。酒缓解了紧张和恐惧，使她能够因人们的笑话发笑。他们随后也回以微笑，这让安妮特的幼小部分充满希望，期待着也许他们还是喜欢自己的。

即使在个体获得安全之后，创伤相关的触发因素也会干扰个体区分眼下的安全和当时的危险。安妮特的继父离开后，她终于不再受到伤害，但她和她的部分并没感到安全。她的幼小部分仍然渴望得到某人的爱和保护所带来的安全感；她的自杀部分仍然通过承诺结束一切而带来解脱；她的成瘾部分不得不增加酒精用量，以调节与创伤有关的内隐记忆及伴随的自主神经唤醒。当男友离开或者女性朋友让她失望时，安妮特的幼小部分就会惊慌失措，她自己就会被伤害和绝望淹没——又得喝更多的酒。然而随着时间推移，一直让她信任的化学物质的作用也开始让她失望。现在，为了让这种感受消失，逃跑部分不得不喝到断片。但当她晕倒时，随后发生的事情会重新加剧随后令人不安的感觉，而非缓解这种感受——很多时候，她与那些年轻时尚、从事专业工作的"家人"在酒吧共度的夜晚都以断片结束，第二天早上，她会发现自己躺在陌生人的床上。

治疗自毁行为的成因

自毁行为源于各种变量"祸不单行"的累积：首先，一个触发因素唤醒了与创伤有关的内隐记忆，然后，内隐记忆与危险的联结激活了紧急应激反应，诱发交感神经系统的反应，关闭前额皮质，让个体的判断力受损，并使正常生活的自我丧失力量。现在，防御反应相互冲突的各个部分得以自由地按各自的生存本能行事，就导致了一些以带来解脱为目的的行为，包括暴饮暴食、切割、自杀尝试、成瘾行为，以及限制进食。在很短的时间内，也许只用几分钟，来访者会报告暂时的控制感或幸福感，这加强了消极感受、失调的唤醒和立即需要采取行动带来"缓解"之间的联系。由于看似良性或轻度痛苦的触发因素——儿童部分的伤痕、悲伤或羞耻——和战斗或逃跑部分的冲动行为之间往往没有体感上的联系，并且来访者自己甚至也不理解自己的行为，所以他们只能对采取的行动进行陈述："我想自杀。"

要稳定高风险行为，就需要处理"部分的部分"，较新的尖端治疗甚至都未纳入这一步。辩证行为疗法（dialectical behavior therapy, DBT）解决了正常生活的自我容忍创伤部分的失调情绪所需技能的问题，但并未解决碎片化或如何将正常生活的自我与各部分区分开来的问题。内在家庭系统谈及了部分的作用，但只是将自毁行为概念化为"消防员"部分试图压制脆弱的"流亡者"部分的表现（Schwartz, 2001）。内在家庭系统认为正常生活的自我是"管理者"。该疗法虽强调功能，却只是另一种将流亡者部分排除在心智之外的方式。在这个模型中，正常生活的自我是个体中以当下为导向的方面，能够提供社会判断和"自上而下"的行为管理，同时也具备好奇心、同情心、智慧、勇气和冷静。在内在家庭系统中，这些品质（还有清晰、自信和承诺）被保留给"自我"或被我称为"智慧心灵"或"智慧的自我"的部分。除了体感疗法，感觉运动心理疗法（Ogden & Fisher, 2015）是唯一关注自主神经失调和动物性防御对创伤后应激障碍的贡献的创伤治疗模式，但它与内在家庭系统一样，缺乏解决不安全行为的具体干预方法。每种疗法（内在家庭系统和感觉运动心理疗法）都鼓励对习惯性模式的兴趣和好奇心，而不是对安全问题采取以解决方案为导向的方法。在内在家庭系统中，治疗师将消防员部分理解为积极保护并捍卫流亡者部分的形象。在感觉运动心理疗法中，不安全行为被界定为一种对自主神经失调的"生存反应"。

创伤知情稳定治疗

创伤知情稳定治疗（Trauma-Informed Stabilization Treatment, TIST; Fisher, 2015）是一种治疗模式，用于稳定常规治疗没有效果的、严重的自毁行为。TIST最初是康涅狄格州青年服务部（隶属精神健康和物质滥用部）在范式转变的背景下开发的。为了帮助一些在18～25岁的症状最严重的患者,他们大胆地决定要探索创伤知情方法的效果,因为这些长期有自杀、自毁倾向的患者很多都有严重的创伤史。这个项目最初计划为已在多年的住院和居家环境中接受了许多不同的精神健康治疗的患者服务。他们的共同点是都有早期童年创伤史,随即出现严重的自伤、自杀、物质滥用、进食障碍和对他人(主要是工作人员)的攻击性症状。他们所有人都曾住院6个月以上,最长的可达10年。他们之所以难以从现有治疗模式中获益,是因为缺乏一种能同时解决他们自毁行为的各个组成部分的疗法。自毁行为源于他们的创伤性过往、与创伤相关的触发、由于大脑皮层抑制而导致的观察力和判断力丧失,以及作为自毁行为结果的缓解体验。若将结构性解离模型当作TIST的理论基础,我们就能确定导致来访者不安全行为的每个独立变量,并且可以将每种自毁的冲动外化,并对应到相应部分。只靠这一项干预措施本身,我们就能立即支持来访者认同持续正常生活的自我,放弃认同自杀和自残冲动。为了确保该治疗模型不会让来访者感到羞耻,我们将始终描述自我的所有方面(包括自杀的部分)对生存做出的积极贡献。

若治疗模式将自毁行为概念化为病态的、"边缘的"或操纵的,并将对不安全冲动的抑制判定为"健康的",那么我们的注意力就偏离了根本问题——相互冲突的驱力之间的内部斗争。来访者应该在冲动行为中寻求解脱,还是找到方法来忍受痛苦并继续前进?想成功地治疗任何冲突,我们都需要承认所有的相关方面或派系,而不仅仅是我们偏爱的那些。虽然表面上看来答案应该很简单,但事实并非如此。在对未来没有希望或信念的情况下,由于自主神经的激活和肾上腺素驱动的战斗-逃跑冲动急需释放加剧了情感的脆弱性,创伤来访者很难相信"一直坚持"就有机会成功。为了解决这种挣扎,来访者必须学会相信,自己的所有部分都在以不同的方式追求生存,就连他们最想自杀的部分也是"想通过死来求生"。

承认自毁的部分

"我感觉我想自杀。"这句话会直击任何治疗师的心灵并让他们感到恐惧，因为这意味着来访者整个人都渴求死亡，危险迫在眉睫。而TIST模式有所不同，它假设自杀的愿望反映的是某些部分的观点或冲动，但不一定是所有部分的。在急于盖棺论定之前，我们必须问清楚：哪个"我"感觉想自杀？是抑郁的部分还是有自杀倾向的部分？是什么触发了这个或这些部分？是什么驱动着这种冲动或感受？

一旦分解到各个组成部分，自杀威胁就可能只是意味着"我的幼小部分真的很伤心、很失望，而战斗部分正试图通过威胁自杀来防止它将来又被拒绝"。或者，这可能意味着自杀部分被儿童的眼泪触发，想吓唬它停止哭泣。也有可能意味着抑郁部分只是想长睡不醒。每一种情况都需要不同的解决方案——在获得对这些部分的理解之前，我们无法提供相应的解决方案。此外，TIST还会问：正常生活的自我在哪里？为什么它在战斗中失踪了？正常生活的自我可以做些什么来了解正在发生的事情，或是抚慰痛苦的部分？儿童部分或战斗和逃跑部分的强烈情绪和冲动是否暂时剥夺了正常生活的自我的权利？还是说，正常生活的自我只是在一边无助地看着？

大多数人都会同意，批评是不能激励人的，压抑或隔绝感受会导致抑郁或愤怒。然而，这些往往就是用来治疗自杀、自毁、进食障碍和成瘾的来访者的方法。它传递的信息是：这些冲动或行为是错误的，它们是危险的，我们要帮助你停止进行这些行为。对战斗和逃跑部分来说，这种方式无异于俗话说的"老虎头上拔毛"。它疏远、分化了那些我们最想赢得其信任、了解其动机的部分，还削弱了正常生活的自我。正常生活的自我真诚地尝试与治疗师协作，但一直被告知它还不够努力——事实上，正常生活的自我再怎么"努力"也无法阻止那些被肾上腺素驱使、确信自己的安全只在于行动的部分。在TIST模式中，某个部分的意图与它的行动应被区分开来：想自杀的战斗部分希望达成什么？它在尝试怎样保护来访者？下面的例子是TIST在一家州立医院最初被开发时，首个使用它进行治疗的来访者的故事。卡佳的例子说明了，从单一意识模型转向部分模型、从治疗边缘型人格障碍的方法转为治疗创伤的方法，能非常迅速地改变治疗状况。

　　由于无休止的自杀和自伤、吸毒以及对工作人员的暴力行为，卡佳已经住院两年多了。尽管刚听到新的治疗模式，卡佳就辨认出了自己战斗部分的作用并确证了它对生存的贡献，但战斗部分的决心似乎还是会随着每次不安全事件的发生而增加。有时，卡佳可以通过反复默念"这只是战斗部分，只是战斗部分，我不必按它说的做"来使自己与战斗部分的暴力冲动剥离、区分开来；但有时，战斗部分似乎"就在身后劫持"了她，然后她就突然出现了攻击或自残行为。我担心自杀性的战斗部分太过靠近危险边缘，于是认为是时候让卡佳和我一起找出驱使它的东西了。我问道："你能不能问问自杀部分，如果它暂停一下，花点儿时间让你来处理这些事情，它会担心什么？如果它停止尝试自杀的行为，它在害怕发生什么？"

　　就连卡佳也对回答感到惊讶。"战斗部分说，'这是推开别人的唯一方法——如果他们不能靠近你，就无从伤害你'。"在医院里，她已与部分工作人员建立了密切的关系。这些工作人员会安慰她的幼小部分、与她的青春期部分开玩笑，并与她的正常生活的自我联结。但是，战斗部分已经推开了她的家人，并成功地让她的未婚夫因为无法忍受对她可能死亡这件事的恐惧而取消订婚。听到自杀部分的议题后，依恋部分的恐慌和正常生活的自我的担忧被唤醒了。她希望爱和被爱的愿望怎么办？如果有朝一日她结婚生子呢?

在我的辅导下,卡佳询问自杀部分:"你需要从我这里得到什么才能相信,我能够处理好我想拥有的这些关系?"自杀部分回答说:"我必须相信你会好起来,你不会被摧毁。"卡佳花了好几个月的时间向战斗部分证明自己,又花了好几个月的时间才最终获准从州立医院出院。

如今,卡佳在猫咪的爱与陪伴下独自生活,这是对她依恋部分最亲密的安慰,也是所有消极情绪的情感中心和调节器。她很自豪地走进了曾经梦想的正常生活,这种生活包括上大学,照顾自己以及自己的公寓和猫。战斗部分现在相信了,卡佳能很好地选择人际关系,能在内隐记忆被触发并变得崩溃之前,安抚可能感到被他人伤害或拒绝的部分。反过来,卡佳也相信战斗部分能够辨别人们何时在利用她或对她期望过高。现在,随着沟通和协作的增加,卡佳可以注意到战斗部分的警告,并在它对潜在威胁做出激烈反应之前设定界限。她安慰依恋部分的能力减缓了孤独和脆弱的感觉,使得战斗部分能够坐下来等着,让她来完成她的任务。

通过学习"扪心自问",卡佳学会了与她的战斗部分对话,而非诠释它的行为。她最终明白了为什么即使要被"监禁"在州立医院的封闭病房里,战斗部分也要坚决地把她引向自毁之路。当战斗部分承认,它的主要目标是让她远离任何依恋,甚至是对父母的依恋时,过去几年的经历对她来说突然就可以理解了。她知道自己和依恋部分都是非常渴望亲近的,因此她立即明白了,为了自由地过上她希望的生活而不是被创伤经历支配的生活,她必须做些什么。由于多次濒临死亡,她的战斗部分很明显是不依不饶的。如果她不做点儿改变,它总有一天会得逞。

如今，除了她的猫，卡佳不再需要依赖任何人来调节自身情绪和行动。她不再服用精神药物，不再接受治疗，并已从精神卫生部的系统中解脱了。她的各个部分似乎感到与她在一起是安全的，甚至允许她注册社交平台账号与其他人进行联系并分享她生存与救赎的故事。当她第一次被分配参与我在医院开发的全新的"创伤计划"，即后来成为TIST疗法的试验版本的干预措施时，她立即感到一种自豪：她没有生病，她只是曾受到伤害，所以需要接受特殊服务。由于对创伤有了基本的了解，她能够把这些症状看成合乎逻辑和有意义的，因此更不会感到自己无价值。作为一个"创伤患者"，她被当作一个值得拥有药物治疗、束缚和防止自伤的病房以外东西的人受到对待；她也被视作有智力的人，有能力参与到自己的康复之中。她不断地对工作人员说："我需要一个创伤治疗项目，现在我终于得到了——这正是我一直以来所需要的。"

得到机会改变与症状的关系，将它们作为创伤的遗留来理解，并将它们外化为来自各部分的沟通信息，这些都有助于卡佳与各部分进行"去认同"或"剥离"，而不是继续将它们的行为和反应诠释为她自己的行为和反应。她开始能区分出自己进行治疗的意愿，将其视为一个聪明的、积极的、正常生活的自我存在的证据，并感到与想要帮助她的工作人员之间存在更强的联盟，而不是只"相信"自己战斗部分过度警觉的怀疑或依恋部分绝望的对接触和确证的寻求。当她既认同正常生活的自我也不失去对年幼部分的同情和忠诚后，这些部分稍稍放松了——足够让她更不易被触发，即使在被触发时也更容易认识到自身状况。将"她本应成为的人"与各部分的行动和反应分开，并试着充分调节它们的强烈反应，进而阻断战斗部分的行动，这个过程花了数年时间。这需要一些接受TIST模式的工作人员反复、持续地帮助她将情绪翻译为部分的语言，将她的感受和冲动与这些部分联系起来，让她与其共情且相信这个过程会让她免于按战斗部分的冲动去行事，并在团队帮她学会如何帮助这些部分之前容忍她可能会死亡的风险。

安抚脆弱者，表彰保护者

正如卡佳的案例一样，自杀和自毁部分通常是由与创伤性依恋经历有关的年幼部分的苦恼激活的。在TIST模式中，重点不是抑制战斗和逃跑部分的冲动，而是在战斗和逃跑部分采取行动之前，预判并抚慰年幼、脆弱部分的情绪激活。首先，治疗师要帮助来访者认识到痛苦的儿童部分有何体征与症状，这是因为，即使来访者还没有能力"帮助"它们，它们的表现也可以用来预测不安全的情况。治疗师必须亲自示范对"多米诺骨牌效应"的正念观察。这一效应指一种连续触发的模式，即被触发的部分会触发其他部分，而其他部分最终又会触发战斗或逃跑部分。

我决定必须让特丽意识到我所观察到的她的自杀倾向和一个被她抛弃的年幼部分之间的关系。因为我相信时机和准备就是心理治疗的一切，所以我等了几个月，直到特丽表达了她自己对未来危机感到焦虑的那个时刻。

特丽："我的老板告诉我，如果我再次住院，他就不能留我继续工作了。不管我有多擅长这份工作。我不知道该怎么做。我不能向他保证不会再尝试自杀！"

我："嗯……这确实是个问题，对吧？也许有种办法可以解决这个问题。我观察到一种模式。你有没有注意到，只有当你那个抑郁的13岁部分遇到困难时,自杀部分才会被激活?我知道你试图忽略它好让自己继续工作,但我认为,被忽略只会让它回忆起从未被看见的感受——它从未觉得有人珍视自己。在我看来,自杀部分值得被感谢,因为它让我们终于开始倾听这个13岁孩子的心声!我不认为自杀部分是想死或杀人,它是在清楚地表明,它不会任凭那个孩子独自受苦。"

起初,特丽对这一理论嗤之以鼻,坚持认为她没有什么部分,所以这无关紧要。然而,我还是继续观察这个13岁的儿童部分抑郁加深的迹象,这样我就可以适时警告特丽,自杀部分会紧随其后。

在这个例子中,抑郁部分是一个非常准确的晴雨表,可以预测自杀部分的冲动行为,而这些行为几乎总会导致数月的住院治疗。在危机发生之前,承认这个13岁的儿童部分的痛苦并介入和帮助它,可以更有预见性地及时阻止自杀尝试,防止来访者的工作和生命受到威胁。

通常,抑郁部分是不安全行为的触发因素。用闪回和回忆进行交流的部分有时也是战斗或逃跑部分的触发因素。年幼部分的身体和情感记忆会侵入正常生活自我的意识,传达它们害怕再次受伤、没人相信它们、它们需要保护的信息。状况仍不安全的躯体信息随即就可能触发战斗部分的保护行动,例如把再次受伤的风险彻底消灭。羞耻部分也会触发战斗部分,唤醒一种痛苦的脆弱感。而对于将能控制敌人视为生理需要的战斗部分来说,这种脆弱感是不可容忍的。若治疗师能够预测风险,并帮助来访者的正常生活的自我为脆弱部分提供抚慰和不再孤独的感受,冲动行为出现的风险就会大大降低。治疗师会教来访者内部对话技术(见附录C)并要求他们在治疗过程中坚持练习,直到他们充分发展出能调节部分难以忍受的感受的能力，且无须治疗师的陪伴也能独立运用。

"一个部分也不能少"

"一个部分也不能少"是我们教给来访者的格言，也是他们需要达到的标准。这个标准挑战了自我疏离的生存策略。正常生活的自我也许能够正常地发挥功能，但我们不会允许它放弃那些负责生存的部分。羞耻部分、恐惧部分、有成瘾问题或进食障碍的逃跑部分，或是自杀、愤怒、自残或寻求正义的斗争部分——所有部分都值得尊重和同情。

当来访者在治疗中遵守"一个部分也不能少"的标准时，被遗弃的威胁就解除了，而被遗弃对儿童来说就像毁灭一样可怕。各个部分听到治疗师作为它们的代表所说的话，会得到一种修复性的体验，感到有人听到了它们的声音。我知道，随着各部分对正常生活的自我的依恋不断增长，它们随后也会感到感激。正如所有父母都知道的，大人被孩子喜爱，这对双方来说都是很愉快的。而当一个有意识的、正常生活的自我能够把部分的内隐记忆诠释为"只是一种感受"或"只是一段记忆"，并发展出更强的、安抚和调节"它们的"反应能力时，这些部分就会开始感到更安全。现在，可以建立一个新的、更安全的、更令人满意的内部环境了。

在感觉越来越安全的世界里，创伤来访者可以学习运用内在沟通的能力，来共同创造它们"本应拥有"的生活，而不是过着被创伤支配的生活。每个部分都可以在创伤之后发挥宝贵的作用。部分不仅提供了生存防御反应，还提供了与它们特定角色相关的其他重要资源。例如，战斗反应提供了更多的能量、勇气或决心、"骨气"、拒绝让步的能力，以及捍卫自身权利和优势的能力。当正常生活的自我学会了要求战斗部分"给我拒绝的勇气"或"给我坚持立场的力量"时，来访者的核心肌群或脊柱就会涌出能量。现在，正常生活的自我还有其他资源能用于改变和成长；僵住部分能感受到身体被保护的感觉；顺从部分没有被他人随意"利用"，也有能量以抵消抑郁的低唤醒；逃跑部分不必逃去寻求庇护，因为各部分"此时此刻"都很安全。

罗伯特是一位高大瘦削的70岁老人，他从20多岁起就觉得有声音警告说有人要杀他，他为此深受折磨。他曾目睹母亲被暴虐的父亲殴打濒死，因此他非常熟悉对被杀害的恐惧。而且，由于他那时只是个年幼的男孩，这种恐惧只能通过对死亡的渴望来缓和。无论他多么强烈地感到不得不结束自己的生命，虔诚的天主教信仰都是阻止他自杀的唯一因素。

在接受长达两年帮助他维持生命的工作之后，他已是癌症晚期，即将去世。我在他的病房里向他告别。他的"夙愿"近在眼前，而他很害怕："我这一生一直渴望死亡——但现在真的要死时，我却很害怕。'想死'曾给了我控制感，'去死'却剥夺了它。"自我在病床前与他告别后，20年里，我一直带着他的智慧：想死是为了获取控制，而不是渴求死亡本身。

参考文献

◆ ◆ ◆

Faris, P., Hofbauer, R., Daughters, R., Vandenlangenberg, E., Iversen, L., Goodale, R., Maxwell, R., Eckert, E., & Hartman, B. (2008). De-stabilization of the positive vago-vagal reflex in bulimia nervosa. *Physiology & Behavior*, 94(1), 136-153. DOI: 10.1016/j.physbeh.2007.11.036.

Fisher, J. (2015). *The Trauma-informed Stabilization Treatment Model.* Two-day workshop. Toronto, Canada: Leading Edge Seminars.

Herman, J. L. (1992). *Trauma and Recovery.* New York: Basic Books.

Khoury, L., Tang, Y. L., Beck, B., Kubells, J. F., & Ressler, K. J. (2010). Substance use, childhood traumatic experience, and posttraumatic stress disorder in an urban civilian population. *Depress Anxiety*, 27(12), 1077-1086.

Krysinska, K. & Lester, D. (2010). Post-traumatic stress disorder and suicide risk: a systematic review. *Archives of Suicide Research*, 14(1), 1-23.

Linehan, M. M. (1993). *Cognitive-behavioral Treatment of Borderline Personality Disorder.* New York: Guilford Press.

Liotti, G. (2011). Attachment disorganization and the controling strategies: an illustration of the contributions of attachment theory to developmental psychopathology and to psychotherapy integration. *Journal of Psychotherapy Integration*, 21(3), 232-252.

Miller, D. (1994). *Women who Hurt Themselves: A Book of Hope and Understanding.* New York: Basic Books.

Min, M., Farkas, K., Minnes, S., & Singer, L. T. (2007). Impact of childhood abuse and neglect on substance abuse and psychological distress in adulthood. *Journal of Traumatic Stress*, 20(5), 833-844. .

Najavits, L. M. (2002). *Seeking Safety: A Treatment Manual for PTSD and Substance Abuse.* New York: Guilford Press.

Ogden, P. & Fisher, J. (2015). *Sensorimotor Psychotherapy: Interventions for Trauma and Attachment.* New York: W. W. Norton.

Schwartz, R. (2001). *Introduction to the Internal Family Systems model.* Oak Park, IL: Trailhead Publications.

Teicher, M. H. et al. (2002). Developmental neurobiology of childhood stress and trauma. *Psychiatric Clinics of North America*, 25(2), 397-426.

第八章

解离性障碍的诊断与治疗

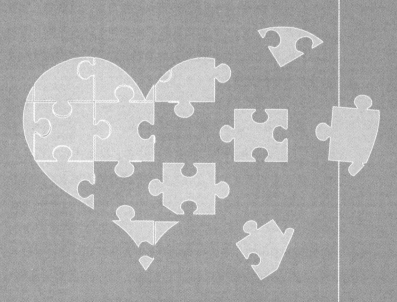

治疗师要面对的这位来访者可"不止一个人"。

解离是创伤的本质。崩溃的体验被分裂和碎片化,使得与创伤相关的情绪、声音、图像、想法和身体感受分道扬镳。记忆的感知性碎片侵入当下,并在这里真实地重演了。只要创伤没有得到解决,身体为保护自己而分泌的应激激素就会不断循环,防御性的动作和情绪反应也会不断上演。

——巴塞尔·范德考克

单一、统一的"自我"概念,和单一、统一的"大脑"概念一样,是具有误导性的。大脑左右半球各自以独特的方式加工信息,这反映了有意识的左脑自我系统和无意识的右脑自我系统存在。

——艾伦·肖尔

在20世纪50年代,当时所谓的"多重人格障碍"最初通过《三面夏娃》(*The Three Faces of Eve*)[1]和《16重人格西碧尔》(*Sybil*)[2]等一系列书籍引起了心理健康专家的注意。当时这个概念存在争议,引发了许多论战。直到今

---

1 美国心理学书籍,作者为科比特·H. 西格彭(Corbett H. Thigpen)和赫维·M. 克莱克利(Hervey M. Cleckley),有同名悬疑电影。
2 美国心理学书籍,作者为弗洛拉·丽塔·施莱伯(Flora Rheta Schreiber)。

天，解离性障碍仍然是有争议的话题。甚至，在遇到患有DID的来访者之前，心理健康专业人士的圈子里该诊断一被提及就会唤醒治疗师的焦虑甚至敌意，让他们受到影响。个体可能拥有多重意识，可能具有独立身份或独立生活的部分，对这一想法的"反移情"（counter-transference）[1]反应，往往使精神病学家（最不相信这种疾病存在）与心理学家和心理治疗师对立起来，因为后者已经见到了这种障碍独特的症状和表现、拥有证明它确实存在的证据。自20世纪50年代以来，解离性障碍常常被假设为"虚构的障碍"。这个假设很少被质疑，也很少被记录。在对它的系统性偏见的背景下，一些研究验证了DID诊断的信度，证明它在人群中比迄今为止认为的要普遍得多（Brand et al., 2012；2016），却被学界轻视或忽略。尽管关于边缘型人格障碍中的解离性症状的研究发表得更多了，也有研究证明了解离性障碍是诊断不足，而非表明DID是一种虚构的障碍，但创伤和解离的领域还是一直无法摆脱这种刻板印象。例如，科尔泽克瓦等人（2009）和扎纳里尼（1998）的研究多次发现，边缘型人格障碍中解离性症状的比例在统计上有意义，以及解离性症状的严重程度和边缘型症状的严重程度之间存在强相关。他们的研究中纳入考察的边缘型症状包括自伤和自杀率、抑郁程度、整体的精神病理、行为问题和精神科服务使用频率。这一强有力的证据基础很少在有关边缘型人格障碍的文献中被提及。尽管总体上我们需要更好、更有效的模式来治疗被诊断患有边缘型人格障碍的来访者，但他们的解离性症状却极少被关注或治疗。2008年，我被邀请为一家州立医院担任顾问，并开展"创伤知情的护理"培训。我被直接告知："我们这里没有DID患者。我们的创伤患者都是边缘型人格障碍患者。"我懂这是话里有话。对方的意思很明白："别来这儿给我们的患者下DID的诊断。如果你

1　精神分析术语，与"移情"相对，指咨询师将自己对过去生活中他人的感受投射到了来访者身上，例如此处指精神病学家自己讨厌解离的概念，就倾向于将实际出现解离性症状的来访者视为欺骗、操纵和不合作的。

想和我们一起工作，就把这条诊断留在门外。"不过，我并未感到困扰。当时我要为医院提供关于创伤的培训，以及一个有助于理解不安全行为与自杀的模型（结构性解离模型）。为了让工作人员安心，我不断地说："这是一个创伤模型，而不是一个解离性障碍模型。而且这是我25年来遇到的治疗边缘型人格障碍的最好方法。"如果这还不足以打消对方的焦虑，我会说："部分的语言给了来访者一种将问题外化的方法，这样他们就能改变与问题的关系——就像进食障碍的来访者将他们的饮食紊乱外化为'ED'[1]时一样，他们的状态会更好。"这些说法都是真的。无论人们是相信每个部分都代表了儿童的内隐记忆，还是相信使用这些语言只是为了将行为外化，本书所描述的方法都对来访者有帮助。而这也是怀疑者和相信者能走到一起的原因。

识别DID来访者

由于治疗师遇到DID或DDNOS来访者的概率从统计结果上看相当高（特别是那些治疗创伤、边缘型人格障碍或自杀来访者的治疗师），所以他们有必要熟悉解离性障碍的诊断和治疗挑战（Brand et al., 2016）。在本章中，我将描述治疗师与这类来访者协作时面临的特殊挑战。这类来访者的部分不仅在结构上是解离的，而且还是自主运作的，往往几乎不能意识到其他部分。虽然本章的理论模型和治疗方法与前几章所述的几乎一样，但解离性障碍不只会困扰来访者，还会给治疗师带来特殊的复杂情况。

DSM-5和ICD-9诊断系统都在DID的诊断中画下了一条"底线"标准：做出这项诊断需要"**存在丧失意识的证据：两个及以上的人格部分能控制身体，并在有意识的觉察之外运行**"（DSM-IV-R，第2000页）。

1　进食障碍（eating disorder）的英文首字母简称。

我在博士实习期间被分配到了住院部。分配给我的第一位患者凯特琳是一位40岁的作家，她被诊断为急性精神病。凯特琳感觉被尖刻的、羞辱性的声音围困，这些声音说她应该自杀。"你是个荡妇！婊子！你不配活着！让这个世界变得更好一点儿吧！"当时的我不知道患有精神障碍的患者在妄想被质疑时情况通常会变得更糟，所以我犯了一个低级的错误，建议她表明立场："向那些声音解释，它们对你出院没有帮助——如果它们还想让你离开这里，就得退后。"

　　令我们俩惊讶的是，这些声音做出了回应。第二天，它们就安静下来，足以为她赢得出院资格。但她第二次入院后，我取得巨大成功的原因就很清楚了：凯特琳患有的是解离性障碍，而不是精神病性障碍。当我到医院与她见面时，我发现这位胖胖的40岁的患者正穿着蕾丝蓬蓬裙和中筒靴在病房里晃悠！"今天真奇怪，"她用迷茫的语气说，"今天早上，我不记得怎么穿衣服了……"她的声音渐渐低了下去。当我打开会谈室的门时，她愣在门口，开始尖叫："你要对我做什么？！你是谁？我妈妈在哪里？！"

　　若你在成为治疗师之前已做了母亲，你就会拥有某些本能。而你永远不会失去的一项技能，就是知道在孩子惊慌失措时该说什么。"没关系，"我本能地开始对她说话，就像对一个年幼的孩子那样，"你妈妈知道你在哪儿，我今天和她谈过话（我确实谈过话）。她知道你和我在一起，而且她说没关系。你想让我给她打个电话吗？"她稍稍平静下来，但与我保持距离。她开始在空荡的医院办公室里徘徊，就像一个探索房间的孩子，而我则与这个在成年人身体里的孩子交谈："你妈妈没有告诉我你多大了，也没有告诉我你是否在上学。"

她说："我6岁啦，我在红色阅读组哦！（自豪地笑着。）大家都知道那是最好的组。"那灿烂的笑容并不属于那个骄傲的女人——我可以看到那个6岁的孩子在咧嘴微笑。我为她感到心痛。6岁那一年，这个天真的、属于红色阅读组的小女孩被她的哥哥强奸、被邻居家的男孩霸凌、被酗酒的母亲在情感上抛弃且也未得到保护。在被利用和虐待之前，她曾经是自信的小女孩，为自己的聪明感到自豪，还渴望学习。

多亏凯特琳，我很快就学到了一些重要的经验：首先，DID（在20世纪90年代初被称为多重人格障碍）确实存在；其次，我以前带孩子和做家庭治疗的"工作经验"使我能更简单地处理解离性障碍——其实这不简单，但会好些。我那时还不知道（但很快就知道）的是，我与凯特琳那个6岁的年幼部分成功沟通的本事，很快就会与我激怒她其他部分的能力形成鲜明对比！对于那时还是新人治疗师的我，这又是一个有用的教训："你不可能一直取悦所有的部分。"

诊断解离性障碍

斯滕伯格（Steinberg, 2013）描述了解离性障碍特有的六个症状群，以便做出诊断。

解离性失忆症或"时间缺失"：比如，对9岁以后的某段时间失去记忆，或日常记忆中存在无法用普通健忘解释的断层。

解离性漫游症：发现自己身处陌生的地方，不记得曾想过要来这里，也不认识周围的人。有时症状发作还伴随着解离性失忆症，即失去对个人信息的记忆，例如自己的姓名、地址、年龄、工作或重要他人的信息。

人格解体（depersonalization）：感到与自我或自身体验断开联结。

现实解体（derealization）：将他人或熟悉的周遭体验为"不真实的"。

身份错乱（identity confusion）：我是谁？我是正在发挥功能的这个人吗？还是说那只是个虚假自我？我需求很多、很黏人，还是激进地追求独立？我想活着还是死去？

身份转变（identity alteration）：有退行体验，有感觉不像是"属于自己的"感受或行为，以不同的名字为人所知，有证据支持儿童部分（依赖毛绒动物玩具、吮吸拇指、害怕独处）的存在，或有证据支持个体做出了本人不记得的行为。

类似精神病性的症状，如听到声音、内部对话、侵入性的声音、想法、图像，以及可视的创伤"幻觉"，也都是解离性障碍的潜在迹象。这些症状都代表了内隐记忆和部分的出现，但不幸的是，尽管与创伤相关的声音和幻听有明显的区别，但它们往往都被诊断为精神分裂的症状。多拉希（Dorahy，2009）等人比较了两组精神分裂症患者（一组有创伤史，一组没有报告受过创伤）描述的声音和一组被诊断为DID的患者报告的声音。研究人员发现，DID被试报告听到声音的数量比精神分裂症被试更多。他们还描述称，这些声音有不同的性别和年龄，它们传递的内容一般是消极的、指向个人的，集中于指出个体的缺陷和无价值，并使用这些指责来正当化"你就该去死"的观点。精神分裂症患者报告的声音数量较少，没有不同的年龄和性别。虽然这些声音也煽动自我毁灭，但只是从更抽象的、宗教化的或偏执的角度说话，而不是从个人的角度。

面对这种情况，要下诊断吗？

如果来访者已经在使用创伤知情的治疗模式，而这种治疗模式强调了对各部分的情绪、想法、身体感受和行为冲动的正念觉察，那么做出DID诊断在临床上就并不重要了。做出正式诊断的利弊始终应取决于来访者的临床表现和痛苦来源。如果是症状让来访者抓狂、害怕被"关起来",那么听到诊断并了解到这是一种源自早期创伤经历的、可治疗的疾病,可能会让患者感到安心。安妮的例子说明了诊断也可能成为一种具有支持性的干预措施。

　　解离性失忆症对安妮的困扰越来越大了。她的各个部分疯狂地切换着掌控身体并驱动其生存策略。她狠狠摔了一跤却不记得那是怎么发生的;她的丈夫告诉他们的夫妻治疗师"她"曾多次要求离婚,而安妮却既不想离婚也不记得自己提过要求——这些事让她深感震惊。在接下来的几周内,她无法离家、无法刷牙、无法洗澡,也无法规律进食。很明显,她需要一些解释系统来理解发生在自己身上的事情。

　　在又一次咨询中,我微笑着跟她打招呼:"你知道的,安妮,我一直在思考我们的上次咨询,还有你做那些简单的事情也十分艰难的状况。我很兴奋地想告诉你,我觉得我知道原因了!"在做出诊断之前,我总是先以兴奋或喜悦做铺垫,就好像我要告诉来访者他刚中了彩票。有儿童部分的来访者通常对成年人的情绪变化很敏感。如果我显得异常严肃,或者对自己的话很不确信,这就会触发他们的警觉。

　　安妮迫切地想知道为什么她无法刷牙、吃早饭或正常地度过一天。在对她进行了结构性解离模型的教育,并给她看了DID的诊断之后,我解释道:"为了在童年生存下来,你的各个部分形成了一套接力的系统:某个部分拿着接力棒跑着,其他部分在抵御当时发生的事情;随后另一部分又会接过接力棒再跑下一棒。这是自动发生的,特定情形下最好的'跑步者'会本能地被激活去跑当时那一棒,然后最适合下一种情形的跑步者又会被激活,以此类推。没有一个部分会因其他部分跑得怎么样而分心，因为它们相互解离，几乎意识不到彼此的存在。你应当感谢你的那些部分！多亏了它们和解离性障碍，我们才能在此时此地进行这段对话！"

相反，对达斯廷做出的正式诊断却带来了许多临床上的弊端。在被精神分裂的母亲养大，又被父亲说他"疯了——就跟她一样"后，达斯廷对被诊断为精神病性障碍怀着持续终生的恐惧。他还在与深刻的、痛苦的信念缠斗，相信自己是有缺陷的、"低人一等的"——这些信念只有在他回想起成年后职业的成功时才会受到挑战。达斯廷有一个很强的持续正常生活的自我，从很小的年纪起就有了。驱使着它的是对"成为母亲那样的人、坐实父亲的消极期待"的恐惧。但是，他还有一个高度羞耻的顺从部分。这个部分常常掌控他的身体，导致他一直按这个部分的愿望做出行动，消失不见、避开他人，这让他的女友非常失望。她希望他变回初次约会时那个富有动力的职场男士，而不是这个抑郁、怕出风头、退避三舍的小男孩——他平时就有可能成为这个样子，在社交场合更是如此。这个小男孩的部分只希望有人能对他好些，不要质疑他待在此地的资格。然而小男孩部分的在场又会影响达斯廷，让他因自己仍然"隔绝在外，向内窥探"的信念而与他人保持距离。尽管达斯廷的女友常常质疑这个模式，但他自己却从未怀疑过。当他焦虑地退缩到无人注意的边缘时，伴随而来的躯体反应就已经提供了足够的证据，让他相信自己能力不足、不受欢迎。童年时程序性习得的信念（"被看见，却不被倾听""你不属于这儿""你有毛病""没人喜欢你"）持续调节着他面对社交环境时的情绪和行为反应。在治疗的这个节点给他下诊断，只会给他提供攻击自己的弹药，而不是给他希望并照亮康复之路。

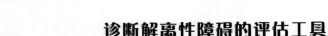

诊断解离性障碍的评估工具

无论是专业领域还是非专业领域，DID都是一个极富争议的诊断，因此使用标准化的、经过验证的评估工具来支持诊断很重要。这能让来访者将它视为真实有用的信息加以接受，而不是感到羞耻。没有正式诊断工具的客观性，来访者很可能对治疗师产生怀疑，对部分的概念感到焦虑而抵触，或倾向于仅仅将它视为被强加在自己身上的另一个污点。若治疗师使用正式的评估工具，客观性就有了保障——我们不是在评估他们，而是在评估创伤幸存者常见的一种状况。这甚至会带来一种宽慰感，即他们不是独自一人在面对这复杂混沌的症状阵列，而是在被治疗师认真对待。但要知道，正式评估对某些部分来说可能有威胁性，所以重要的是治疗师要心怀好奇和热情，就好像这项工作会很有趣，甚至很好玩！

最著名的评估工具是解离体验量表（Dissociative Experiences Scale；Carlson et al.，1993）。它是一种自我报告的工具。它是最容易管理的，但很不幸也是最不可靠的。使用它的临床医生报告了很高的假阴性率（后来表现出明显DID症状的来访者评估得分却很低，症状例如来访者曾在治疗过程中切换部分）。若假阴性结果给治疗师亮了绿灯，让他继续进行超出来访者"容纳之窗"的治疗工作（例如加工记忆），进而激活各部分的自毁行为，这些假阴性结果就可能是危险的。

有一个更可靠的测量工具是创伤症状量表（Trauma Symptom Inventory；Briere et al.，1995）。它也是一种自我报告的工具，会询问关于一系列症状的信息，包括从解离到侵入性的图像或感知，焦虑和抑郁，以及"释放紧张"的行为（如自我伤害、冲动行为、成瘾）。虽然这个量表不会导向明确的DID诊断，但它的分量表之一对解离的严重程度进行评估。当来访者在该症状群上评估得分较高时，治疗师就获得了一个客观的统计数据，与其他相关得分结合后，这通常会为讨论解离和解离性障碍提供非常自然的切入点。

要想做出精准、正式的DID诊断，没有什么评估工具比DSM-IV解离性障碍结构化临床访谈（Structured Clinical Interview for DSM-IV Dissociative Disorders, SCID-D；Steinberg, 1994）更好了。尽管它很长，面谈结构很复杂（通常完成一个案例需要3～4个小时），也最难施测，但使用它对咨访双方都会是有价值的经历，因为它鼓励对解离性症状进行详细的、非病理化的讨论。SCID-D中的许多诊断问题也可被单独使用。随着治疗进行，治疗师可以逐一询问解离的信息，而不是正式地完成整个访谈。

诊断标准和问题

即使不需要马上做出正式评估和诊断，一个对来访者的解离性症状好奇且关切的治疗师，在治疗期间自然推进信息收集工作的过程中，也能从使用SCID-D（Steinberg, 1994）的部分问题中获益。SCID-D中的许多问题都很容易融入治疗性对话。例如，威尔记不起任何一个同事的名字，也不能连贯地描述他每天都要做什么工作。这引起了治疗师的兴趣，让他认为解离可能在他自己承认的"健忘"上发挥了作用。当怀疑来访者经历的可能是短暂的时间缺失时，我们可以询问下列SCID-D中的问题。

- 你是否曾觉得自己有记忆问题？是否曾在对事物的回忆中有过断层，不论大小？例如："我记得开始了这个项目，但我不记得完成了它。"
- 你是否曾难以回忆起昨天或上周做了什么？
- 是否有几小时或几天的时间似乎消失了，或者你很难解释清楚这种情况？
- 你是否曾发觉自己到了某个地方，却不记得怎么去的以及为何要

去?（Steinberg, 1994）

或者，对于那些经常谈到与自己断开联结的来访者，我们可以在讨论中加入有关人格解体的问题以引出信息。

- 你是否曾感觉到你是在身体之外的某处观察自己，仿佛是从远处看？
- 你是否曾觉得你在做着生活所需的动作，但"真正的你"却在远方？
- 你是否曾觉得自己是两个不同的人？一个在做着生活所需的动作，另一个只是静静地观察？
- 你是否曾听到自己在说话，然后想"是我在说话吗"？
- 你是否曾感到你的话语、想法、行动或感受会不受控制？
（Steinberg, 1994）

有关现实解体的问题往往有助于探测出在时空方面失去方向的部分。这些部分看待来访者当下的环境时会感到不真实、不熟悉，导致来访者抱怨经历的事情是"不真实的"。

- 你是否曾感到熟悉的环境或人似乎不熟悉或不真实？
- 你是否曾感觉到周围的环境在逐渐消散？
- 你是否曾有过认不出亲密的朋友或亲戚，甚至认不出自己家的经历？（Steinberg, 1994）

不论诊断如何，引出关于内在斗争与冲突的信息总能让治疗向前推进。

- 你是否觉得内心正在进行一场斗争？

- 你是否困惑于自己到底是个怎样的人？

- 你是否曾感觉到，关于你自己到底是个怎样的人、到底想要什么，好像有一场斗争在进行？

如果来访者对这些问题回答"是"，治疗师可能会想问更直接的身份转变问题。

- 你是否曾感到或被告知，你举手投足间像是换了个人？

- 你是否曾经以不同的名字称呼自己或被他人称呼？

- 你是否曾经发现财物莫名其妙地丢失，或者莫名其妙地出现？

- 你是否曾体验过你功能发挥能力的快速变化？或者，你的情绪是否曾经在没有明确原因的情况下迅速变化？

- 你是否曾有过内部对话？这些对话更像想法还是更像声音？在压力下，它们是否会增加？（Steinberg，1994）

由于SCID-D的问题旨在引发对来访者日常经历的讨论，而不是主要聚焦于获得评分，所以它们有助于收集对来访者症状和挣扎的详细理解。无论诊断为何，这一点在所有创伤治疗中都是非常宝贵的。SCID-D是一种定性的测量工具，所以具有一切定性测量工具固有的优缺点：它深入而详细，治疗师也有进一步询问的余地，甚至可以自发地组织后续问题，且不受标准化问题的限制。即使治疗师不想做正式的诊断，SCID-D促进产生的对话也是有价值的，能够引出治疗所需的宝贵信息。

没有"她"或"他"

许多治疗师在面对首次治疗DID患者的挑战时都会感到害怕，因为他们很少接触或接受解离及解离性障碍的治疗培训。此外，来访者往往会立即出现严重而复杂的症状：退行性行为、功能丧失、自杀或自残行为、解离性漫游。然而，治疗师很快就会发现最大的挑战：来访者的座位上并不存在单个的"她"或"他"——虽然这个来访者是一个完整、整合的**生理**存在，但并不是一个整合的**心理**存在。事实证明这一点不仅会引发困惑，还会令人不安，即使对最有经验的治疗师来说也一样。

治疗师还会被诊断中固有的"信息差距"影响。受过培训的临床工作者会将来访者当作其自身内心状态的专家，并假设他们是过去历史和当下意识最可靠的信息来源。然而，DID来访者可能连非常基本的信息也无法取得，或者虽然来访者自己知道这些信息，但是会被保护者部分审查。更具挑战性的是，治疗师可能会收到来自创伤相关部分的、令人意外的、不请自来的信息。这些信息试图推进它们自己的议程，通常是想要推开或拉近治疗师。成年来访者不常将短信和电子邮件用作常规的沟通渠道，但其儿童部分在正常生活的自我不知情或不同意的情况下被驱使着与治疗师联系时，会经常使用这些沟通方式。当各部分在前额皮质的"观察自我"的意识之外自由、自主、隐秘地行动时，当它们被原始的动物性防御本能驱使着要回应与危险有关的触发因素时，来访者往往会丧失现实检验、意识连续性和对行为的控制。

就连对自我也要保密

治疗师在与DID来访者协作时，经常会有个别部分在来访者的正常生活的自我"背后"（意识之外）进行交流，向治疗师透露秘密。因被触发内隐记忆而感到危险的年幼部分常常"劫持"身体(通常是通过披露虐待经历或在治疗中闪回),最终可能因想从治疗师那里获得保护而主导治疗。人格中战斗和逃跑的部分可能会试图以不同的方式控制治疗,要么推开治疗师(贬低、"解雇"治疗师或冲动地终止治疗),要么惩罚年幼部分,以防止被披露更多秘密或更加依赖治疗师。对这一切感到困惑的治疗师也可能会在无意中使情况恶化,因为他会不自觉地偏袒想要建立关系或想要"说出发生了什么"的年幼部分。若治疗师继续鼓励披露记忆而无视保护者部分对此感到警惕的证据,最可能的结果就是来访者的不稳定性增加。

希拉的治疗师在进行DID治疗时,使用的是一种始创于20世纪90年代的模型,后来他因为这种工作方式固有的使来访者失调和退行的风险而停止使用这个模型。基于"谈话疗法"对创伤也能起效的假设,DID患者的儿童部分会被鼓励在治疗中"站出来",向治疗师"讲述它们的故事"。治疗师则会转头将这些故事告诉持续正常生活的自我,就像向父母报告儿童受虐待的情况一样。当来访者有足够的"容纳之窗"时,这种方法是比较有效的,但很少有DID来访者有足够的情绪耐受性来处理被激化的创伤反应或较高的碎片化倾向。

通常情况下,希拉正常生活的自我不想听到这些披露的内容,害怕被情绪的"海啸"淹没。这种拒绝反过来又触发了儿童部分不被倾听、不被相信的痛苦记忆。战斗和逃跑的部分则对治疗师知道这些秘密感到警惕,认为这意味着他将利用这些秘密来对付自己。随着各个部分焦躁起来并急于行动,来访者的成瘾性和自我伤害行为增加。儿童部分被战斗部分以自残的方式进行"惩罚"。这个战斗部分决心已定,不允许希拉进一步退行或更加脆弱。

希拉的案例提供了一个很好的例子,说明了用披露记忆的方法治疗DID的风险。创伤治疗领域的历史中能看到一系列范式转变,但由于来访者的情况往往是恶化而非改善,该领域的先驱被迫放弃了20世纪80年代和90年代的记忆提取和披露的方法。过去15年内,在神经科学和依恋研究的指导下,治疗方法已经从强调事件记忆的提取转向关注内隐记忆的遗留,以及关注正念见证以代替叙事表达。没有哪个领域比DID治疗更需要范式更新。正念的自我见证能解决维持意识连续性的难题。将这些部分理解为一些由本能的大脑皮层下动物性防御反应驱动的、断开联结的内隐记忆的"容器",可以减少它们怪异、疯狂的意味。我告诉来访者:"一个部分,就是你在某个年龄段曾经是的那个孩子,或者你在某些情况下不得不成为的孩子。它就是幼小的你。"极少有人对此感到奇怪。在这个模型下,部分讲述的关于创伤的故事反映了它们对所发生事件的理解,以及这些事件的遗留如何在来访者的身心中延续。这些部分不是在书写历史,而是在披露自己仍然害怕的东西、仍能感受的东西,以及仍在警戒的危险。

当治疗师向希拉披露她的儿童部分的记忆时,她被这些记忆吓坏了。让她感到非常不安的是,她可以去接受治疗,但在最初几分钟过去后她就不记得发生了什么。当治疗师告知她,在她不知情的情况,在治疗中"出现"了她的部分时,她感觉自己"中邪了"。而她不断在自己身上发现的伤痕也让她感到害怕。这怎么可能发生呢?她不记得烧伤过自己。随后,当治疗师透露希拉的儿童部分在治疗间隙会给治疗师打电话和发电子邮件时,希拉开始感到濒临失控的危险。"我去治疗是为了变得更好,但我觉得自己变得更糟了!"

这位名叫珍妮弗的治疗师,通过与来访者的儿童部分建立紧密的一对一关系并鼓励其披露记忆,无意中使来访者已经不稳定的系统失调了,并引发了依恋部分在治疗之间进行联系的迫切需要。珍妮弗对希拉病情的恶化感到震惊,她认为需要更频繁地进行面谈来引发儿童部分更多的披露,并努力使希拉的正常生活的自我接纳这些记忆。她们陷入了一个恶性循环:希拉曾想过离开治疗以稳定情绪,但当她有这些想法时,依恋部分就会惊慌失措,关闭她的前额皮质,使她"忘记",或者让她形成恐惧的信念,认为没了珍妮弗她就无法生存。

尽管在理想情况下,对DID来访者的治疗应该非常符合本书前面描述的内容,但针对混乱型依恋对来访者和其部分的影响,治疗师也许需要更加敏感。由于各部分会自主运作,治疗师更容易与每个作为独立的"内在之人"的部分发展出反移情的关系——被战斗部分的愤怒和贬低吓倒,仿佛它会伤害治疗师;或者感到强烈的保护冲动,"想帮助"那个感到如此孤独和痛苦的儿童部分。当失忆的阻碍和部分之间的激烈冲突让来访者整个人或系统无法与治疗师合作,更不能与自己合作时,想要有效地运用任何治疗方法就会变成更加严峻的挑战。

在混乱的内心世界重建秩序

大多数DID来访者的内心世界或系统反映了他们严酷、秘密、挑剔、惩罚、忽视、令人恐惧或可怕的成长环境。如果来访者各个部分生存的方式是通过"障眼法"来在彼此之间以及自己和家人、邻居、老师之间隐藏秘密,那么来访者就会努力去寻求稳定。每往前走一步就谈及一层秘密,接着暴露另一层秘密,这通常是由破坏者部分维持的。这些破坏者部分在意识之外运作,使其他部分持续恐惧、羞耻或被忽视。正如一个这样的部分曾告诉我的:"如果它们因为太害怕或羞耻而不愿出门,我就更容易保护它们。"个体与其部分在多大程度上通过压制脆弱性或战斗以获取控制权来维持生存,其内心世界就会在多大程度上被为防止脆弱而战斗的部分塑造。这个战斗部分致力于防范依赖、伤害、拒绝等导致的脆弱。如果早期环境是严酷的、惩罚性的和被忽视的,那么这样一个世界就会反映在来访者对待自己和部分的习惯性方式之中。

> 安妮无法处理日常生活的基本活动(梳头、洗澡、吃三餐,以及遵循包括自我照顾在内的生活规律),这反映了被忽视的儿童部分的强大影响。儿童部分渴望被照顾,却不知如何(或太羞耻于)照顾自己。它们在人生中很早就学会了照顾别人,却把无人照顾和不受欢迎的痛苦与自我照顾联系了起来。通过观察学校里的其他孩子,安妮学会了洗头,又学会了搭配服装,从既没洗又不合身的脏衣服中挑出自己能穿的一套。没人能确保这些衣服是干净的、熨烫过的以及没有污渍和破损的。在她家,四个孩子共用一把牙刷、两双靴子和一把雨伞。家里唯一不缺的东西就是酒了。

几十年后,安妮的部分系统继续重现那个充满敌意的童年环境。她试图在早上起床、刷牙、吃早餐、为生活做计划,但都被各部分的"安全考虑"打断了。抑郁部分会觉得太累而无法起床,求她留在床上。通过照顾他人获得安全和联系的部分"小圣徒"会因有人需要被照顾感到焦虑。虽然照顾他人会使其他部分产生愤怒和被压迫感,但这与小圣徒部分的安全感联系在一起。安妮的逃跑部分还有另一个议程:她今天要做怎样有意义的、重要的事,才足以证明她在这个世界上的价值? 每天,它们都驱使她疯狂地活动,直到她身体酸痛,四肢不能再动为止。战斗部分过度警觉地监视每个部分的表现,随后对每项活动进行无情的消极批评,就像她母亲那样,这会引发她年幼部分的恐惧和羞耻。到了这一步,她16岁的部分会建议用啤酒来麻醉它们。几罐啤酒下肚之后，年幼部分就会安静下来，就像多年前安妮的母亲因为家里没有食物而给孩子们喂啤酒时那样。因为年幼部分还在抵御旧日的危险，所以其内心仍感到不安全。

当来访者集"多人"于一身时

要"重建"内心世界的秩序，进而重建来访者的生活境遇，治疗师首先要提高他们正常生活的自我的能力，从而观察部分系统的运作方式，包括其斗争和冲突。对DID被试的脑扫描研究（Reinders et al., 2006）表明，正常生活的自我与前额皮质之间存在关联，而对创伤相关部分的脑扫描结果都没有显示大脑皮层活动。这一发现表明，治疗师可以利用前额皮质获得一种连接正常生活的自我的方法。为了促进剥离以及管理创伤相关部分的强烈反应和情绪波动，正常生活的自我必须培养双重意识。

此外，学习新模型和新技能也需要大脑皮层活动的参与。由于前额皮质与正念、好奇、检索并运用已学信息以及整合新信息的能力有关，所以只有正常生活的自我才可能学会新的概念或技能，并将习得的新东西带给各部分。通过调动前额皮质，正常生活的自我可以接触关于过去和现在的信息，想象从未见过的其他部分，将它们与其他信息（如童年的照片）联系起来，甚至将它们视觉化。

教会来访者正常生活的自我如何与部分打交道

正如第四、五章所描述的，来访者被要求做出这样的假设：自己所有的本能、情绪、身体反应和想法都反映了来自部分的沟通，即使由于与解离相关的失忆，这些沟通只能在事后回顾性地被"听到"也是一样。接下来，治疗师要教导来访者的正常生活的自我观察这些信号，将每种感觉状态或信念命名为一个部分，并确证该部分的体验。

正常生活的自我不记得的当下事件必须被"解码"，尤其是当安全都存在问题时。到底是什么触发了激烈的情绪？是什么激发了抑郁部分的绝望感？当这种绝望的感觉浮现时，接下来发生了什么？如果来访者对接下来发生的事情失忆了，是否有线索可以填补空缺（例如电影票、收据、电子邮件、互联网浏览记录）？或者，如果来访者没有记忆、找不到线索，治疗师应怎样帮助他收集更多信息呢？

通过使用结构性解离模型以及一些关于部分和动物性防御的创造性思维，治疗师和来访者也能进行有根据的猜测。哪个部分会在大半夜去墓地（这一定是一个会开车的部分，例如青春期部分）？哪个部分会任由自己在墓地附近的酒吧被载走，然后被带到一个肮脏的汽车旅馆（也许不是去墓地的那个部分，但依恋部分一定参与其中）？哪个部分会害怕向治疗师寻求帮助（服从部分还是僵住部分？当然不会是依恋部分！）？哪个部分会拒绝任何帮助（逃跑和战斗部分永远不会放弃它们自力更生、反依赖的姿态去寻求帮助）？将崩溃的情绪命名为某个部分的感受这一简单的行为，通常会把来访者情绪强度降低一些。培养"我的一部分有这种感觉"或"我的一部分渴望不再孤独"的观察能力，似乎与父母注意到孩子的情绪并将其命名的效果相同——被一个有同情心的"他人"看到，就会带来某种解脱。能确定是"谁"在感受这种情绪、有这种反应，或即将在绝望的冲动中采取行动，有助于来访者剥离开来，让管理内部动荡的任务更容易。

为了理解自己并有意识地做出决定和选择，而不是被部分"劫持"，DID来访者还需要学会注意不同部分的来去，并观察何种触发因素在控制每个部分神秘的出现和消失——甚至在治疗过程中出现和消失。通常，在治疗早期，治疗师和来访者可以将结构性解离模型用作指导："今天不想来的是战斗或逃跑部分吗？决定要来的是顺从或依恋部分吗？它们是不是想要取悦他人？"

由于DID这项诊断中固有的"信息差距"，在DID治疗早期，至关重要的是让来访者发展内部沟通技巧、观察侵入性感受和躯体现象的能力，并将这些解释为来自部分的沟通，而不是对它们感到害怕或羞耻。对于来访者在思考自己的工作时突然产生的恐惧感，治疗师必须将其重构为"似乎你的一部分对你的工作感到焦虑"，然后必须鼓励来访者获得更多关于这种焦虑的信息："这个部分可能在担心什么？在工作场所中，你意识到哪些触发因素会让儿童部分感到警觉呢？"对于有结构性解离的非DID来访者，信息收集会容易得多，因为各部分之间的解离性障碍没那么不可渗透；而对于DID来访者，要知道某个部分是否担心、孤独或羞耻是比较困难的，因为其他部分可能并未觉察到这些，而正常生活的自我也很少能获得内部信息。

　　虽然对DID来访者来说，"切换"、单个部分可以"出来"与他人互动是更典型的情况，但混同也会发生在DID来访者身上。正常生活的自我可能会感受到部分的感受和想法的侵入，但倾向于将它们诠释为"我的感受"。抑郁的感受、批判性的想法或反刍思维（rumination）[1]可能不会被体验为部分的，然而其实应该将其归于它们。对DID来访者而言，就像任何创伤来访者一样，注意到混同的时刻并进行剥离是一项重要的技能。例如，针对来访者固守的"他的"绝望感，治疗师反思道："似乎有一个部分认为它一文不值——这个部分认为它没有希望了，没办法找到归属感或被他人接受了，是这样吗？你注意到它了吗？"愤怒的感觉需要被命名为战斗反应的指标，尤其是当它们使来访者或来访者生活中的其他人感到害怕时："也许这种反应来自一个非常愤怒的战斗部分。它决心要用言语和身体保护你……你需要一个强大的保镖也在情理之中。毕竟我们都需要保护者。"

1　又译"反刍""反复思虑"，指难以抑制的反复思虑、往往是消极的，是抑郁的重要认知症状。

理解此时此刻的体验

对DID来访者来说，各部分不仅会通过侵入性的想法、感受、图像、身体紧张和感觉来传达它们的存在，还会通过正常生活的自我的意识之外的行为来"说话"。找到证据证明自己不记得的行为出现了，这对来访者来说是令人烦扰的，且往往带有羞辱性。然而重要的是，这种不安的感觉不会扰乱有好奇心、创造力和治疗性的"侦探"工作。若治疗师反复提问："如果你发现自己深夜站在厨房，你的某个部分发出了×××的信息，那么这个部分想告诉你什么呢？"或者："如果你发现自己在吃东西这件事能告诉你关于这个部分的更多信息，那些信息是什么呢？"他们就能培养来访者的好奇心。对正常生活的自我的意识之外的部分活动进行"解码"，是DID治疗的重中之重，绝不应以评判性的、对相关部分不抱同情的方式进行。这可以帮助来访者熟悉自己的系统，它与第一次同某人的家人相见一样重要。

当各个部分有能力接管身体并在意识之外独立行动时，帮助DID来访者从中"剥离"就更加重要了。尽管正常生活的自我决心要拥有健康的界限，但抑郁、绝望的部分还面临风险，可能会为更值得的人牺牲自己。焦虑部分可能会无意间毁了来访者在新公司的第一天，因为它问了太多自我怀疑的问题。当这些部分与来访者正常生活的自我混同时，至关重要的是，来访者不要认同它们，而是要将它们识别为儿童自我。这个儿童自我担心"它们自己"没有能力应付成年人生活的要求，或者被触发了的关于年幼的、不能胜任成人任务的和处于致命危险的记忆驱动着。

在治疗中，安妮学会了用一种有助于更清楚地意识到各部分影响自身感受、观点和能力的方式口头表述这些现象。起初，她和我只是简单地将痛苦的感受重构为来自部分的交流，并试图用它们现在很安全的保证来回应。但她的部分不信任安慰的话语，将这一套保证解释为儿时加害者的花言巧语。只有当她承认它们的创伤经历、认可它们如此痛苦的原因时，它们才似乎稍微放松了一点儿，好像在说："如果你真的知道我在害怕什么以及我为什么害怕它，那么你告诉我现在很安全才值得我相信。"我提醒她："如果你不觉得我能理解，那么你也不会信任我说的话，对吗？就像你多年来帮助过的那些孩子们一样，如果你不'懂得'他们在与什么抗争，他们还会信任你吗？"

起初，安妮正常生活的自我甚至对间接提及童年经历都很抵触："我不想记起发生过的可怕的一切。我不想看到那些画面、感受那些感觉。"

我："你不需要记起发生之事的细节。只需要表明你'懂得'——它们只需要知道，你知道发生了什么。因为如果你知道发生了什么，当你再说'我不会让这种事再次发生，在我的世界里绝不'时，这话才会变得可信。它们真的需要帮助，才能看到你的世界与它们仍深陷其中的世界有什么不同。我们应该怎么称呼它们的世界？你是在哪里长大的？"

安妮："我在新泽西州长大。它们害怕那些新泽西人，害怕我的母亲、父亲和奥马利神父。"（这些人都已经去世了，但由于各部分的恐惧是对过去的内隐记忆，所以它们对将这些人视为死人表示无动于衷或有些抵触。）

我："好的，它们的态度能这么清楚真是太好了。它们不想待在新泽西州，并且它们绝不想每天都害怕被杀，或者害怕被遗弃、被攻击或被以某种方式利用。当然了，它们现在不会遭遇这些。那么，我们应该怎么称呼你现在生活的地方呢？我们应该怎么称呼你作为一个成年人有意营造的世界呢?"

安妮: "我们叫它'缅因'吧,因为那是我现在生活的地方,我的房子和家人都在那里。缅因州的文化完全不同——我很确定这一点。"

为活在过去的部分创造一种现在

这个例子说明了DID来访者与其治疗师面临的另一种相关挑战:丧失时间取向,混淆过去和现在。受创伤的部分被动物性防御生存反应驱使着,彼此之间解离失联,并对"那时"各自面临的危险信号保持过度警觉。因此,来访者的时间取向会扭曲也就不足为奇了。来访者可能正在进行最简单的日常生活项目(早上起床、帮助孩子为上学做准备、洗碗、做饭、开车),而这项活动突然带上了触发性。比如,开车激活了被带到危险地方的内隐记忆;洗碗或做饭触发了灰姑娘般童年时期的相关羞耻和孤独,那时的来访者被当作奴隶对待,或被期望做全家的苦力。只需一瞬,身体就会对这些触发性活动做出反应:心率加快,双腿开始颤抖,胃部绞痛,内心充满羞耻感。如果没有一个视觉图像来帮助我们进行时空定位,大多数人和大多数部分都会认为,一定是什么东西或什么人"使得"他们产生了这种感觉。他们会觉得,自己现在一定处于危险之中——最好的情况是即将被羞辱,最糟的情况则是被杀害。

多年来,安妮每天早上醒来时都会感到恐惧,每当面对新的一天她都感到恶心。当她开始为自己的子女做晨间日常准备时,这种恐惧又被强烈的焦虑取代了。当她为他们做在校吃的午餐时,颤抖和恐惧加剧,以至于她几乎无法做三明治。她用小时候的方式来理解这种感觉:"我今天又要失败了;我仍然不会有什么成就；没有人愿意和我做朋友，他们会认为我有毛病。"这是一种仍作为"默认设置"在运作着的、自发的假设。若安妮不能认清它的来源，那么这个信念现在感觉起来仍会很真实，和她还是个孩子时一样——因为她是个失败者，所以坏事会发生。

我问她："小时候的你觉得上学有什么可怕之处吗？"安妮立即反应过来："我父亲可能来找我们——校长是他的好兄弟，会无视限制令。只要在放学前把我们送回来，父亲就可以把我们带出学校，做他想做的事。"

我："你能明白为什么各部分在早上会害怕了吗？ 为什么做'在学校吃的'午餐会让人害怕？"

安妮："是的！ 而且过去我每天早上都要做我们几人在学校吃的午餐——那时我就想吐！"

当治疗师提醒他们思考"为什么在你年幼时×××可能是让人害怕的"或"在你年幼时，那种情况或那个时间点/那天/那个月/那一年有什么特别之处吗"时，大多数来访者就会"懂得"了。请注意，对这些问题的回答并不需要来访者详细叙述过去的事件，只需要他们通过承认发生的事情，来增进对过去和现在之间联系的认识。确认这种感受和躯体记忆是对创伤的正常反应（"当然，这很可怕。""当然，这非常有触发性！"），对来访者而言也是一种安慰。很少有人需要"证据"才能相信自己被触发了以及自己的身体正在回想。

由于内心存在更深重的解离性障碍，对DID来访者而言，学会识别部分影响下产生的情绪、信念和行为的转变，是比较有挑战性的。他们要接受这一点并不容易，除非他们对自己的内心世界展露好奇和兴趣，愿意关心并照顾自己的部分，否则他们就很容易受到"劫持"的影响。"劫持"是帕特·奥格登（Ogden et al.，2006）提出的一个术语，用来描述创伤来访者接触到触发因素时发生的状况：身体调动紧急应激反应，"打开"交感神经系统，刺激肾上腺素释放，并抑制前额皮质。由于各个部分被触发因素激活了，它们也可以刺激紧急应激反应和动物性防御反应。在前额皮质受抑制的情况下，正常生活的自我对部分的行动和反应失去了有意识的觉察，更没有能力控制或管理它们的行为。一个表明来访者被部分"劫持"的明显迹象，便是正常生活的自我失去了保持正常生活功能的所有能力。通过将"我崩溃了"或"我要瓦解了"重构为"不，你的感受表明你的部分发动了一场'政变'并接管了局面"，治疗师能将危机外化，并为正常生活的自我赋能。大多数来访者会回答："好吧，我要夺回我的生活！"特别是对那些被自己的部分吓到，或是因"我已沦落到如此地步"而感到羞耻的来访者来说，唤醒他们夺回并重新掌控生活的动力是很重要的。我问他们："你想要一种由你的部分和创伤主宰的生活吗？还是说，你想要一种创伤结束后的生活，一种你可以选择的生活？"

克服条件化学习

对触发因素的内隐反应反映了一种对主观感到有性命威胁的体验的条件化或程序性学习。正如一位同事曾经提醒我的那样："创伤是我们在人类行为范围内所知的唯一的单一事件调节物。即使是单次的经历，也会留下不可磨灭的痕迹。"这些条件反射会为转变或改变带来许多挑战，仿佛身体和神经系统不愿"放弃"那些能确保安然度过一天的自发反应。此外，由于长期失调及前额皮质的反复关闭使情况变得更糟，大多数创伤来访者都难以保存新的信息。他们发现，如果没有别人的提醒或提示，即使是前一天刚为他们带来缓解的步骤或技能，也很难被他们记住并运用。这就好像左脑活动的反复抑制使大脑对新信息的编码和提取更加困难，也更不稳定。

　　进一步增加挑战性的是，DID来访者往往存在"橡皮擦"部分、"想法阻断"部分或"信息提炼器"部分，这些部分会主动干扰面向现在的新信息的编码，让来访者感觉这些信息很危险。在内隐记忆的危险世界中，这些部分担心，改变与生存息息相关的假设充其量只能说是鲁莽。为了减少恐惧、提高记忆力，DID来访者需要在治疗中得到帮助，练习观察和剥离的技能。对关注感受和想法的反复指示让来访者受益，他们也很少因此抱怨。这让他们假设感觉属于某个部分，唤醒对该部分的好奇心，让他们将感觉或想法命名为部分的感觉或想法，并提高双重意识。而且，如果这些部分接管了对身体的控制，导致了时间丧失和解离性漫游症，治疗师和来访者也必须反复练习好奇心，一次次地询问：哪个部分可能被什么刺激触发了？又是哪个部分冲动地采取了令人不安的行动？

连续的意识：每时每刻都知晓"我是谁"

　　尽管DID来访者更多地处于明显碎片化的状态，对其反应的控制也更少，但他们仍然呈现为同一个身体，叙述也通常以"我"这个词开始。对所有治疗师来说，用理解其他来访者的方式对这种新来访者进行概念化——也就是将来访者看作单一的"他"或"她"而不是"它们"会比较容易也比较舒服。但是，要让DID来访者稳定并康复，来访者和治疗师都需要聚焦于解离性障碍治疗的最终目标：让来访者拥有"连续的意识"，减少时间取向的中断，减少各部分背着治疗师和来访者偷偷运作的情况。发展连续的意识只能通过重复集中注意力，觉察当下处于身体中的或"此时此地"的感受，以及养成与各部分进行内在交流的习惯（这样就可以分享信息，即使是由不同部分贡献的零散碎片）这些新的训练。

　　一旦DID来访者有了更好的方式获得"连续的意识"，那么当他们的部分不那么活跃且更愿意协作时，他们就更容易获得"连续的意识"然后稳定下来。他们得以学会知晓某时某刻的自己是"谁"，并做出越来越坚实的生活决定。这些决定会敏感地回应各部分的感受与好恶，但不会受到创伤后偏执狂的限制。随着内部对话能力的提高，人格切换也可能被主动控制。有了内部交流的能力，正常生活的自我可以与那些在问题时段切换的部分进行协商："让我来完成那项任务——那不是孩子的工作。"如果解离是非自愿的、无意识的，那么能决定"谁"出现（或者正如我对来访者所说的"谁来驾驶巴士"）的就是创伤触发因素。然后我会补充道："除非你想让自己的生活由一个7岁或16岁的孩子控制，否则你会宁可自己来开这辆巴士。"

解离是一种资源

随着双重意识和内部沟通不断增强内部的信任和理解，非自愿的切换往往会减少或得到更好的控制。一旦DID来访者意识到他们有能力抑制部分的切换，他们就会明白，他们也可以选择切换来"召唤合适的部分做合适的工作"。当DID来访者开始体验到解离性区隔化是一种潜在的资源，而不仅是一项负债时，来访者的信心就会增强。例如，将要在最好的朋友的婚礼上敬酒的事让各部分都恐惧。正常生活的自我内心可能会问："谁想来敬酒呢？"而一个不惧怕公开演讲的部分可以被要求接管这项任务。当来访者和其他部分一起感受到"公开演讲部分"的自信时，他往往会有一种凯旋的感觉，因为他面对人群时神态自若、口齿伶俐，能让大家开怀一笑。正常生活的自我可能会学着利用战斗部分。面对生活中那些有意或无意地利用来访者难以说"不"的性格的人时，他就可以让战斗部分支持自己设定界限。有时这些"胜利"也会触发其他部分，例如一个感到没有价值、认为"我无权设定界限"的羞耻部分，或是一个害怕被人看到、公开展示专长和自信会让它感到被暴露的部分。随着反复体验自己可以掌控且有意运用解离这件事，这些部分会感到有些变化正在发生。在这些时候，治疗师必须记住，部分之间不透明的解离界限会干扰它们吸收新信息。治疗师必须始终要求正常生活的自我"向各部分展示刚才发生了什么"。"你向它们保证了，你可以说'不'，然后就不会发生坏事。请它们注意。它们看到你设定界限了吗？而现在有坏事发生了吗？"

在内心建立信任

信任始于内部沟通的增加以及能控制和胜任的体验。终其一生，年幼部分一直渴望有人能倾听、相信并保护它们。它渴望一个强大到足以让"坏人"远离的人。青少年部分一直在等待一个足够强大的人，这个人不仅可以保护年幼部分，还可以保护青少年部分。随着年幼部分对正常生活的自我产生信心，战斗和逃跑部分的过度警觉便可以放松一些——紧张的肌肉松弛下来，它们可以"袖手旁观"。随着这些部分对年长和明智的成年自我建立越来越多的信任，它们就能更容易相信正常生活自我的安慰和看法。"这不是紧急情况，没有什么坏事发生"是可靠的信息，而不是操纵之策。治愈各部分的依恋创伤，需要对更易觉察的正常生活的自我有"基本的信任"。这种信任需要能感受到，且不会在状况艰难时消失，也不会助长年长部分威胁年幼部分。信任是向年幼部分提供修复性体验的先决条件，这些体验可以改变或解决它们的内隐记忆和外显记忆，并为它们提供切身的安全感和受欢迎感。

然而，为了安全地感到被欢迎，儿童部分必须切身体验是"谁"在欢迎它们。这些部分必须要在情绪和身体上感受到真的有一个"他人"会在它们进屋时微笑，表示很高兴看到它们，这个"他人"在它们受伤时会很温柔地对待它们，生气和有敌意时也不令它们害怕。

安妮把这些部分的世界想象成"新泽西",这提醒了她,为何它们会如此过度警觉、容易惊慌,却没有触发她一直努力回避的闪回。起初在我的帮助下,她可以更容易地看到它们如何将新泽西州的经历投射到她在缅因州的环境中。当这些部分陷入困境时,她会努力记得要问自己:"为什么它们在新泽西州时会担心这个?为什么那里会有危险?"这样做之后她便发现了,自己的部分在旧的世界和她19岁逃离新泽西州后为自己创造的安全环境之间建立了各种联系。具有讽刺意味的是,尽管她创造的生活很快成了朋友和家人的安全避难所,但她和她的部分在其中却并没有感到安全。这是因为她经常与部分混同并认同它们。有时,她会与它们的绝望和羞耻混同,有时则是恐惧和渴望,有时又是不信任。

更麻烦的是那些"背着她"暗中运作的部分。在安妮开始好奇为何她几乎一离开我的办公室就记不起治疗过程后,她听到其他部分在谈论"橡皮擦部分"。然后,画面以及更多与各部分的内部对话揭示了某个部分的存在。这个部分在安妮有积极的或鼓舞性的经历时,就会立即擦掉记忆的黑板,使她再也记不起来。它还抹去了一些信息,包括她的DID诊断、她创伤史中的事实、她的技能库和她的资源。她学会了一项技能却发现它消失了,然后又得重新去学。她在内心发问:"如果橡皮擦部分让我们今天谈的东西留在黑板上,那么它会担心什么?""这不一样。"橡皮擦部分说。"如果有不同的或新的信息,你又担心什么呢?""我们知道应该以这种方式生存,但我们不知道是否能以这种新方式生存……它可能不安全。""谢谢你告诉我。"安妮回应道,"一直以来,我都以为我得了痴呆症,原来这只是你在尝试保护大家!"从那天起,安妮和我会努力记得做一件事,即在每次会谈结束时联系橡皮擦部分,问:"你愿意把我们今天谈的东西留在黑板上吗？我们能知道你对它有什么担忧吗？"然后安妮会问这个部分："就在此时此地，你需要从我这里得到什么，才能放心地留下这些信息？"我们还开发了一些技巧，以确保她能够重新访问那些感觉很重要的想法、技能或见解。比如，我可能会在一张索引卡上写下她报告说想记住的一切，这样她就可以随身带着它。（我知道她的依恋部分不会让索引卡被扔掉！）或者，我可能会要求她在会谈结束后给我发一封邮件，分享她想从会谈中吸收的内容。或者，有时我会让她写日记，记录当天的会谈内容，或是特定的部分，以及它们需要什么、什么会触发它们。我有时会给她发电子邮件，总结我理解到的可能对她有用的东西。在治疗早期，她和我都曾困惑过为什么这些邮件总是从她的邮箱里消失？然后，在一次治疗中，我向安妮建议："问问橡皮擦部分，它是否愿意做两项任务？""它说'也许吧，取决于任务是什么了'。"安妮回答道。

> **我**："请告诉橡皮擦部分，我们很感谢它配合我们，没有擦掉有价值的东西。但它的首要任务仍然是擦除任何'不好的'东西（也许，它可以帮助年幼部分擦除一些关于自己的伤害性信念）。但是，我们也需要有人能帮助你（正常生活的自我）保存重要的信息，并把它储存在一个安全的地方。当有很多的声音和感觉把你淹没时，这对你来说会很难。现在重要的时刻和鼓舞性的经历频繁地被抹去，而如果我们能得到橡皮擦部分的帮助，这些也许就能被保存下来。"

在DID来访者身上，各部分的自主运作会引发现实检验、人际关系、安全和判断方面的问题，而由此导致的危机通常成为治疗的焦点。对部分的感觉、想法、身体反应和行动缺乏有意识的觉察，会干扰来访者以第四、五章中讨论的方式理解它们。在区隔化不那么严重的情况下，我们可以通过它的感觉（"好难过"）、它的愿望（"只是希望有人在乎"）、它的信念（"独处是不安全的"）以及它的身体语言和面部表情（一张悲伤的脸，一个孩童式的羞涩的身体语言）来"了解"这个部分。在DID来访者身上，当"来访者"在会谈结束后难以离开办公室，或在治疗间隙反复发短信和打电话时，我们就可能在感受某个部分的出现。

当安妮不与各部分混同，而是有意识地以正常生活的自我为中心时，她可以感知到自己的观点与部分的观点之间的差异，可以在身体中感受到她当前生活很安全的现实——她的心率放慢了；呼吸更轻松了；她感到踏实，不紧张。这是一种很好的感觉，尽管那些部分总是劝她不要相信。而且多年来她也接受了它们的现实，相信它们的投射：她生活在一个肮脏、压抑、贫穷的家庭里，正与她一起生活的人只会利用和虐待她，从未试图满足她的需求。数月以来，她和我致力于为各部分"定位"（Ogden & Fisher，2015）。首先，我要求它们向她展示，它们感到害怕或恐惧麻痹或惭愧羞耻的"地方"的画面（通常是新泽西州）。然后安妮会问："你们想看看我现在住的地方吗？"接着，她会调出她现在的家和周围环境的画面：一个有篱笆的院子，被她涂成红色的后门，她的花圃，夏天时她喜欢去游泳和划船的河。当与创伤性过去相关的画面浮现出来时，她能感受到自己身体的激活，感到颤抖、哆嗦、胃部紧缩以及想要逃跑的感觉。而当她让这些部分注意当下环境的细节时（Ogden & Fisher，2016），她就能感觉到自主神经唤醒水平稳定下来，颤抖减少，好奇增加。当她反复为"它们"重新定位后，她就不那么与这些部分混同了，而且能更好地、客观地看清自己的现状。通过帮助各部分看到自己身处的地方，安妮终于可以欣赏自己的栖身之处。现在，安妮可以把她和丈夫居住多年的那座凌乱的农舍看作"古朴建筑"而不是"贫民窟"了。由于这栋房子年代久远，总是需要修修补补，各个部分把它视为被忽视、低价值的象征，就像她儿时上学穿的破衣烂衫一样。现在，安妮能够认可房子里的东西——她和她丈夫重新修饰过的古董和"找到"的物件——它们反映了安妮在自己创造的、战胜创伤的生活中成为的那个人。她甚至可以看到反映她为人之道的独特痕迹：一扇鲜红色的后门对她选择的大家庭敞开怀抱；厨房是他们家的中心和心脏；对色调与装饰的选择反映了她的审美意识。"我以前从来不知道这一点，"她一边说，一边向她的部分展示"当时"和"现在"的画面，"就在这里，我拥有了我一直想要、我小时候一直梦想着的东西……但我不知道我已拥有了它。"只要各个部分支配着安妮的感知，她就不能正确地识别亲眼所见的东西，它们也不能。在安妮刻意地、有意识地将它们的注意力引向环境的细节之前，这些部分无法感知也更无法整合它们已经不在新泽西州这个事实。

安妮的例子说明，即使在同一条生命、同一个身体内，解离性区隔化也会干扰信息流动：当安妮的正常生活的自我与丈夫一起组建家庭、抚养孩子，并为处于困境的家庭成员提供安全的避风港时，她的部分却认为她被困在一个地狱般的地方，一个控制欲强的男人强迫她做出一举一动。由于对危险的预期和长期激活的生存防御系统的偏见，这些部分的感知中只看到了它们期望看到的东西，即与小安妮长大的地方一模一样的环境。

收集证据：建立回顾性意识

由于DID诊断意味着对个人信息（尤其是关于自毁部分的自主活动的信息）失去记忆，来访者必须学会"填空"，即有意识地收集证据证明身体可能背着意识做出的事情，即使是回顾性的。加扎尼加（Gazzaniga；1985）曾论及"裂脑"患者身上观察到的这种倾向。这些病人接受手术切除了胼胝体，左右脑因而解离：右脑可能会在冲动下采取行动，而左脑对此没有记忆。但是，尽管如此，左脑还是会构建一套叙事为这次行动消失的时间或带来的后果提供理由。研究人员震惊地发现，左脑十分坚持确立动因和制造意义，即使它们与右脑的行动和反应已经脱节。

DID来访者面临的与之相关的挑战之一是，当部分在左脑的正常生活的自我意识之外进行自毁或自我破坏行为时，应当如何处理。加扎尼加（1985；2015）强调，左脑使用语言将右脑的行为合理化的能力，会增加行为再次发生的概率，这对DID来访者而言是潜在的生命威胁。治疗师在处理这类来访者时，必须毫不畏惧地直接询问："你记得当时的细节吗？还是只记得结果？"对治疗来说，重要的是要区分：昨晚正常生活的自我是否与付诸行动的部分混同了？还是说付诸行动的部分"劫持"了身体在意识之外行事？如果来访者的答案是"我想我和自杀部分混同了"，治疗师和来访者就可以开始努力识别来访者是何时处于混同状态，并练习解除混同的策略；如果这个部分是在左脑意识之外行事的，那么工作的重点就必须放在来访者的内部沟通，并提高来访者与付诸行动的部分谈判的能力上。

治疗师也可以通过图表（见第五章）帮助DID来访者重新构建发生的事情，或者要求他们在想象中"穿越"到危机之前，确定触发因素，然后逐帧向前推进。治疗师会问："接着发生了什么？"通常情况下，来访者会发现"视频"中的自己缺乏记忆的空白之处。然后，治疗师的任务是提醒他们扪心自问："有谁知道这之后发生了什么吗？"来访者要想建立安全感，至关重要的是使用内部交流来确定是什么触发了这些部分、哪些部分做出了反应、它们如何做出反应，以及为什么战斗或逃跑部分"前来救援"了。

培养技能，以克服意识断层

在来访者不稳定的生活背后，是每个部分独立行动的能力以及对共同意识和记忆的缺乏。如果没有元意识，没有一个能对每时每刻的体验进行追踪的观察者，那创伤相关部分会无意识地毁坏来访者的正常生活，并认为它们只是在努力拯救自己的生命就不奇怪了。在治疗早期，重要的是要开始培养一些技能，让来访者为日常体验建立一套连续的、不间断的意识。我在这里重述一下第二章的内容：在治疗的稳定化阶段，重点并不是要让来访者意识到创伤记忆。重点应该是"现在"。过去是意识觉察的丧失在为来访者的生存服务；而现在，意识丧失是破坏稳定的，有时还是不安全的。

加比就是一个很好的例子。在多年的吸毒和高危行为后，当她开始稳定自己的生活时，她最初感到自豪而振奋。那感觉像是为她经历的一切洗去冤屈。这不仅是对过去的那个孩子而言，更是对一个在创伤后尝试生存的成年人而言。她开始读研究生，有一段稳定的关系，与她的伴侣共享一个家，甚至刚刚找到了一份兼职工作。可就在这时，她开始感到越来越抑郁。有许多次，她无法下床，逃掉课程，落下功课。当她开始翘班时，她的伴侣变得恼火而批评说："你不知道我们有多需要这份收入吗？"当她缩回床上的被窝中时（就像她小时候那样），记忆开始涌现。那是些关于丧失、虐待、孤独和无人关心或安慰的痛苦的记忆。经过几个月的绝望之后，加比的伴侣有一天下班回家，发现她失去了意识。在从未有意识地想过自杀的情况下，她服用了过量的药物。加比过去也曾服用过量的药物。她不知道自杀部分已经采取过行动，以结束抑郁部分的痛苦。当然，她与自杀部分太过混同了，乃至完全没有想过这份抑郁可能属于她的某个部分，并且这个部分还因为加比成功地持续正常生活而感到被威胁。由于害怕被抛下，抑郁部分站了出来，让她知道它多么需要帮助。

加比的经历强调了培养技能以提高跨时间的有意识觉察是多么重要。如果她能提前意识到自杀部分的意图，正常生活的自我就会寻求帮助。我教给DID患者的第一个技能，就是记录他们的日常活动，在时间表上记录他们每个小时正在做的事情或正在发生的任何事情。如果他们遇到了时间断层（例如"我午饭后回到工作岗位时看了一下时钟，那时是2点，然后我记得的下一件事发生在5点，一天的工作结束了"），就要求他们寻找线索来填补空白（例如，"我环顾四周，看看从2点到5点我做了什么，我可以看到我回了几封电子邮件，给我的老板写了一封信，并完成了一份明天要交的报告"）。要求他们在一天内集中精力做手头的事并经常做记录，仅是这项指导本身就能降低各部分切换的可能性。来访者能从这项任务中学到很多东西。他们经常惊讶地发现，集中精力追踪自己的活动，对挑战自发切换或走神的习惯有很大帮助。有时他们会对时间表上记录的活动感到惊讶："我本来没觉得自己在床上待了那么长时间……"

对于报告时间缺失或频繁切换的DID来访者，我还会经常教给他们另一项技能，那就是学会在每时每刻关注"你是谁"。在会谈中，我要求他们观察自己与不同部分混同的迹象，注意他们言语表达的词语、主题、情绪和信念，并对"哪个部分在说话""哪个部分这样相信"或"哪个部分感到紧张，觉得我不会喜欢它"保持好奇。正如前几章所讨论的，一个以"我"字开头的句子并不代表正常生活的自我在说话，也不表示所有部分的感觉完全一样。要知道是"谁"在说话、"谁"在体验某种情绪、"谁"相信某种想法，需要来访者有好奇心和至少简单接触过结构性解离模型，以培养识别不同部分的能力。对于那些有时间缺失或被部分"劫持"的问题的来访者，在心理治疗中每周练习一两个小时这种技能是远远不够的，特别是当不安全行为还是个问题时。为了减少记忆和时间中的断层，提高对混同和切换的认识，我经常要求来访者买一块便宜的手表，它带有闹钟功能、可以设置为每小时自动响起即可。每当闹钟响起，来访者就会被指示暂停一下，并关注"我是谁"或"在这里的是谁"。为了使任务更有结构性，我经常向来访者提供解离体验日志，记录他们观察到的情况（见附录E）。当解离性漫游症在夜间发作时（来访者发现有证据表明某些部分在他"睡觉"时进行了不安全或不需要的行为），来访者可以让正常生活的自我在每天睡觉前设置汽车的单程里程表，然后在早上检查他不知情时是否有出行记录。

一些DID来访者的部分拥有专门的、有功能价值的能力。我们可以招募一个能安排日程的部分，来记录它和其他部分在白天或晚上做的任何事情。或者，若有证据表明某些活动一定是在意识之外发生的，那么来访者可以学着在内心发问："有谁知道为什么会发生×××？谁该为此负责？"还可以教导他们补充说："那个部分又在尝试怎样帮忙呢？"

不再有"好人"与"坏人"之分

来访者和治疗师的对话中应树立这样的预期，即每个部分都是被想要保护、帮助的本能所激发的。通过塑造这样的对话，来访者和治疗师便能传达出没有部分会因试图以自己的方式"帮忙"而受到指责或惩罚。这样的语言也说明，来访者身处一个不同的环境；他现在是一个不同的成年人，一个不具惩罚性或羞辱性的，而是想帮助所有部分感到更安全、更受赏识的人。如果以增进沟通和发展信任关系为目标，就不能有"坏人"。治疗师可以要求各部分对彼此敏感、体贴，即使是伤害身体的部分也不能被诋毁。当部分被贴上危险或虐待的标签时，个体就不能感到安全了。如果自我伤害的部分的行为被理解为试图帮助遭遇崩溃情绪的部分解脱，或是试图麻痹身体，或是试图教大家"坚强起来"，那么这些部分就会被界定为用意良好的部分。如果不对它们的行为进行评判，不试图对其压制或边缘化，它们和其他部分就可能主动分享更多，也允许更多内容被分享。最重要的是，若各部分被视为天生具有合作性的，它们学习成为合作者的可能性就会增加。出于这个原因，我非常坚定地认为，"内化的加害者"这样的部分不存在。来访者不可能"内化"他们的加害者，即使他们可能觉得自己已经将其内化了也一样。那些与加害者举止神似的部分被重构为保护者或战斗者，它们通过模仿加害者"学会了自己的方法"，但它们的意图始终是保护来访者及其年幼部分。

做整个团队的教练

比起其他结构性解离的来访者，对合作和群体的需要对DID来访者而言更重要，因为没有其他任何一种方法可以创造持久的安全和稳定。由于自主运作、断开联结的部分可能互不相识，即使是正常生活的自我也不能执行新的规定——因为当规定被破坏时，它可能不在场。治疗师经常需要扮演教练的角色，承担一个几乎不可能完成的任务，即帮助一个由各部分组成的、混乱而冲突的"团队"。所有这些部分在不知不觉中都会对过去经历的触发因素做出反应，而不是对当下的威胁做出反应。每个部分的感知都被创伤性经历的遗留扭曲了。每个部分都本能地准备根据自发的冲动和被其激发的动物性防御反应来行动。它们都不习惯合作，也没有请过教练。有些部分会认为，治疗师不是教练，而是像神一样的拯救者或保护者；而有些部分则认为，治疗师有不可告人的邪恶动机。只有正常生活的自我能准确理解治疗师的角色、动机甚至干预措施。由于DID来访者的正常生活的自我可能更加自主，并有更多的机会调用前额皮质进行加工和学习，所以当正常生活的自我出现在治疗中时，治疗"工作"可以最有效地完成。治疗师必须基于此时此刻的目标建立一个治疗联盟，教导正常生活的自我学习自我调节的技能，进行各项技能的培养，提供心理教育以增加来访者与系统合作的能力、剥离的能力以及在其强烈情绪驱使战斗和逃跑部分冲动行事之前安抚或调节脆弱部分的能力。通常，在治疗DID来访者的过程中，治疗师会面临被我称为部分的"旋转门"的局面：不会只有一个特定的来访者可靠地、可预期地前来会谈。许多"来访者"都会来，它们都有自己的议程，例如寻求帮助和保护（依恋部分）、取悦（服从部分）、争取控制权（战斗部分）、保持安全距离或根本不来（逃跑部分），以及保持不可见的状态（僵住部分）。为了防止治疗像来访者的生活一样混乱，治疗师需要保持平衡，欢迎在治疗时间内出现的任何部分。治疗的目标是增强正常生活的自我，提高它与各部分形成信任关系的能力，最终帮助它们成为一个团队。由于DID的核心问题之一就是那些在正常生活的自我的意识之外行事的部分会进行"劫持"，所以治疗师必须努力阻止"旋转门"式的治疗局面。有几种方法可以实现这一目标且不会失去对部分的共情。

- 尽管正常生活的自我可能在会谈的部分时段或全程中都不在，但治疗师可以在与每个部分的对话中提到来访者的成年自我："你认识费利西娅吗？哦，你会喜欢她的！她很聪明，很有趣，而且她喜欢孩子。""如果你不和费利西娅交谈，你怎么能说你不信任她？这说不通啊——你们两位必须相互了解。""费利西娅知道你在晚上有多害怕吗？"

- 治疗师可以坚持让正常生活的自我或"聪明的成年人自我"出现在治疗时间内："我真的认为，费利西娅应该知道你有多孤独和害怕。""你想杀死自己好让痛苦消失，让费利西娅知道这一点真的很重要——也许她可以帮助年幼部分解决痛苦，这样你就不必使用你的'救援计划'了。她至少会感谢你提供这么重大的消息。"

当部分抗拒时，我会强调，我自己也需要与正常生活的自我交谈，因为我希望的是它们关注的问题得到解决："如果她不知道这对你来说是个问题，她又怎么能改变这种情况呢？"

- 为每次会谈设立结构，平衡各部分和正常生活的自我的需要。例如，把会谈的前10分钟、中间20分钟或最后15分钟分配给各部分（我喜欢让年幼部分先出现在会谈中，这样我就能和正常生活的自我在会谈的后半部分进行工作）。关键是，治疗的结构或规则不要用专制的术语表述，它们应出于对各部分的关切而被表述出来。比如："我知道，你想告诉我所有困扰你的事，但我也需要时间与费利西娅讨论如何帮助你解决这些事。"或者："我需要时间来教费利西娅如何帮助你。"注意，我只会用来访者的名字称呼正常生活的自我。

由于DID来访者的解离壁垒更不可渗透，他们甚至可能不承认某些部分，同时又过度认同其他部分。各个部分也更不容易意识到对方的存在，或是过度警觉地觉察对方，甚至否认对自身造成威胁的其他部分。

加强正常生活的成年人自我的存在感

相信自己有一个正常生活的自我，对DID来访者而言可能特别具有挑战性，更别说感受与其强项和能力的联系了。来访者的部分可能会记得有个和它们一样无力保护自己的正常生活的儿童，而这个儿童让它们感到陌生。当它们准备战斗、逃跑、僵住、服从或呼救时，正常生活的儿童则一直沿着正常的发展路径前进，更专注于学习乘法表、打棒球或照顾弟弟妹妹。如果来访者一直比较认同年幼部分的感受（例如依恋部分的孤独和苦恼、顺从部分的羞耻和抑郁），那么要把正常生活的自我视作"我"可能会带来自我失调的感受。许多来访者已经习惯了感到崩溃、动荡、疯狂或有缺陷（被部分混同或"劫持"的结果），以至于他们拥有的任何积极品质或技能都会被怀疑。当恐慌、羞耻、绝望、愤怒和伤人的冲动一起将你淹没时，还要坚守自己其实很正常、很成功或有能力的感受，这对任何人来说都是一种挑战。若挑剔的部分日复一日地传达着"你是愚蠢的、无价值的、恶心的或不值得的"，那么任何人都很难保持应有的自尊。通常，治疗师也很可能忘记，只要来访者有完整的前额皮质和日常发挥功能的领域，甚至只要有正常生活的愿望或愿景，就一定不缺少正常生活的自我。塞西莉亚的例子展现了在来访者能力和执行功能有限的情况下，治疗师要如何开展工作以强化来访者正常生活的能力。

塞西莉亚从未体会过"正常生活"。从她出生起，她的父母就吸毒成瘾，她的生活经历中没有任何安全或正常的东西。她5岁时被收养；三年级时被老师认定为"精神不正常"；12岁时，她第一次住院治疗。从那时起，她就很少离开居家的环境了。但当她的治疗师给她解释结构性解离模型时，她瞬间就兴奋地与之相认："我确实有正常生活的部分！那个部分的我一直想拥有一个正常的家庭，想住在家里而不是医院里——那是想去上大学的部分！我记得，是我在第一个收养家庭里生活时产生的部分。就是这个部分一直在告诉我，总有一天我不必活在一群疯子的指责之下，我可以创造自己的生活，只要我活得足够长。"塞西莉亚从情感上与她的愿望联结起来了，她希望成为完整而健康的人并拥有正常的生活。受此启发，塞西莉亚立即领悟，她想帮助自己与创伤相关的部分学着感到更安全和稳定。她感受到一种身体上的决心和动力，这是她此前从未有意识地体验过的。从有记忆以来第一次，塞西莉亚问治疗师："我要怎么做才能拥有正常的生活？"

治疗师的工作就是坚持这样的信念：人类有一种"继续前进"的本能，它让希望的火种继续燃烧，甚至自我实现。即使这令人难以置信，或很难说服来访者相信，治疗师也要坚持。当塞西莉亚向治疗师提出这个问题后，治疗师会产生怀疑也是可以理解的。治疗师知道，在她能过上正常生活之前，她必须解决饮食失调问题，并不再自伤和威胁自杀，变得"干净而清醒"[1]。作为督导，我很有信心："告诉它（她正常生活的自我），它的第一项任务是开始分别关注各个部分，并根据它们的行为或感受来命名它们，比如'羞耻部分''悲伤部分''小女孩部分''自杀部分'。它可以使用结构性解离模型图来提醒自己要寻找哪个部分。"

即使来访者坚持认为自己没有什么成年人的或正常生活的自我，治疗师也必须坚持做一个坚信者。只要来访者的前额皮质完好无损，他就一定能产生好奇心、正念觉察、同情心、创造力、信心和勇气（Schwartz, 2001）。如果来访者在生活中的任何领域有正常的功能，他自我的某个方面就一定参与其中。来访者的哪个部分把车送去维修了？谁负责照顾孩子？谁去参加学校的家长会？谁来遛狗？谁来付账？他能记得自己有耐心的时候吗，哪怕只有一次？他记得自己有好奇心或创造力的时候吗？他记得自己对另一个人施以同情的经历吗？或者他记得自己被他人寻求支持或建议的经历吗？

玛吉痛苦地遭受着自我怀疑、羞耻和孤独，这与"我不属于这里"的信念有关。她生活在一个让她感觉自己仿佛不被需要的家庭中——这种令人恐惧的童年记忆充斥着她的意识，干扰了她的部分可能收到的新信息，即她其实在成年后的世界里受到了温暖的欢迎。我问她是否愿意做一些研究，去找找可能意味着她确实

1　此处指彻底戒毒戒酒。

有归属的证据，这是下周的家庭作业。作为补充，她应该不批评自己列出的清单、不质疑找到的证据。下一次会谈时，她带来了一份清单和许多问题："有朋友和家人给我打电话征求意见，算不算是'归属感'？""当然啦！"我说。"那，被邀请代表我的学校参加教师会议呢？""哇！这份证据不但证明了归属感，还证明了你被视为有价值的。"我解释道。"那么被邀请担任教会的执事呢？我想这也算吧。如果他们认为我不属于那儿，又怎么会要求我担任如此重要的角色呢？""所以，玛吉，我们已经知道了一些重要的事，"我说，"现在有确凿的证据表明，你确实属于这里——在你为自己创造的世界中，在你选择投入的生活中——现在的问题是将它传达给各个部分。每当类似的能证明你有归属的时刻发生时，你就向它们指出来。你能让它们注意到你看到证据的时刻，并与它们分享吗？否则，它们将继续感受那种局外旁观的痛苦。"

让部分走进现在：涓滴效应[1]

如果失忆的壁垒仍围绕着相互解离的自我状态并阻止部分之间的沟通，那么关于当前生活经验的信息就不能被整合。依恋部分渴望被朋友、配偶或孩子重视，导致正常生活的自我优先考虑生活中能唤醒被关心的感觉的关系。来访者的生活中有了关心他的人，这条消息却从未传达给依恋部分，更别说战斗和逃跑部分或抑郁的顺从部分了。依恋部分仍然觉得自己很渺小、很容易被抛弃，而从不知道自己是一个已经43岁而非5岁的身体

---

[1] Trickle-down effect，又译"渗漏效应""滴漏效应"，指在经济发展过程中并不给予贫困阶层、弱势群体或贫困地区特别的优待，而是由优先发展起来的群体或地区通过消费、就业等方面惠及贫困阶层或地区，带动其发展和富裕。此处指让正常生活的自我带动创伤相关的部分，享受现在安全幸福的生活。

的一部分。正常生活的自我可能不知道，自杀性的战斗部分被顺从部分的羞耻感触发，正计划服用过量的药物；其他部分感到紧张，感觉有坏事要发生了，但不知道具体会发生什么；正常生活的自我已经制定了夏日度假计划并预订了酒店，自杀部分也不知情。如果自杀部分能理解，抑郁感是一种记忆而不是所有希望丧失的证据，那么自杀冲动可能就会减弱。正如一位来访者所说的："我的生活发生了如此多的变化，但显然没有产生涓滴效应——消息还没有传给各个部分。"

安妮为我们提供了一个例子，说明应如何帮助来访者做能产生涓滴效应的工作，即通过一些技术为迷失在创伤性过去的各部分提供关于当下的信息。

某晚，在天黑后"醒过来"时，安妮发现自己在后院徘徊，腿上的伤口鲜血直流。她回忆起的最后一件事，是下午与她的治疗师就对方即将到来的假期（意味着治疗师将缺席治疗工作）进行的谈话。当她们交谈时，她就感到一阵焦虑，她的背部紧绷起来，然后感到恐惧。"各个部分对此有什么感受？"我问道。"它们很害怕，"安妮说，"如果你在身边，它们就感到被保护、可以防御危险——但如果你不在这里，任何人都可能伤害它们。""安妮，它们认为自己在哪里？请它们给你展示一下它们现在所处之地的画面。"

安妮："画面上出现了我儿时的家。"

我："那就说得通了。它们害怕坏人又要来伤害它们了。如果我们'穿越'回那时候的新泽西州，我会是什么人？我不在，对它们而言意味着什么？"

安妮："它们觉得你是神奇女侠[1]——或者某种结合体吧，将那些不停问我'还好吗'的学校咨询师和神奇女侠加在一起。"

我："所以，在它们看来，我是在坏人来抓它们时有能力拯救它们的人吗？就没人告诉过它们，你早在很久很久以前就救了它们吗？可别告诉我没人跟它们补充过新信息啊！安妮，你从没告诉过它们吗？一直以来，它们都很安全，但没人告诉它们啊！"（我故意用略带惊恐的语调说话，好像因这个疏忽感到惊骇。）

安妮："对啊，我从没告诉过各个部分，因为我不知道它们还在那儿。"

我："安妮，现在告诉它们这一点太重要了。我可以和它们谈谈吗？也许它们会相信我。你能否问问，是否所有部分都能听到我说话？（当安妮转向内心并确保所有部分都在听时，我暂停了一会儿。）有一件非常、非常、非常重要的事情，我想你们都应该知道——是好消息！天大的好消息！在很久很久以前，差不多20年前，安妮就离开了新泽西州那栋发生了很多坏事的、可怕的房子，去了很远很远的缅因州，远到你们的母亲非常生气，告诉她永远别再回那栋房子了！有谁记得你们的母亲是怎么做的？有谁记得你们的母亲是什么时候这样做的？"（等待各部分回应这个问题，然后安妮点了点头，继续下去。）

"一离开新泽西州，安妮就意识到，如果那些伤害你们的坏人不知道你们在哪里，他们就不能再那样伤害你们了，所以她决定不告诉任何人她在哪里。这是一个保护你们和她的秘密，而且一直没有被透露。那些坏人一直不知道你们在哪里，而且现在他们

1　漫威旗下的女性超级英雄人物。

也都老了。只要安妮在这里，他们就不能伤害你们——她现在有高大强壮的身体，比他们高得多、强得多。安妮，听到我给它们这个消息，各个部分是什么感觉？"

安妮："我身体里面有种出于震惊的寂静，它们还在消化……这很难令人相信，但它们也想相信。"

我："让它们看看你现在住的家的画面。向它们解释一下，这是你现在住的地方。让它们慢慢地瞧瞧每个房间，看看你的房子和新泽西州的是否一样。"

安妮："哦不，它觉得这里很不同。这里又干净，又漂亮，又温馨。正是它们一直以来想要的……但年幼部分想知道，它们会不会被单独留在这栋房子里，因为它们不喜欢孤身一人，那很可怕。"

我："告诉它们都有谁住在这栋房子里，以及你允许你的丈夫、儿子和侄子伊森住在这儿的理由……"

安妮调出了她的丈夫、儿子和侄子的画面，并邀请各部分分享自己的反应："它们喜欢这样，家里有强壮的、想要保护我的男人……"

我："它们当然会喜欢了！这里有想要保护你的、强壮的男人，他们会为你而战，这当然很好——你的儿子们会这样做；你的侄子伊森会这样做；你的丈夫也会这样做。"

安妮："这倒是。我有保镖！"（她轻快地笑了）"你能想象吗？我身边有这么多男性，身高都超过一米八，还都仰赖着我。你想想看！"

我："现在的挑战是这样的：你要帮助各部分接受这个消息。每当它们自发对你的家和环境做出反应，仿佛它们仍在新泽西州时，就请它们暂停一下，睁开眼睛环顾四周，非常仔细地集中注意力，好看清自己在哪里。问它们：这里是新泽西州还是缅因州？从哪里看出来的？是的，那扇红门告诉你，你在缅因州；房子上的白色涂料，厨房里传来的烹饪气味，宁静，笑声——这里不是新泽西州。这里一定是缅因州。"（而每当安妮让她的部分在房间里或房子周围瞧瞧时，她都能感受到身体平静下来，因为这些部分认出了它们现在所处之地的标志并松了一口气。）

改变模式和角色

在生命受到威胁的背景下习得的生存行为往往很难改变。这些行为包括身体抗拒放松，紧攥拳头、紧绷身体、心率和呼吸加快，还有想挥拳、脚踢或抓人的冲动（Ogden et al., 2006）。由于与过往威胁相关的内隐记忆，个体降低警惕、软化紧张、敞开心扉都可能唤醒被威胁的感受。一旦来访者的身体放松下来，焦虑就会升级。如果缺乏改变这些自发的、本能的威胁反应的能力，创伤幸存者就无法感到安全，不能切身体会到"已经过去了"（Ogden & Fisher, 2015；Ogden et al., 2006）。当来访者存在解离性区隔化时，这些挑战就更复杂了，特别是在有部分对彼此的行为一无所知或卷入了你死我活的内部斗争时。在这种情况下，即使最基本的创伤恢复技能，来访者也很难想起来，更别说加以利用了。如果我们想帮助患有解离性障碍的来访者，最好的方法是依靠如下几点。

- 如第四章讨论的，针对部分以及触发、转换和混同的迹象提升来访者有意识的正念觉察。

- 进行心理教育。
- 帮助来访者学会说"部分的语言"。
- 拼凑出连续的意识，让来访者观察与不同部分相关的情绪、认知和行为模式。
- 强调对新的模式或行动进行重复练习，直到来访者熟悉它们。
- 让来访者重新对内部关系进行谈判：利用内部沟通，发展各部分之间更深的信任和合作。

通常情况下，对于出现多种严重症状和议题的来访者，治疗师通常会首先尝试解决风险最大的问题。在DID来访者身上，这意味着要解决失忆症、内部冲突、自我调节问题，以及可能助长自残行为的战斗和依恋部分的依恋议题。这些都是复杂又多面的挑战，不可能一开始就被有效地应对，除非来访者已经发展出双重意识、剥离的能力、至少最基础的内部沟通技巧，以及向各部分传递同情的能力（见第四、五章）。

要想对战斗部分的角色重新协商，使其从威胁自杀的角色转变为有助于稳定的保护者角色，就需要来访者学会区分自杀部分和不顾一切"继续坚持"的正常生活的自我，然后从自杀部分中剥离出来，学着管理该部分有意识的冲动（以及任何切换的作用力），对愤怒或自杀部分以及它所保护的受伤的儿童部分传递尊重、表达建立关系的愿望，找到安慰依恋部分并与之建立纽带的方法，以减少它们对痛苦情绪的脆弱性。最后，建立与战斗反应相关的、让来访者感觉自己受保护的躯体感觉（战斗反应涉及整齐排列、蕴含能量的脊柱，蓄势待发的状态，肌肉的力量，将要出拳、推开或用肩臂封锁的动作冲动）(Ogden & Fisher, 2015)。

最复杂的干预措施能否成功，也取决于DID治疗的基础：来访者能够意识到与部分相关的情绪和感觉的转变，正念地命名每个部分的功能或特质，从部分的冲动和情绪中剥离出来，"与每个部分为友"，培养对它们的兴趣和同情心，通过内部对话破译它们的意图和动机，与每个部分的"最佳自我"结盟，然后协商解决旧问题的新办法。安妮给我们呈现了一个例子，说明了DID来访者要想熟练掌握这些技能需要多大的耐心和多少次重复，还介绍了由于各部分对其他部分层层设防而导致卡顿的模式。

> 安妮发现，即使她感觉自己已经花了很长时间练习与部分协作的基本技能，她仍在不断遇到新的障碍。首先，她发现青少年部分不信任我的任何言语或建议，认为我最终会利用或虐待它们。但一旦得到保证（即使安妮听我的话，她也足够强大，不论年幼的部分多么想取悦我，她都可以坚持自己的意见），这些保护者就会退让并允许她继续成长。一年后，她遇到了一个奋力否认她所受的创伤和虐待的部分，这个部分让她"忘了"自己有各个部分并因此忘记要进行剥离。最近，她又发现了"橡皮擦部分"，对于新的想法、技能、信息，特别是对她生活中的任何积极变化，这个部分都会有意地引发失忆，以保护她，让她不改变既定的习惯，因为当初正是这些既定的习惯让她不仅在家庭虐待中，而且在仪式虐待（ritual abuse）[1]中生存了下来。通过抹消对所有积极变化乃至积极经历的记忆，这个部分强化了绝望感、羞耻感、内疚感、对被看见的回避，以及孤立感和无归属感，让创伤性的秘密被"雪藏"了很多年，以至于安妮在30多岁时才知道过去发生了什么。

各部分之间的失忆壁垒会阻挠DID来访者，使其难以了解自己的内心世界和组成这个世界的各个部分，为各部分的"打游击"、搞破坏创造良

1　指出于宣称的宗教目的，对非自愿的对象以仪式形式进行的身体、心理、性和精神虐待，其形式可能包括而不限于驱邪仪式、只为病患祈祷而拒绝医药、出于严苛的教条而进行的体罚、涉及儿童的性仪式、邪教中为取悦魔鬼而进行的有组织的施虐仪式等。

机，甚至连正常生活的自我也常毫不知情。此外，失忆症有助于确保创伤相关的部分也同样不知晓正常生活的自我在有意识地构建安全、稳定和舒适的成年生活。

处理退行和攻击

人类最强的两个驱力就是依恋驱力和战斗反应。两者对生存都至关重要。依恋驱力即寻求亲近，以及它的必然推论——依附求生（cling for survival）反应，它们对于保护幼儿是必要的；战斗反应则是指让我们有力量保护自己和他人的动物性防御反应。这两种驱力在DID来访者身上往往会戏剧性地加强，而统计发现，这种障碍与童年时的混乱型或创伤性依恋相关（Lyons-Ruth et al., 2006）。依附求生的部分被解离性地包裹起来，成了永远长不大的孩子，不知道它正被一副成年人的身体保护，也不知道它在关系中具有人际影响力。因此，它对被拒绝和被遗弃的恐惧很容易被激活，并且这种恐惧感觉像是"此刻"的而非过去的记忆。与丧失亲近之人相关的痛苦情绪或焦虑感反过来又触发了战斗部分的愤怒、过度警觉、不信任乃至偏执。在错误的时间定位下，战斗部分前来捍卫依恋部分。这两个部分都假设正是治疗师、朋友或重要他人导致了这些受伤而愤怒的感受的产生。这个"他人"被部分拒绝，因为"他""冷漠无情""麻木不仁"或"居高临下"，且暗示要修正各部分的弱点，因为它们"不对"。或者，来访者还可能发生相反的情况：来访者前来治疗时也许与依恋部分混同了，变得害羞、缄默，或，来访者还可能高度痛苦、情绪激动。在这两种情况下，面对依恋部分的需要和"弱小"，治疗师会体验到一种想伸出援手的冲动或渴望；而在面对战斗部分的指责时，治疗师会感到被推开或被抵触。一些治疗师在面对退行性或攻击性行为时，会更清楚地设定界限，而另一些治疗师则试图通过为来访者提供更多帮助来证明自己是可靠和体贴的。

这两种极端的做法都会激化创伤性移情：设定界限会作为对控制的挑战而惹怒战斗部分，并引发依恋部分的被拒绝感；提供更多帮助也是一种威胁，因为它激起了依恋部分的渴望和对丧失的恐惧，而这又成了战斗部分的红色信号旗。在多种创伤疗法中，这些问题都会使治疗复杂化，但在对DID来访者的治疗中，由于各部分的自主性更强，这些问题会更夸张地加剧。当年幼部分持有需求感和对被遗弃的恐惧，而它又未与有能力的、保护性的或养育性的部分整合，需求和脆弱的传达清晰可感时，治疗师很难予以抵制而不感到内疚或感觉自己在抛弃来访者。当生气和愤怒由未整合的战斗部分持有时，愤怒会更令人生畏，更不受来访者的客观判断力、同情或感激的影响。面对攻击时，一些治疗师难以坚守界限，另一些治疗师则僵化界限，收紧治疗框架。无论哪一极端都会对部分产生触发作用。挑战就是要在这两种情况下牢记一个悖论：每个部分在其看法、敏感度和防御方面都是解离的，每个部分都可以接管身体并采取行动，就好像它是一个独立的人；但是，每个部分又都是整体的一部分，这个整体完全能发挥功能、照顾自己。治疗师必须努力坚持这种双重视角，以避免在对待儿童部分时感觉来访者整个人都是年幼的、不能独立运作的——或者更糟糕的是，认为来访者只会愤怒、指责和贬低。

要处理这个悖论，而不是分别处理每个部分，这就需要治疗师能够与年幼部分产生共鸣，并基于它的发展水平进行沟通；同时来访者也要与愤怒部分产生共鸣，就好像它是有个性的青少年，需要在自身见解、公平感和勇气方面得到尊重。愤怒部分的积极意图，即保护儿童部分的愿望，必须予以承认。最重要的是，处理DID来访者的混乱型依恋需要治疗师克制自己。他们要克制住想安抚儿童部分、按它要求提供保证的冲动，而要成为正常生活的自我和愤怒部分的中间人。作为治疗师，如果我们能够克制自己。他们要不对退行性或攻击性行为做出过度反应，那么，我们就可以在来访者的正常生活自我与受创伤的年幼部分之间增进关系与促进对话。

如果正常生活的自我学会了安抚儿童部分，并能提供安全依恋中十分必要的特殊感（feeling of specialness），那么战斗部分就不必成为唯一的保护者；如果正常生活的自我能够与战斗部分进行协商，并接替保护者的功能，那么，对儿童的威胁感就不会自动激活战斗部分的攻击行为；而如果治疗师自己来代替来访者正常生活的自我，那么这个系统就会依赖治疗师——这会为混乱型依恋火上浇油。当来访者作为一个整体变得更加依赖治疗师时，战斗部分把治疗师视为威胁的感觉就会加强，依恋部分对被抛弃的恐惧也会加强。这些部分就会陷入恶性循环，治疗师也是如此。如果没有克制，不反复进行自我说服——来访者知道怎样生存（事实上他们才是专家），我们只需要教他管理被人际关系触发的内部冲突——我们就不能帮助来访者渡过创伤相关的混乱型依恋引起的风暴。

耐心、坚持与一条良好的"安全带"

作为治疗师，如果我们适当克制养育和自我保护的冲动，就意味着我们不会再为来访者的那些想要正常生活的部分、想要有人可以依恋的部分、想要向人倾诉的部分，以及想要成为某人特殊存在的部分承担责任。我们不会代表来访者的正常生活的自我或儿童部分"揽过"愤怒的保护者角色。如果我们运行的"经济"模式能够传达我们的承诺、关怀和同情，同时避免卷入系统或承担拯救者、加害者或受害者的角色，那么所有的部分都会感到更安全。如果治疗师不去揽这项工作，正常生活的自我就能更容易地承担起照顾年幼部分的责任。如果治疗师能对年幼的依恋部分保持温暖，对战斗部分保持尊重并钦佩其勇气，并能读出迹象、看到正常生活的自我成为治愈者和安慰者的潜能，那么，治疗师就会更轻松地避免承受"解决"问题和危机的压力。这需要治疗师富有耐心、坚持不懈，并在系统测试我们是否能始终表达关心和同情但不是亲自照料时——即使在自杀部分表现出威胁性，儿童部分感到失落和孤独，而正常生活的自我又太过混同以至于无法保持正念进而卷入这些部分之中，不能预防切换和冲动行动时——守住阵线。

通过招募"父母"来治疗儿童

对于我强调的来访者正常生活的自我应直接与部分合作这件事，来访者本人与其战斗或依恋部分有时会提出异议，而我的任务，正如我对部分所描述的，是"教成年人如何照顾自己"。我是这个团队的教练，是家长的教育者。所有参与者都希望我能亲自帮助每个部分。当然，这是一个可以理解的愿望，但由于正念是创伤必需的解药，这一愿望会受到挑战。如果没有一个住在来访者身体里的观察者，一个"能看到所有部分的部分"，那么儿童和青少年的自我仍将是"独自在家"的，这些部分仍将具有外部控制点（locus of control）[1]。与创伤相关的失控仍将持续存在，因为上述部分需要外界资源来调节神经系统，并将消极感受转化为积极感受。

某天，在我给安妮做治疗工作时，我意识到，抛开对自我调节和正念疗法的理性认可，为何这个问题对我来说如此重要。她的年幼部分恳求我"说些好话"，这打断了我和安妮正在进行的工作，即解决导致她无法拥有日常结构的部分。我问安妮，她是否愿意对儿童部分说些好话，以便我们能回到结构问题上。"但它们更希望**你**说——它们今天需要良好的心情。"这些年幼部分传达了一个重要的信息："我们的感受不是我们自己的；其他人让我们感觉不好，也只有其他人能让我们感觉良好。"这就是创伤留下的

---

[1] 指个体认为控制其行为结果的力量来自外部。如果个体认为力量来自外部，则称为外部控制点（例如，认为行为结果受机会、运气、概率、他人行动等自己无法控制的事件左右）；如果个体认为力量来自自身内部，则称为内部控制点（例如，认为自己的努力、才干能左右事态发展）。

教训之一。感谢这些年幼部分。我一直致力于确保我的来访者在离开治疗时有能力管理坏的感受、唤醒好的感受，而无须仰赖别人来"使"他们感觉好或坏。如果我主要使用直接介入（direct access）[1]，那么来访者和部分将学到，他们可以依赖我去感受好的感觉。但在我外出演讲时或在会谈的间隙，除非我主动提供治疗之外的联系，否则部分没有好的感受资源，这进而可能加剧混乱型依恋。依恋部分无法缓解的对被遗弃的恐惧加剧了：它们认为，没有"她"就没有良好感受的来源。但是，如果与各部分建立关系、赢得它们的信任并与其发展温暖的依恋关系是一种内部体验，那么控制权就在来访者自己身上。依恋部分不必担心被遗弃，因为来访者智慧、关怀的正常生活的自我一直都在那里，它会成为温暖、愉悦的安全感受的来源。当儿童部分依赖的是同一身体内体贴的成年人自我时，依赖就是安全的。

自我治愈，而非人际治愈

心理治疗师习惯了处理来访者和临床医生之间的关系，对他们来说，要担任家庭治疗师这个更"次要"的角色可能很难。但是，尽管将关系当作治疗单个来访者的工具是非常有效的，但治疗师与碎片化或DID的来访者之间并不是"单个"治疗关系。我们面对的是许多"来访者"。它们都是家庭系统的一部分，而这个系统必须自我愈合以摆脱过去，就像一个生物学意义上的家庭必须做到的那样。这一价值观也是感觉运动心理疗法的工作核心，即"有机性"（organicity）的原则（Ogden & Fisher，2015）。它指的是身体的一套先天驱力：趋向愈合和成长，在失去平衡时"自动回正"，在割伤后产生新的皮肤细胞，或在身体的某些部分受伤时自动进行补偿。在内在家庭系统中，这种原则被称为"自我领导"：相信我们能通过调用同

---

1 内在家庭系统术语，即与部分一对一地工作。

情、好奇、清晰、创造力、勇气、冷静、自信和对所有自我的承诺等天生的能力治愈自己。长期以来，受到创伤和忽视影响的年幼部分被剥夺了应得的同情和平静，它们需要有人勇敢地保护它们，也曾因成年人未能对它们做出深刻、可感的承诺而遭受痛苦。在这种抛弃之下，正常生活的自我又将它们放逐为"非我"的部分，这是在日复一日地重演着承诺的落空。

感觉运动心理疗法和内在家庭系统均教导治疗师，必须提供一个"容器"或"促进成长"的环境，以唤醒治疗必需的这些自然倾向。在内在家庭系统中，治疗师自己使用自我的品质（Schwartz，2001），激发来访者自然地进入好奇、承诺或同情的状态。在感觉运动心理疗法中，这些同样的品质没有被具体命名，但也会得到培育。治疗师坚持保持具身（embodied）[1]和正念，传达可感的好奇心。这些都有一种传染效应，能自发地引起来访者的好奇心和注意力，从而促进有机的变化（Ogden & Fisher，2015）。

即使不担任治愈者的角色，治疗师仍会通过社会参与系统（social engagement system）为治疗中的安全感做贡献（Porges，2011）。社会参与系统是一套与腹侧迷走神经或迷走神经的腹侧部分相连的神经系统，它控制眼睛和眼睑的运动，控制管理面部表情的肌肉、喉部、中耳，并且控制头部和颈部的倾斜与转动运动——这些是婴儿和父母的交流渠道。母亲回应婴儿的凝视、微笑、大笑，眼睛闪闪发光；然后婴儿"咕咕"叫，母亲模仿他的声音，婴儿又呼应母亲的发声；母亲歪着头，再次微笑；婴儿也报以微笑。这些互动都会使婴儿感到安全和温暖。

通过使用社会参与系统向每个部分，特别是那些来访者与之相处并不舒适的部分传达欢迎、温暖和理解，治疗师创造了一种安全的切身感受。儿童部分不仅可以听到关怀的语气，还可以看到治疗师柔和的双眼或面容，自动地回以微笑，并被柔和的语气抚慰。如果治疗师用温暖和悲伤的

1　指治疗师对身体感觉高度关注和好奇，从而带动来访者注意到自己的身体感受。

语气说"身处一栋空荡荡的房子，年幼的部分当然会害怕——它怎么可能不害怕呢？没有人照顾它，还有那么多对它刻薄的人，孤身一人一定很可怕"，儿童部分就不仅能从话语中、还能从语气中得到安抚；正常生活的自我也得到教育，因而有了如何适应儿童部分的榜样。如果治疗师在提到战斗部分时使用尊重甚至喜悦的而不是担忧或权威的语气，就能表达他们没有被战斗部分的威胁吓跑，而是欣赏该部分对抗性的保护力，或是传达出那种在输掉战斗时宁可死在自己剑下的气魄。"哇！你的愤怒部分真的让我闭嘴，让我回到我该在的位置上——而这可不简单。这个部分一定是你的后盾！""你能感谢自杀部分的慷慨提议吗？也许那个部分认为你不够强大，无法处理所有的感觉和记忆，所以它必须插手。但你可以解释说，你想要变得强大、强大到足以容忍它们，如果战斗部分总在帮你脱困，你就无法学会这样做。"

以家庭治疗师或教练的角色，治疗师可以帮助加强来访者正常生活的自我与依恋部分和战斗部分之间的联系。治疗师可以敦促来访者，在他们的生活中或心中为最幼小的自己留出一个特殊的位置。这个部分是天真的、容易相信他人的，也是最易受伤的。使用面部表情、语气和温柔的凝视，都有助于传达治疗师的同情或在来访者身上唤醒同情。

促进重聚

由于前额皮质与中立性、观察性的存在和调用同情有关，我可以确信，如果我是在与正常生活的自我交谈，我就能听到更整合的回答："我在与这些幼小部分协作的方面有点儿矛盾。我猜我是害怕它们。"我听到"我希望它们离开，永远不要再回来"时就可以肯定，由于暴露在与依恋相关的脆弱感中，这样的感受已经触发了一个"讨厌其他部分"的疏离的或像看门人的部分。敌对的、惩罚性的言论只会意味着一件事：一个害怕受创伤部分的部分正在侵入。我在这些时刻就会知道，来访者身上明智的、富有同情心的"最好的自己"并没在说话。而且我有信心要去挑战来访者的这个"我"，就像我在下面这个例子中对汤姆做的那样。我认为它不能代表来访者。因为我对汤姆那个"最好的自己"的信任是一种赞美，他很难反驳我的言论，甚至很难对其产生反感。

　　汤姆：(坚决地说)"我从没要求过这些部分帮助我生存，我现在也不想要它们。我希望它们全死光！"

　　我："你为什么希望它们死掉，汤姆？"

　　汤姆："因为它们让我尴尬——它们看起来很悲伤；它们害怕自己的影子；它们想让我依赖别人。我以前这样做过一次，结果呢，你看看！"

　　我："汤姆，我了解你。我知道，你永远不会对一个处于痛苦中的孩子置之不理。我不相信你是那种会取笑一个正在哭泣或看起来很悲伤的孩子的人。你总是试图帮助每个人！想象一下，有一个小男孩就站在你的面前(我指着地板上的某处)。他看起来很失落，还在哭，四处张望(我模仿着同样的动作，仿佛我很害怕)——你感到了什么冲动？你是想说'闭嘴，小屁孩'，然后就这么走开？还是有别的冲动？"

　　汤姆："不，我的冲动是停下来问他'怎么了'。"

　　我："当然是这样的！我就知道，你永远不会抛弃一个需要帮助的孩子！他在说什么？"

　　汤姆："他说他离家出走是因为家里有坏事发生，但现在他迷路了，而且他很害怕。"

　　我："对于这样一个小家伙来说，能逃走是非常勇敢的。你的冲动是什么？你的身体和你的感受在告诉你什么？"

汤姆:"我想说'跟我来吧,我会照顾你的,在我家里没有人会受伤'。"

我:"那你说这些话时会伴随着什么想法?你想牵他的手吗?想把他抱起来吗?还是想让他跟着你?"

汤姆:"我觉得我想把他抱起来……"

我:"那就跟着这个直觉走。就向他伸出手,看看他是否愿意。"

汤姆:"他已经跳到我的怀里了,就在我刚说完我想抱起他之后!"

我:"那就感受一下他在你怀里的感觉,感受一下他幼小身体的温度,看看他是否喜欢这种被拥抱的感觉。"

汤姆:"我能感觉到他放松下来了,好像他知道我是安全的,我不会伤害他。"

我:"感受到他知道这一点……是的,他可以放松下来,他现在在一位好人怀里。这是一种愉悦的感觉吗?"

汤姆:"这是最好的感觉了。抱着他的感觉非常好。"

我:"嗯,我很高兴这感觉这么好,因为他真的需要被拥抱,他已经等得太久了。他需要有人抱着自己,在他感觉糟糕时注意到他,每天早上用灿烂笑容、拥抱和亲吻来跟他打招呼。"

汤姆:(泪流满面。)"是啊,从来没有人每天早上看到我时显得很高兴……"

我:"那是他和你的经历,是吗?那么,现在看着他、感受着他和你在一起是什么感觉?"

汤姆:(泪眼婆娑。)"他在问可不可以哭。他不知道为什么哭,所以他说'对不起'。这真是太悲哀了。我告诉他没关系,我也在哭,因为我很高兴。"

我:"那是解脱的哀伤。他终于得到了每个婴儿、每个小孩都

想要的东西：当别人看到他出现时会双眼发亮——他想感到自己
对某人来说是很特别的。在你的身体里感受一下……你正在给他
那些他一直想要的东西，而这给你和他带来的感受也一样好！"

参考文献

◆ ◆ ◆

American Psychiatric Association (2000). *Diagnostic and Statistical Handbook of Mental Disorders-TR.* Washington, D. C. : American Psychiatric Association.

Brand, B. L., Lanius, R. Loewenstein, R. J., Vermetten, E., & Spiegel, D. (2012). Where are we going? An update on assessment, treatment, and neurobiological research in dissociative disorders as we move towards the DSM-5. *Journal of Trauma & Dissociation*, 13, 9-31.

Brand, B. L., Sar, V., Stavropoulos, P., Kruger, C.,. Korzekwa, M., Martinez-Taboas, A., & Middleton, W. (2016). Separating fact from fiction: an empirical examination of six myths about dissociative identity disorder. *Harvard Review of Psychiatry*, 24(4), 257-270.

Briere, J., Elliott, D. M., Harris, K., & Cotman, A. (1995). Trauma Symptom Inventory: psychometrics and association with childhood and adult trauma in clinical samples. *Journal of Interpersonal Violence*, 10, 387-401.

Carlson, E. B., Putnam, F. W., Ross, C. A., & Torem, M. (1993). Validity of the Dissociative Experiences Scale in screening for multiple personality disorder: a multicenter study. *American Journal of Psychiatry*, 150, 1030-1036.

Dorahy, M. J. Shannon, C., Seager, L., Corr, M., Stewart, K., Hanna, D., Mulholland, C., & Middleton, W. (2009). Auditory hallucinations in dissociative identity disorder and schizophrenia with and without a childhood trauma history. *Journal of Nervous and Mental Disease*, 197, 892-898.

Gazzaniga, M. S. (1985). *The Social Brain: Discovering the Networks of the Mind.* New York: Basic Books.

Gazzaniga, M. S. (2015). *Tales from Both Sides of the Brain: A Life of Neuroscience.* New York: Harper-Collins.

Korzekwa, M., Dell, P. F., Links, P. S., Thabane, L., & Fougere, P. (2009). Dissociation in borderline personality disorder: a detailed look. *Journal of Trauma and Dissociation*, 10(3), 346-367.

LeDoux, J. (2002). *The Synaptic Self: How Our Brains Become who We Are.* New York: Guilford Press.

Lyons-Ruth, K. et al. (2006). From infant attachment disorganization to adult dissociation: relational adaptations or traumatic experiences? *Psychiatric Clinics of North America*, 29(1).

Ogden, P. & Fisher, J. (2015). *Sensorimotor Psychotherapy: Interventions for Trauma and Attachment.* New York: W. W. Norton.

Ogden, P., Minton, K. & Pain, C. (2006). *Trauma and the Body:A Sensorimotor Approach to Psychotherapy.* New York: W. W. Norton.

Reinders, A. T. T. S., Nijenhuis, E. R. S., Quak, J., Korp, J., Haaksma, J. Paans, M. J., Willemsen, A. T. M., & den Boer, J. A. (2006). Psychobiological characteristics of dissociative identity disorder: a symptom provocation study. *Biological Psychiatry*, 60, 730-740.

Schwartz, R. (2001). *Introduction to the Internal Family Systems Model.* Oak Park, IL: Trailheads Publications.

Steinberg M. (1994). *The Structured Clinical Interview for DSM-IV Dissociative Disorders-revised (SCID-D).* Washington, D. C. : American Psychiatric Press.

Steinberg, M. (2013). In-depth: understanding dissociative disorders. *Psych Central.* Retrieved on September 13, 2015 from http://psychcentral.com/ib/in-depth-understanding-dissociative- disorders/.

Zanarini, M. C., Frankenberg, F. R., Dubo, E. D., Sickel, A. E., Trikha, A., Levin, A., & Reynolds, V. (1998). Axis I co-morbidity of borderline personality disorder. *American Journal of Psychiatry*, 155, 1733-1739.

第九章

依恋纽带与内在调谐

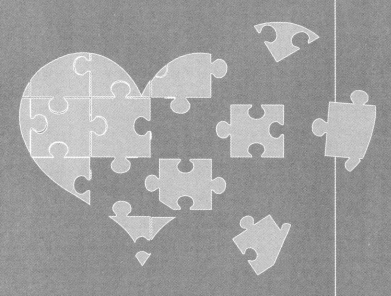

原来我就是自己的太阳。

（儿童）在遭受创伤的那一刻是完全无助的。他无法保护自己；哭着求救，却没有人过来帮助他……对这段经历的记忆会渗透进随后的所有关系。儿童对无助和被遗弃的情绪信念越强烈，就越迫切地感到自己需要一个无所不能的救援者……（但）因为（他）感到自己的生命似乎仰赖于救援者，所以无法容忍任何错误，也没有给人为错误预留的空间……

——朱迪思·赫尔曼

无论遭遇怎样的不公和损失，人类生来都有"继续坚持"的必要能力，能过上充实、丰富、有意义的生活——即使在逆境之中。我们来到这个世界上，拥有与生俱来的依恋、探索、欢笑和游戏、与社会群体建立纽带，以及培育年轻人的能力。即使还是年幼的孩子，我们也有一个发育中的大脑为个体提供诸如好奇心、同情心、创造力乃至奇迹（wonder）等资源（Schwartz，2001）。我们还有想象的心理能力：如果一切都丧失了，我们仍然可以做梦，仍然可以想象我们从未了解的生活。

但是，在长期忽视、慢性创伤，或者被以谨小慎微且令人生畏的方式养育的情况下，我们的身体会组织起来，优先选择进行动物性防御生存反应，并预期自己遇到危险（Ogden et al., 2006；Van der Kolk, 2014）。正常的依恋、探索与学习、游戏，甚至睡觉和吃饭，都成了"奢侈品"，要让位于对潜在触发因素过度警觉的注意和随时做出防御反应的准备状态。尽管要想在危险中生存，拥有过度警觉和准备行动的部分的支持很重要，但拥有一个能在最糟糕的情况下"进行应付"的部分也同样重要。正常生活的儿童自我会微笑面对家庭照片与活动，照顾兄弟姐妹（甚至父母），上学，在童年的正常发展"任务"中寻得乐趣、习得技能（与其他孩子玩耍、探索自然、参与体育或学术比赛、读书、学习乐器，以及"接受"支持他的代理父母，例如老师、邻居、祖父母）。

通常，在收集来访者的历史信息时，治疗师会被忽视、虐待和家庭功能障碍的细节所吸引，认为它们在治疗中"需要被解决"。但治疗师从未被训练去注意孩子趋向正常的迹象，如他们的同伴关系、学校生活，或者让孩子"坚持下去"的因素，因此治疗师和来访者不知不觉地把来访者描绘成了一个遍体鳞伤的受害者，而不是一位聪明的幸存者。安妮的故事为我们提供了一个很好的例子，说明了当治疗师忽视对孩子"继续坚持"的那一面的好奇，而将治疗重点放在伤口和受伤的各部分时，会发生什么。尽管安妮遭受了长期而严重的忽视和创伤，尽管她一出生就"输在了起跑线上"，但也许就是由于这些因素，安妮正常生活的自我总是被强烈地驱动着，要最大化地利用她能创造或通过模仿达成的任何"正常"状态。

作为一个热心、聪明、善于交际的小女孩，安妮的正常生活的自我自然引起了老师的关注并获得了他们的支持。她活泼好动、擅长运动，也很早就发现了拥有棒球手套或球棒是与同龄人建立社交关系的最佳途径。尽管在同伴关系中，被忽视和贫困带来的羞耻影响了她（她的头发总是脏的，她总穿没洗过且不合身、不成套的二手衣服），但她设法用精力充沛的个性和通过送报纸、当保姆赚来的钱购买的运动器材来补偿自己。到了8岁时，随着她母亲酗酒情况的恶化，她被安排负责管理整个家庭以及照顾两个弟弟妹妹。由于害怕受到身体虐待，她接下了这项重担，但这也使她在烹饪、清洁和照顾儿童方面获得了一整套早熟的能力。通过照顾两个喜欢她的弟弟妹妹，她安全地与他们建立了依恋关系，这为她提供了重要的正常发展经验，也很可能使她在后来有能力养大两个具有安全型依恋的孩子，还"收养"了许多在她家找到安全庇护所的代理子女[1]。安妮长大成人后，朋友、亲戚和邻居总是来到她家中寻求庇护和支持。她经常对他们为什么会找她感到困惑。她的战斗部分试图告诉她，这只是因为他们想利用她，因为她是个非常容易被说服的目标，而被她认同为"我"的这个人，应当永远无法吸引别人靠近她，也永远不会是能够为他人提供安全和支持的"聪明女人"。

尽管安妮正常生活的自我拥有力量和资源，但她发现，她的日常体验被受创伤的儿童部分所支配，并且这带来了戏剧性的影响。尽管她希望与他人有更多的接触（她的依恋部分如此希望），但战斗和逃跑部分使她无法按这一心愿行事。相反，她被内心强迫着自我孤立、回避外出、取消与潜在交友对象的约会，并且绝对、绝对不开门，也不接电话。只有那些在她家寻求照顾的人才被允许与她接触。具有讽刺意味的是，照顾者是她童年时期最令她感到安全的角色，尽管评判性的保护者部分对此严厉批评，但许多部分都不想放弃这个角色。尽管安妮正常生活的自我希望建立常规，以平衡正常的饮食和睡眠习惯，以及家庭责任和愉快活动，但遵循时间表是不可能的。她和我制订了一个又一个时间表，但都无济于事。任何类型的结

1　此处指安妮邻居家受虐待的孩子。安妮为他们提供了临时庇护。

构化安排都被她的部分极力回避——这种现象经常出现在有被忽视历史的来访者身上，即使这些来访者拥有研究生学位和职业生涯也是一样。乔希的故事提供了另一个例子，呈现了当部分的内隐记忆和观点主宰个体、抢占了前额皮质的功能，并使正常生活的自我丧失能力时会发生的事情。如果没有大脑皮层的功能来区分长大了的自我和与创伤相关的部分，个体就不能正确看待自己的生活或他自己。

乔希是一个非常能干、成功、受人欢迎的40多岁的男性。他受到同事们的尊重，受到妻子和女儿们的喜爱。周三晚上与他一起打篮球的伙伴们将他视为"自己人"。集智慧、善良、谦逊和幽默于一身的他受到生活中大多数人的喜爱。有时，他可以理解别人所熟悉的自己的模样，但更多时候，他在别人身上唤醒的积极反应会引发他自己的儿童部分的焦虑和自我怀疑。"接纳任何积极的东西都是很难的，尤其是当我知道自己不能胜任、自己过去一文不名时，或者情况更糟时。我知道我真的具备那些积极的东西，但我做不到相信它们。"在参加一个针对夫妻的积极心理学周末活动时，他发现自己总是持怀疑态度，有时甚至是愤世嫉俗："这太胡闹了。对自己说些好话，就会感觉更好。但如果这不是真的呢？我不能容忍这么说之后却发现这些话都是假的。"每当他看见某些儿童部分认定的缺陷之外的东西时，愤世嫉俗的部分就会使他坚信，没有数据支持他拥有这些积极品质的观点。

唐也发现，某个情绪和反应强烈的部分"劫持"了她的身体，驱使着她做出冲动行为，还扭曲了她的观点。

唐12岁时被带出了寄养机构，并被送到儿童心理健康部的寄宿机构。她对此并无意见。在那之前，她的生活几乎没有正常过，也不曾感到安全，而寄宿意味着安全，尽管她的主观感受并不总是这样。现在她已经22岁了，在过去十年里，她常常住进寄宿疗养机构和医院。在那里，她的慢性自残和饮食失调问题被当作边缘型人格障碍的症状和她具有操纵性、会做出寻求关注行为的证据。每当她的正常生活自我向前迈出一步，想从生活中得到更多时，她害怕被看到、被伤害或被抛弃的部分就会被触发。唐缺乏"容纳之窗"，她无法控制自己的创伤后过度唤醒症状以及孤独感和痛苦情绪，而这些往往会触发她寻求药物和饮食紊乱的部分，让这些部分试图全力改变她的状态。如果这些部分的努力不起作用，她的自残部分就会用切割行为来调动肾上腺素，从而抵消恐惧和脆弱的感觉。每当这些部分"劫持"她的身体，并驱使她旧病复发或自残，这都向年幼的受惊儿童部分证实没有任何地方是安全的，进而加剧了恐慌，让战斗和逃跑部分试图自我关闭。当新的治疗师向她展示结构性解离模型的图示，向她描述正常生活的自我时，唐瞬间惊讶地体会到了认同感："哦，是的，我知道那个部分！这个部分曾向我承诺，总有一天我会脱离'机构'，拥有属于自己的真正的家和家人。这就是一直以来让我努力变得更好的部分。"唐与乔希不同，她立即认同了她的正常生活部分，并因被赋予了一个名字和一项使命而感到宽慰。她甚至开始真实地感觉到，也许她也可以拥有正常的生活！

这些来访者中的每一个人都有正常生活的自我，这些自我各自拥有天生的优势和资源。尽管他们从未体验过"正常生活"，但即使是唐也同样有成为最好的自己的动力，同样有好奇心和对他人的同情。尽管障碍重重，她仍拥有同样的决心。这三个人的正常生活的自我都意志坚强、有创造性，并且本能地知道"正常生活"对他们每个人来说意味着什么。当他们左脑的正常生活的自我掌控局面时，他们的人格、身份和价值观都很明确。可悲的是，由于正常生活的自我很容易与受创伤的部分混同在一起，却又把这些部分当作"非我"的方面，因此，它同这些与右脑相关的部分几乎没有沟通或合作。面对种种症状和困难，这三个人的正常生活自我体会到了缺陷感，因而被分散了注意力，无法看到与各部分所具有的创伤相关内隐记忆和生存防御的混同正如何影响着它们的生活和身份感。

相反，每位来访者的内心世界都更像战场。安妮正常生活的自我要与害怕想象中外面世界的部分进行搏斗。这个世界明明如此美好，还让她有机会接触大自然，正是她特意选择以开展正常生活的；然而她的部分却相信，这个世界会像童年时的创伤环境一样恶毒，因此完全不想要它。乔希的正常生活的自我既聪明又有思想，却在一次又一次的冲突中败给了挑剔和羞耻的部分，而这些部分坚信任何成就或被接纳都无法抹去"低人一等"的污点。唐的正常生活的自我则是被字面意义上"封锁"了。她在专门设置的项目中进进出出，却无法抗衡她成瘾、自伤和饮食紊乱的部分的暴力行径。他们在生命早期经历的创伤性或混乱型的依恋，催生了尤其激烈的内心冲突。冲突的一方是依恋部分对被遗弃的恐惧和对关怀的渴望，另一方是战斗部分决意防御一切脆弱性的决心。随后，各种创伤性事件（从霸凌到人口贩卖；从无家可归到性虐待，再到家庭暴力）加剧了这些恐惧，并进一步让这些部分走向极端：拥有恐惧、害怕和羞耻的内隐记忆的部分，会触发由逃跑或战斗的求生冲动驱使的部分，反之亦然。这是一个无休止的循环。每个部分的信念系统、反应能力、防御性反应，以及情绪，都内隐地描述了它们在创伤史中的位置，并体现出当时所需的防御性反应。他们有意识的童年记忆讲述的都是自己受害、从未被看见或从未被爱过的故事，却都没有提到他们是如何生存下来的。乔希的故事是，他将永远无法摆脱童年中标志性的羞辱、贫穷、虐待和忽视，他将永远没有归属；唐的故事也很相似，她觉得自己从来没有被需要过，从来没有安全过，以后也永远不会，她还不如死了。正常生活的自我不仅在他们的日常意识中缺席，在他们的童年记忆里也不存在。被创伤部分的情绪、冲动和信念淹没后，每个正常生活的自我都自动认同了部分的内隐记忆。每位来访者都无法切身体会到对自己创造的生活的所有权，而他们现在的生活正是他们为更好地"坚持下去"而特意营造的。三位来访者与各部分混同在一起，都认同了童年的创伤生活，而不是他们有意识地创造的"劫后余生"。

这些部分的混乱型依恋和对他人认可与接纳的需要，会催生依赖他人的脆弱性，这会让战斗和逃跑部分认为他们仍在被利用和虐待——或者有这种可能性。他们的战斗部分攻击他们的身体、信誉，甚至攻击与他们最亲近的人。这使正常生活的自我丧失活力，影响其有效运转的或感觉自己有效的能力，或者同时影响两者。这三位来访者的自我本可以创造安全感、稳定性和劫后余生，而如果部分和自我之间没有信任关系，他们就都无法获得客观判断力。当唐识别出内心深处的那个被抛弃、不受保护、成为恋童癖者猎物的年幼部分时，她终于能够将她的夜惊和不安全行为联系起来。她立即感受到一种保护欲，这使得她买了一个洋娃娃和娃娃床，这样她就可以"看到它并告诉它我会照顾它"。但是，当唐的正常生活的自我试图安抚这个每天晚上天一黑就会害怕的年幼部分时，这种努力没有任何情绪上的效果。唯一能缓解与年幼部分混同所造成恐慌的干预措施，就是饮酒和限制食物摄入。由于唐不知道要先和年幼部分交朋友、赢得它的信任，之后它才会相信安抚的话，因此她很灰心，在和抑郁的顺从部分混同后就放弃了尝试。

当乔希那个评判性、羞辱性的战斗部分被社交场合触发时，他的前额皮质无法对抗它的情绪强度。他也无法安抚羞耻的部分或觉得自己没有归属感的部分。他与它们过于混同了。乔希的正常生活的自我被他人依赖，是他人寻求支持和建议的对象，但这个自我无法"在那里"陪伴他的儿童部分。这些部分也没有找它。羞耻的小男孩部分和沮丧的12岁部分，与战斗的部分建立了虽有矛盾但长期稳定的关系；它们跟乔希的正常生活的自我完全不熟。既然他和它们已经混同了，它们又怎能体会到他就在那里呢？

虽然安妮进行了与她的部分建立关系的操作，但她与它们说的话并无情感联系。事实上，她害怕对年幼的自我有太多感受，因为以前她一直觉得这些感受是难以承受的。过去，一旦她开始体会它们的恐惧或悲伤，这些感受就会升级为一场情绪的海啸。她正常生活的自我特别有天赋，很会照顾她的代理子女和学生，对他们的创伤很敏感，并且知道如何帮助他们找到正常生活的自我。她从附近的一位酗酒母亲那儿接手了更多代理子女，并开始教他们如何生存，就像她过去自己教自己一样。她给他们健康的零食，让他们做作业，并且，随着时间推移，还会去参加他们的家长会。等他们到了青少年时期，她会开车带他们去工作或参加学校活动，以确保他们获得最终独立所需的所有技能和能力。关于忽视的影响，安妮给我上了重要的一课。这些孩子没有支持、没有计划；没有人帮助他们发展能力，让他们不依赖母亲也能感到安全。因此，她可以预见，如果得不到帮助，他们将永远无法离开。对这些孩子来说，如果没有任何自我调节或发挥功能的技巧，那么独自一人是很可怕的，也让他们感到这个本来就很大的世界变得更大了。

但安妮无法为她自己的部分调用这些洞察和能力，特别是在被年幼部分的情绪或战斗和逃跑部分的防御反应所淹没时。结果就是：当她被触发时，她无法与她的部分建立关系，因为她与它们混同在一起，无法保持在当下。对这些部分来说，状况就好像是它们在哭着求救，而它们呼唤的人听到尖叫声就走开了。这些部分感到被抛弃，就好像它们最喜欢的阿姨即使看到了它们在家的遭遇，也选择"走掉"，回到自己的生活中。当安妮感到分化和独立时，正常生活的自我与部分的情感保持着安全的距离——在这个专业的自我，即她所扮演的老师角色的帮助和教导下，她更喜欢对部分进行基于左脑的理解，而不是建立任何情感联系。但是，对于那些拥有渴望得到某种关怀或善意的记忆的部分来说，老师角色说它们现在很安全——这种不带感情色彩的保证听上去有多让人放心，就有多令人警惕。

在讨论安妮对离开房子或院子的恐惧时，谈到一半，我让安妮好奇一下，为什么有些保护者的部分仍然把她"软禁"起来，我用"软禁"这个词来描述她的广场恐惧症。我想传达的是，不仅仅是那个不让她开门的恐惧的年幼部分，还有一些未识别出的保护者部分也在阻止她离开。当她安抚害怕的部分并走向门口时，她的身体会突然紧张起来，直到她僵住、无法动弹。

向"内心"询问以了解更多"软禁"的理由后，她得到了以下沟通："它们担心屋外有坏人，比如小时候抓你的那些人。"

我："这说得通——他们是非常危险的人，非常危险。而你当时还很小。但是，难道没有人告诉那些部分，它们现在已经远离那些人了吗？有没有人费心告诉它们，在很久以前，你就把它们带到了远离新泽西州的地方，带到了一个没人能找到它们的地方？为了它们和你自己，你做了这一切。有没有人告诉过它们，为了不被跟踪，你改了你的名字？它们对你过去40年间在这里建立的生活有任何了解吗？"

安妮："我没有想过我必须得告诉它们——我以为它们会直接知道。"

我向她提出质疑，但语气传递的是这些部分需要被告知，而不是说她失误了，竟然没有告诉它们。"它们怎么会知道呢？据它们所知，它们还在新泽西州，而且还很幼小。没人照顾它们，而任何人都可以抓走它们。它们曾是一切坏人的绝佳猎物，而且它们相信它们现在仍然是。这就是它们如此害怕的原因。"我安抚她说，她并没有失败（她当时还不知道这些部分存在），然后尝试唤醒她对儿童部分抱有的同情心："你当时不知道，安妮，但它们体验到的是你把它们留在那里了。如果你没有告诉它们你要离开，没有说你要带它们从这一切中脱身——换句话说，当你来到缅因州时，如果你没有告诉它们现在到哪儿了，那么它们就不知道！"

　　在另一天与乔希的会谈中，我们讨论他在一次与同龄男性群体进行的商务会议中被触发后体验到的羞耻和对失败的恐惧，我问了乔希一个类似的问题："乔希，那个小男孩部分知道它不再待在那个地方了吗？知道它不必再穿对它来说很大的衣服了吗？知道现在没有人会取笑它了吗？我敢打赌，它甚至不知道这里的人都很仰慕你！它只记得自己很胖，没有合适的衣服，不能和其他男孩一起运动——它还记得被霸凌的耻辱。而现在你的生活对它来说并不真实……只有霸凌的经历感觉起来真实。"

　　安妮和乔希在成年早期就认同了他们的羞耻部分，这加强了他们保持缄默的能力，并尽可能减少了他们在家庭中受到的虐待。他们需要一种"限制伤害策略"（Gilbert & Andrews, 1998）来对抗挑剔部分和羞耻部分，而这两个部分多年来主导着他们的内心生活和身份感受。他们从羞耻部分的视角来观察一切，因而两人都没有认识到他们在成年后的生活中创造的健康的正常状态，以及他们能够吸引别人，更不用说整合了。两位来访者都是鼓舞人心的例子，说明了健康、有意识、有同情心、善良和做有意义工作的先天动力能超越贫穷、虐待、社会经济地位差异和创伤后应激。当然，这两位来访者都不认可对他们的这种描述，所以我把这些见解留给自己，转而试图唤醒他们对羞耻部分的兴趣和好奇心。我鼓励他们感谢这些部分，因为是它们帮助他们生存下来而没有丧失内心或灵魂。

唐从未了解过精神卫生系统之外的"正常生活"，也与正常生活的自我的功能和其保持坚韧的能力过度脱节。但是，与安妮或乔希不同的是，唐可以从她的部分中剥离出来，给受惊吓的部分以温暖，对战斗和逃跑部分抱有尊重。她的治疗团队利用一切机会指出正常生活部分的表现，这样唐就能逐渐意识到，正常生活的自我是她生活中的一股力量，哪怕各个部分都对她试图前进的努力产生了强烈的触发反应、造成了状态的起起落落。

调用明智成年人的资源

对许多创伤幸存者来说，由部分拥有的那些不断被触发的内隐记忆所传达的过去总是比当下体验起来更为"真实"。当这种情况发生时，这些部分继续重温，一遍又一遍地重现被忽视、被虐待、狂怒、恐惧和害怕的状况——并重新体验到被正常生活的自我抛弃了，就像它们在几年前或几十年前被照顾者抛弃一样。安妮、乔希和唐的例子都说明了这种现象。

要想打破这个循环，治疗师需要采取几个步骤：首先，治疗师必须挑战来访者的自发信念和习惯化模式，以便抑制认同各部分自主激活的情绪和驱力的倾向。

卡拉前来接受治疗时正处于高度激活的状态下，因恐惧、悲伤和麻木的不真实感而崩溃，所以她刚刚不得不在工作中请了假。当她描述她过去一年的生活时，她的状况变得很清楚了：她之所以能长期保持高水平的功能，是因为她正常生活的自我被两个与创伤相关的部分所支持。这两个部分一个害怕失败，一个以同样强烈的决心想要获得成功。二者组成的团队推动她发展出成功的职业生涯，并与她的伴侣建立了长期的关系。但是，我解释说："这种状况是用橡皮筋和口香糖固定在一起的。"后来，她的伴侣有了外遇，她在自己居住的街区被人持刀抢劫，她的父亲去世——这些激活了与创伤相关的部分，使正常生活的部分完全丧失了能力。"难怪你一直感觉'你不是你'。你的部分发动了政变——也许就在你发现伴侣有外遇之后，"我评论道，"这些使你崩溃的情绪属于非常年幼而痛苦的部分。"

在下一次会谈中，卡拉把她对出轨的反应与为确保自身安全而完全用来照顾母亲、安抚父亲的童年联系起来，我把她的叙事翻译成了部分的语言："所以，那个小女孩部分孤立无援——没人帮助它照顾母亲，或者保护它不受父亲伤害。它不得不飞速成长，是吗？"卡拉马上回以部分的语言："确实是这样的——它承担不起孤独和恐惧的感受。它必须照顾自己，因为没有别人会这样做。"

"那就是我发现阿梅莉亚背叛我时我的感受。我再一次觉得自己彻底孤独了。"

我担心她被她的感受和各个部分压得喘不过气来，于是我利用她强大的前额皮质和理科基础，开始解构这种状况。我们把压力源细分开来，区分她对每个压力源的反应，然后把每组感受和传递它们的各个部分联系起来。如果将崩溃的状况划分为较小的组成部分，每个组成部分就会更容易管理了。"因此，这些丧失不仅对你强大的正常生活部分来说是难以接受的，"我肯定道，"而且对这个年幼女孩的部分来说更是毁灭性的。"我补充道："请记住，被背叛对任何成年人来说都是非常痛苦的，但除此之外，它还引发了你年幼部分最强烈的恐惧。儿童更容易因感觉自己不重要、不被看见而受伤。他们害怕被抛弃更甚于害怕被攻击。"

卡拉："没错，但即使那个小女孩很心碎，我还是对阿梅莉亚筑起了一道墙。我通过这样做来表达'你无法再伤害我了，因为我并没有真的跟你联结在一起'。"

我："这听起来像是个保镖部分，不想让那个小女孩的心再次受伤！但如果我没记错，你的正常生活的自我也马上打电话找了位夫妻治疗师。听起来好像你并没有筑起一道墙，而只是在尝试挽救你们的关系。但显然有人在筑墙！如果你在身体里能感受到墙的存在，那么一定有某个部分应对它负责。"

卡拉："墙还在那里——我不能把它拆掉——我已经试过了。但如果把它竖起来的不是我，也许这就说得通了？"

一周后，卡拉带回了好消息："我一直在想那个小女孩的事，还进行冥想——也为它哭了很多次。我一直在回忆当时的情况。以前，我太专注于我的事业了，我从来没有想过阿梅莉亚经历了什么，又是多么孤独。这正是她抱怨的地方！（她笑着承认了这一抱怨）这周，我一直很好地照顾这个小女孩，把它紧紧地抱在怀里，墙也在一点点软化——只是一点点。墙想让我知道，它还不相信我可以保护她。"

卡拉没花多少工夫，就立即与她的小女孩部分产生了共鸣，而不是认同了它。这就好像她一直在等待某人，为她已经知道或感觉到的东西提供语言描述。她对小女孩部分的同情心很容易被唤醒，同时，也许是因为她的冥想练习，她可以体验到与正念的观察者自我的切身联系，也可以感受到与小女孩部分和保护墙的联系。在接下来的几周里，卡拉站在一个明智的、正念的位置，自己引导着治疗，而我的工作只是支持和评论她正在做的工作。有时，她选择就她与小女孩部分的关系下功夫，有时则是通过冥想练习加强她平静、好奇、接受和集中的能力——这被理查德·施瓦茨（2001）称为"自我能量"。她感到自己的心门越来越敞开，而且基于这一点，她能够不加评判地观察到从前自己的心有多么封闭。"我曾认为自己是温和而有爱心的，但我现在确信，其他人不是这样看待我的。他们只看到了我职业性的疏离。而我把这种疏离合理化了，说这是我为工作成功付出的代价。"

不是所有来访者都能像卡拉一样，对自己的部分立即做出回应或给予同情性的理解，或是直观地接触到自己的"智慧心灵"（在内在家庭系统的语言中被称为"自我"或"自我能量"）。例如，卡拉能凭直觉感到有必要进行冥想，将其用作一种手段，让自己和正在经历的大量痛苦的想法、感受和身体感觉的各个部分发展一种正念的关系。

对于其他来访者来说，仅仅从使用叙事方法的状态转变到正念的双重意识状态，可能就得花好几个月。来访者习惯于将治疗等同于谈话、"一吐为快"或"发泄"。甚至，某些部分会非常依恋叙事疗法，因为它提供了"被倾听"或"被倾听且被相信"的机会。正常生活的部分也可能会依恋谈话，因为它们的首要任务是解决日常生活中最令自己困扰或最容易使自己被触发的问题，并回避"非我"的感觉。渴望联结的儿童部分可能会因治疗师高质量的倾听和同情而感到被安抚；专注于回避创伤（或与之相关的情绪）的部分可能会沉迷于抱怨或分析。但是，由于部分方法的关键成分就是正念地、富有同情心地关注想法、感觉和身体反应，并将其视为来自部分的沟通，因此从讲述到关注的转变对于治疗的成功至关重要。叙述会帮助来访者理解某部分在创伤历史甚至日常生活中发挥了什么作用，但它不会治愈该部分的创伤或"挣来"安全依恋。试想一下，有一个孩子在哭，如果大人说"孩子在哭"或"我在哭"，孩子不太可能体会到任何安慰或开解；如果大人听到孩子的愤怒，评论说"我对那件事很生气"，或"这也让我很生气"，抑或"为什么这让我如此生气呢"，这可能除了让孩子更生气之外不会有任何效果。但当各部分的感受和反应被来访者叙述为"我的感受"时，这些就是它们听到的。

倾听儿童部分，建立依恋纽带

为了发展一种信任的关系，像所有儿童一样，各部分需要有人回应它们。通常情况下，仅仅要求来访者试着使用部分的语言，用"我的一部分被吓坏了"来代替"我被吓坏了"，就能使痛苦的感受得到缓和。如果鼓励正常生活的自我以强度略高于或略低于各部分之抱怨的方式，加之真正关心其感受的语气来回应部分的抱怨，这也能产生安定和放松的效果："你的确在为某些事情烦恼——我能看得出来。是什么困扰着你？是什么在伤害你？"当然了，这些问题的答案会是解离的儿童部分需要，而且任何痛苦的儿童都会需要从成年人那里得到的东西：一个关心自己的人。这个人会关切地问一些问题，并以一种传达"我懂"的方式回应，或尝试不同的支持性回应，直到儿童部分的状态得到"修复"。为人父母的来访者会发现自己很容易获得帮助年幼部分的技能和能力，我也会鼓励他们为"这个孩子"运用他们学会的东西。

这些感受是谁的？

来访者在成功"修复"创伤相关部分的痛苦的过程中，最大的障碍是一种自发的、无意识的倾向，即想要与部分混同并认同它们的感受。由于他们的情绪和部分的情绪是在同一身体、同一内心中被体验的，所以，在来访者理解了部分的概念并能够识别它们之后，他们仍然感觉这些是"我的感觉"而不是"部分的感觉"。对不同部分持有的认知模式去认同，其挑战性可能是同等或更高的。对一些来访者而言，要质疑多年来感到熟悉和"真实"的信念是很困难的，即使在知识层面上这些信念可以与部分联系起来。质疑"感觉真实的东西"可能会被体验为威胁——或者对某些部分是有威胁性的。例如，当治疗师挑战来访者关于自身价值几何、归属何处、应得何物、才干高低的信念，并将这些信念重构为部分持有的、与创伤有关的信念时，持有这些信念的部分可能会感到焦虑不安。对它们来说，安全等同于坚信自己无价值或不配的信念，这为坚持忍气吞声、被看见而不被听见，或不找麻烦的生存习惯提供了根据。儿童更容易相信自己是糟糕的，而不是相信自己孤独地活在一个危险的世界上。在被羞耻和自我厌恶席卷的情况下，顺从、羞耻和接受被施加的惩罚也是更容易的选择。帮助来访者拥抱那些具有防御性反应，或巧妙地利用了这些反应以帮助个体生存的部分，这个过程包括两个步骤。首先，来访者必须学会观察混同的迹象，并学习剥离的技能。接下来，他们必须调用天生的同情心，以及对这些年幼部分的"感同身受"，包括克服否认、贬低或不关注"非我"部分的条件化习惯。在这里，考验治疗师技巧的地方在于，确保来访者在试图帮助自己的部分之前解除混同。只有双重意识能使来访者在左脑的正常生活的自我和右脑的创伤相关部分之间举行"心智会议"。当治疗师向一方解释另一方，令来访者建立好奇心和同情心，鼓励来访者对双方差异抱有尊重并参与各个部分的团队建设时，转变往往会开始发生。

即使珍妮对我的疗法并不熟悉，她也很想信任我，并会试着忽略每次治疗中不断出现的不信任感或对治疗的疑问。我可能会说一些看似友善的内容，而她感觉自己面对这些内容时会紧绷起来。或者，她可能会发现自己变得不舒服，进而转换话题。她经常对我的真正意图产生怀疑："她想向我推销什么？我可以信任这个吗？"有一天，当她正在考虑这些问题时，她听到我说："你可能会发现，你有一些部分想信任我，有一些部分不想信任我——我只是想说，它们有这种感觉是很自然、很正常的。许多来访者不愿意谈论这些怀疑，因为他们害怕伤害我的感情。但是，如果你有一个部分坚持不信任，而在我赢得你的信任之后它的怀疑消失了，我就放心了！"珍妮感到巨大的宽慰，因为她了解到，难以信任我不是"糟糕的"。"你这样想，珍妮。在你经历了这么多之后，你和你的部分拥有不信任我的权利。相比之下，我的工作很简单：不断证明我是值得信任的，即使你的一些部分永远不相信。"

请注意，我采用了"机会均等"的方法，同等地支持那些难以信任我的部分和那些毫不怀疑地信任我的部分。我的目的是确保治疗环境为所有部分提供明确的欢迎，无论它们有何冲突、有何观点，而不是只欢迎最适合参与治疗的部分。我也希望能为珍妮正常生活的自我树立榜样，展示同情和好奇的品质。珍妮的正常生活的自我也需要这些品质来赢得其他部分的信任。如果一些部分不信任、不合作、不允许脆弱，或是反复重演旧的解决方案，正常生活的自我（就像一位好父母）不应对其做出消极反应，而必须学会问：为什么这些部分拒绝信任呢？为什么合作在它们的世界里是不安全的？为什么过去保持联结断裂或者一直害怕又或者一直愤怒很重要？

在安全依恋中，父母会将自己基于直觉的理解反馈给孩子："你只是想感到自己是特别的。""你被迫等我等了好久好久——太久了是吗？""这让你很生气，对吗？"孩子的反应又决定了父母的下一步反应："哦，我伤害了你的感情——当然了。它并没让你生气，而是让你伤心了。我很抱歉！"安全依恋不是建立在照顾者的语言之上的，而是通过共同调节的体验建立起来的（Fogel & Garvey, 2007; Hughes, 2007）。孩子体会到某些痛苦（或快乐）的事情后，父母的神经系统、身体和情绪会对此做出反应，然后父母"消化"这些交流，用语言表达出来，并把它们的意义反馈给孩子。孩子要么得到安慰，要么失调，要么无动于衷。孩子的反应反过来又会使父母平静、失调、困惑或沮丧，催生另一轮共鸣和修复的尝试，而孩子对新一轮尝试又可能做出积极或消极的反应。在调谐的共同调节中，父母能足够好地控制自己的失调感或挫折感，以便对孩子的感受保持开放，完善每一次修复的尝试，直到达成调谐。"调谐"的时刻——孩子和父母都陷入深深的、放松的平静，孩子的小身体融化在父母成年人的身体中，双方沉浸在相互凝视、微笑和欢笑中——会令双方都很幸福。最重要的是，它能带来安全的感受。在人类的大脑和身体中，安全感在神经生物学上与社会参与系统或腹侧迷走神经系统有关（Ogden et al., 2006; Porges, 2005）。神经系统控制着面部的肌肉，眼睛和眼睑的运动，以及喉部、中耳、头部和颈部的倾斜与转动运动。调谐的共同调节有赖于这个系统，而这个系统的可用性又取决于身体对危险与安全的神经知觉（neuroception）。当来访者说"我在这里感觉不安全"时，他们描述的是神经知觉，一种感觉什么都不对劲的"第六感"，这建立在他们过往经历的基础上。当其他来访者说"我在这里非常安全"时，他们真正想说的是"在这里，我的神经没有感知到任何危险"。由于神经知觉是一种生理反应而不是一种理智评估，所以神经知觉是凌驾于前额皮质的评估之上的，例如："我知道我在这里很安全，但我的主观感受完全不是这样的。"对于一个受过创伤的人来说，要想知道"我在这里很安全，而且我能感觉到"，他需要对环境既有准确的认知评估，又有无偏差的神经知觉。

但是，如果不与受创伤的部分建立依恋纽带，就不可能重新组织受创伤影响的神经知觉，从而也不可能让来访者将安全的环境体验为"安全"的。对于太小的孩子来说，他们无法保护自己，只能依赖那些照顾他们的人，因此依恋就等同于安全。只要部分还持有失败的或创伤性依恋的非语言内隐记忆，而没有修复性的调谐时刻，正常生活的自我就会继续体验侵入性的焦虑、不信任、孤独、愤怒和过度警觉，或者在情感上自我关闭并限制生命活动。要想真正感到安全，需要"灵魂修复"（soul retrieval）[1]。

　　萨拉没有明显的结构性解离迹象：她在职场中表现良好，与她的伴侣和两只宠物狗有稳定的、令人满意的家庭生活。她还描述说，自从两年前接受EMDR治疗以来，她的创伤后应激障碍症状大大减少。为什么她现在会来我的办公室呢？她这样描述她生活中仅剩的一个问题："一种焦虑——不，那更像是一种恐惧——有时会笼罩着我。比如，当我独自一人在家里，或在工作上遇到很多压力时，我只想蜷缩成一团，等待它结束——但我不确定我在等待什么。"（我警觉地竖起耳朵，并在心里记下：也许她的儿童部分仍然感到孤独和恐惧。）当我们结束第一次治疗，萨拉站起来准备离开时，她停顿了一会儿。她问："你相信灵魂修复吗？"我笑了笑，觉得她和我说的是同一件事："是的，我相信——这就是治疗的一部分：找回我们内心迷失的"孩子"，并把它们带到安全的地方。"萨拉也笑了。我感到我们已经达成了一种默契。刚才向我提问的不只是萨拉，还有她的部分。我听到了它们的心声，并对它们表示欢迎。

　　尽管萨拉做了很多加工事件记忆的工作，但她从未处理过某些部分拥

1　萨满教用语，在萨满教信仰体系中，灵魂被认为能够分裂并离开身体以获得智慧或力量，也会在受伤害和痛苦（例如家庭暴力或创伤）时离开身体以保护自己免受损伤（类似"解离"）。当人的灵魂部分丢失时，就会出现虚弱、嗜睡、不完整感或缺乏主动性等症状（类似"抑郁"）。要想治疗，则需要将灵魂的碎片复归于原来的身体上，这被称为"灵魂修复"。

有的挥之不去的内隐记忆。她没有意识到自己是碎片化的，也不知道未被满足的依恋需求导致了受惊部分的恐惧。只有"灵魂修复"这一概念强烈地吸引她的这一事实（以及来自受惊部分的信息），揭露了藏在她体内的各部分的蛛丝马迹。后来，她终于认识到这些部分，感谢它们的贡献，将它们当作尊贵的客人加以欢迎，并在内心赋予其安全感。她与它们的关系成了她最珍视的东西。

萨拉在描述她为更好地了解各部分而绘制的图画时，说道："现在我把它们画成了三维的，而不是火柴人——现在它们对我来说是真实的，我对它们来说也是真实的。我们可以在画中看到对方。"萨拉在儿时没有被关注，也感觉不到安全，只有父母发火时她才会得到关注。在治疗后期画的最后一幅画中，她把儿童部分画在了剧场舞台上，而她作为正常生活的自我在观众席上微笑着观看。舞台上的孩子们似乎很放松，没有恐惧也没有局促不安，而大人深情地凝视他们，传达着愉快的心情和对他们付出努力的赞赏。

基于优势领域，向部分伸出援手

作为一个成年人，萨拉以将年轻的同事"护在羽翼之下"并培养他们、助力他们的个人成长和职业发展而闻名。乔希的优势也在于，他有能力与更年轻、更脆弱的人产生共鸣，尤其是与他自己的孩子。在他人眼中，唐也是个"如果有不能告诉别人的问题，找她准没错"的人。当她离开医院后，她去了一个动物收容所做志愿者。安妮的厨房也是一个避风港，专门提供给陷入困境的朋友和家人、受伤的动物，以及那些原来的家庭中充满暴力和忽视的代理子女。她本能地提供了自己还是孩子时曾需要的东西：被人

"懂得"。她默默地满足他们不知道如何表达或羞于表达的需求，从提供新的运动鞋或学校用品，到帮助他们做家庭作业；她还给他们提供了哭泣时可以依靠的肩膀。萨拉在组织中工作之前，是一名教育工作者；安妮曾是一名初中教师；乔希是一名医院管理人员，曾在基督教青年会为城内儿童举办的篮球联赛里指导过十一二岁的男孩。现在，是时候让他们把一直以来给予别人的资源提供给自己的儿童部分和青少年部分了。在掌握了剥离、关注和同情自己各部分的技巧，并参与内部对话之后，他们可以进一步开展工作，为各个部分提供接纳、安慰、确认和支持的修复性体验。

尽管来访者可能会提出抗议，说他不知道如何照顾孩子、不知道该跟这些年幼的部分说什么，或不知道如何接触它们，但治疗师必须对此持有信心，相信每个来访者都能获得他可能需要的所有品质。每个人都天生具有好奇心、关心、同情心和创造力，以及一切他们还是儿童时曾需要从成年人那里得到的品质。通常，当来访者处于正常生活的自我时，他的生活中会存在一些可供自身能力蓬勃发展的舞台。乔希扮演了诸多角色，在这些角色中，他使用了他的共情能力、调谐能力、人际沟通能力，以及保持信念的勇气。他是一位家长，自愿担任他孩子的运动队体育教练，还支持戒酒协会的工作；他的职业生涯以促进他人发展为中心。我相信，在这些角色中，乔希已经发展了他所需要的所有资源，以便"在那里"为他的各部分服务。安妮不仅是一位母亲和代理母亲，也是一位教师。所以，我向她提出挑战："安妮，当十三四岁的学生在你的课堂上表现得很好时，你会怎么做？当没人听讲，或没人能听到你说话的时候，你又会怎么做？你会试图无视他们、继续上课吗？还是说，你会做点儿什么？"

安妮很快回答："我不能忽视他们，否则就会出大乱子！我必须让他们恢复某种秩序。所以有时我会做一个转移注意力的活动，让他们专注于其他事情。我还可能停止说话，只是盯着他们，直到他们得到信息，明白是时候安静下来了。"

"安妮,"我说,"这太有趣了!我从没听说过你会为自己的部分使用这种创造力,或者为它们提供这种稳定的秩序。秩序在课堂上一定很重要,是吧?想一想你的部分:想象你身体里就有一个教室,但它比八年级的课堂更复杂,因为一个房间里有各年龄段的孩子!"瞬间,安妮就进入了正常生活的自我的状态,思考着如果她内心的各个部分是塞满教室的孩子们,她会怎么做。

调用正常生活的资源

如果正常生活的自我扮演着父母或照顾者的角色,治疗师可以跟它就这些角色的知识储备建立联系。我问过有孩子的来访者:"如果你试图在孩子不高兴或害怕时忽略他们,他们会怎么样?"回答总是:"他们会更加不安——这就是不能忽视他们的理由!"然后,我会建议说:"是的,完全正确!就像你的孩子一样,当你试图忽视你的儿童部分时,它们会更加害怕……如果它们是你的亲生孩子,你会怎么做?"如果来访者是管理人员或行政人员,我可能会问:"想想看,你所管理的人需要从你那里得到什么,才能在工作中发挥最佳……"或者:"想象一下,如果你手下有人正在与这种焦虑做斗争,你会怎么说?"

蕾切尔决心要过正常的生活,尽管她在童年受过创伤,在成年早期又遭遇一系列危机,她还是在住院的间隙完成了大学教育、结了婚,并开始攻读研究生。但是,她的部分突然"劫持"了她的能力,使她无法重新发挥功能。她的治疗师注意到了这些危机中的一个模式:蕾切尔聪明而有抱负,在课程或工作中表现良好(尽管有不可避免的触发因素),直到她似乎终于进入了稳定的阶段——这似乎就是她的部分出现的信号。没有人知道这些部分到底是害怕被抛弃还是害怕她的成功和随之而来的受关注状态（对受创伤的部分来说，这是两个常见的触发因素），但随着蕾切尔学着剥离，她开始看到另一个议题的出现：她的一个年幼部分害怕，蕾切尔变得自信和不担忧后，一些事情可能会发生。利用友善四问（见附录F），她发现这个年幼的、焦虑的、无助的部分，曾在保护她免受父亲愤怒情绪的伤害时发挥过作用。虽然每当她表现得自信、骄傲，对父亲筑起防御之墙时，她的父亲都会被触发，但当她无助又有需要时父亲的态度就会软化。当他可以拯救她时，他就不会感到受威胁——哪怕在虐待她的人也正是他。其结果是，蕾切尔的内心分裂了，一面是强大的正常生活的自我和骄傲、愤怒的部分，另一面是帮助她生存和适应的无助、有需要、惊恐的部分。强大的、骄傲的部分支撑着她的抱负和动力，而有需要的、害怕的部分则被她的成功所威胁，因为对它们来说，这将招致暴力和拒绝。

蕾切尔内心的两面都需要一种稳定的内在存在感，需要一个对年幼部分有同情心的"人"。当它们变得歇斯底里又依赖他人，或者那些评判性的部分变得愤怒且开始挖苦时，这个"人"还能坚持自己的立场。蕾切尔成年后的某些活动，例如做瑜伽、跑步、照顾宠物狗，以及与朋友交往，为她提供了这种稳定的内在存在感。作为"陪伴"各部分的第一步，蕾切尔承诺在下班后花时间去上瑜伽课或与她的狗一起去跑步，而这些都是她的母亲未曾做过的事情。这样一个虽然简单但她一直在履行的承诺（无论年幼部分多么渴望下班后回家或睡觉），似乎带来了以自我为中心的感受，减少了脆弱感，并帮助了所有的部分。

蕾切尔和许多其他来访者都感到有困难的地方，就是要找到用同情来让各部分强烈的情绪变得安全和舒缓的锚点。好奇能通过激活大脑内侧前额叶皮质,提供某种正念距离,调节各部分的自发唤醒或情绪。建立正常生活的自我的资源,也能支持将儿童部分的内隐记忆和成年人能力区分开来的能力。但是,当观察性的正常生活的自我被儿童的情绪触动时,当同情心和更深的联结感被唤醒时,这种心理空间就会削弱,使其他部分有机会乘虚而入,或让痛苦的感受汹涌而来,让人失去双重意识。在这些时刻,治疗师可以提议使用一些简单的躯体干预(Ogden & Fisher, 2015)帮助调节神经系统,同时也向各部分传达承诺和同情。

- 当年幼部分焦虑或痛苦时,让来访者将手放在心脏或胸前,或是"你注意到年幼部分的悲伤存在的地方",这对大多数来访者能产生镇定、调节的作用,使他们能够向部分发出躯体信息:"会没事的——我在这里陪你。"这种简单的干预措施能穿透自我疏离和拒绝非我部分的习惯。这种措施对大多数部分没有威胁性,它传达了一种来访者往往还没有掌握的、对年幼自我的关怀。

- 当各部分之间激烈的内心冲突或崩溃的情绪记忆导致调节困难,甚至让来访者难以留在当下时,治疗师可以让来访者尝试张开双臂,比出一个大圈,就像要接住一个大沙滩球或拥抱一个孩子那样。我喜欢等到来访者抱怨感到崩溃或有太多内在斗争时再介绍这项技能,这样我就可以说:"我懂了——有时候感受太多了,你的内心无法同时容纳它们。"然后我建议尝试:"试试看,当你比出一个足够大的容器来容纳所有的部分时,会发生什么。你比出的尺寸刚好可以容纳它们所有的感受、观点、信仰和需求。"这个姿势舒展了胸腔,发出了一种躯体信息:"我们欢迎所有人——没人会被遗忘。"各部分通常会松一口气。它们可以感受到"在一起"的身体感觉,感受到手臂环绕着它们,但又为每个部分留出了空间。然后，它们就能体会到被欢迎的感受。

将年幼部分护在关切之人的羽翼下

每当安妮试图从理智地理解儿童部分的痛苦转变为切身感受这些痛苦时，无一例外，她总是会被儿童部分的情绪淹没。有时，这种情绪的涌动非常强烈和突然，让她几乎无法呼吸。她经常感到这些部分在担心，如果她与高度保护性的战斗部分足够分化，并向脆弱的年幼部分伸出手，它们就都会受到伤害。蕾切尔还发现，她很难通过痛苦的感受、消极的想法和躯体不适（头痛、头晕、疲劳）来识别她的部分，并在情感上与它们接触。她可以通过剥离将正常生活的自我与部分的强烈反应区分开来，但她无法采取下一步行动。她无法在情感上与它们建立联系，就像有一堵墙将正常生活的自我和与创伤相关的部分隔开了一样。

萨拉也是一样，她可以充满同情，甚至深情地谈论她的部分，可以理智地理解它们，但她很难与它们建立一种感觉上的联系，使她能够平静、有力、自信和清晰地向它们传达充满安全感和同情心的理解。在认识到一个部分并理解它的两难处境，以及在情感上以足够的切身联结来回应这个部分并为"挣来"安全依恋创造基石之间，每位来访者都需要一个中间步骤。同样重要的是，这个中间步骤在某种程度上是以依恋为导向的，或者与依恋的建立有关。

我没有消极地评价萨拉在安全距离谈论部分的模式，而是开始讨论"将它们护在你的羽翼之下"的必要性。"你做得很好，你能注意到哪些部分被触发了，还能感谢那些为支持你的正常生活而贡献资源的部分。但我们还有一件事没有解决，就是在那些痛苦的儿童部分受到惊吓时，该如何把它们带到你的羽翼之下。你知道的，从来没有人把它们护在自己的羽翼下，无论是父母、祖父母还是叔叔阿姨。"每当我说到"你的羽翼"这几个字时，我就伸出我的右臂，好像要把某人庇护在我的臂弯下。我没有要求萨拉做同样的事情，而是在我们谈论向她的年幼部分"提供羽翼"意味着什么时，一直伸出我的手臂。"它们害怕很多事，"萨拉说，"然后，一个对此无所畏惧的部分出现了。它更严重地激发了它们，因为它展示了一些画面，画面上都是它在我小时候曾做过的胆大包天的事情。"

我："嗯……你认为如果你把害怕的部分护在你的羽翼之下，让它不必那么勇敢，会对它有帮助吗？或者，你觉得它也需要一对羽翼吗？"

萨拉：（面容放光）"我认为它需要！它只有7岁——在这个年龄应当不需要那么有勇气。"

像许多来访者一样，萨拉感到自己与某些部分有联系，而与其他部分则很难亲近，后者可能就是她在年幼时不得不丢弃的部分。

我："好，太好了。你对它有清晰的感觉，不是吗？你真的'懂'它！哪怕它有一瞬间认为你在为它感到难过，它也会很羞耻的。所以，从你'懂得'它的那个地方，为它提供一对羽翼。"

萨拉："（对儿童部分说）你知道吗，你真是个大胆的孩子！如果是我，我会害怕得不敢爬那么高的树（笑）。（对我说）它在告诉我，我一定不会像它那样害怕它的母亲！那正是它有勇气爬树的原因。"

我："也许你可以解释说，你现在和它母亲当时的年龄一样大了，它可能不知道这一点。既然你已经长大了，局面就不同了。

看看它是否愿意让你来保护它，不让那些可能对它大喊大叫、进行威胁的人伤害它。告诉它，当周围有可怕的人时，你可以把它护在你的羽翼之下——当然了，是在它愿意的情况下。"

萨拉："她喜欢这个主意——它在问我的羽翼是否足够大，可以让它躲在下面！"

我："它真聪明，不是吗？你跟它怎么说的？"

萨拉："我告诉她：'当然够大了！去吧，躲在它下面。'（萨拉深情地向下凝视，仿佛小女孩就坐在她身边的沙发上；她自己也在微笑。）你知道吗，我为它感到骄傲——它非常勇敢，我知道，是它帮助我一直昂首挺胸地生活。"

我："告诉它这一点——用你的感受和身体。它很特别，它也需要知道这一点。"

萨拉的幽默、热情和作为成年人的朴实品质正是她那个年幼的假小子部分所需要的。而面对这个小女孩部分，萨拉感受到的那些涌动的强烈自豪感和柔情令她惊讶，也温暖了她的心。对于害怕的部分来说，她那种发自内心的骄傲和温暖的感觉就像是对它们长期焦虑与绝望的解药。特别是，由于她大胆的儿童部分的情绪不那么压抑，她可以在情感上与它亲近，同时仍然保持以正常生活的自我为中心。向儿童部分提供"羽翼"对双方都没有威胁，同时传达了一种即使无畏的儿童部分也一定渴望着的安全感。

当来访者与他们的部分混同，并与正常生活的自我在成年后获得的观点、信息和能力失去联结时，便会不可否认地真切感觉到，他们将永远无法照顾自己的部分，永远没有信心做决定，永远无法足够确信自己有能力构筑安全处境，永远无法对部分产生恐惧和厌恶之外的感觉。只要还反映着创伤部分的观点，"我永远做不到的事"就会越来越多。但是，不知为何，当来访者的正常生活的自我被问及是否愿意为年幼的自我"提供羽翼"时，无威胁性的画面就会被唤醒。"提供羽翼"这个短语是无害的，它描述了一个不需要努力或信念的行动，且同时传达了分化和保护的含义。更妙的是，那些评判性的"讨厌其他部分的部分"（通常一提到脆弱它们就会侵入，以嘲讽的方式拒绝任何善意或同情心）并不反对"提供羽翼"的说法，而它们原本经常反对"关怀"或"照料"之类的词语。治疗师将手臂像羽翼一样张开的动作也很少会威胁到战斗或逃跑的部分，而且这个姿势无须语言就能十分轻松地传达出向有需要的人提供羽翼是多么容易的事。由于这是一种躯体信息，传达它无须让来访者就将某人护在自己的羽翼之下可能意味着什么进行讨论，或对此进行理智分析，而是能直接让渴望接触和安慰的年幼儿童部分获悉。

依恋纽带是通过躯体体验建立的

童年时，安全依恋的形成总是"自下而上"地开始的，始于婴儿被拥抱、接触、摇晃、喂食、安抚或注视（Ogden et al., 2006）。依恋纽带是通过几周、几个月和几年内重复的、细小的躯体互动有机地发展起来的，但关于依恋体验的语言交流不会在发展过程中出现得太晚。当父母伸出手臂说"来"时，婴儿和学步的儿童也会伸手回应——不是在回应这个词，而是在回应这个手势。在童年时期，手臂便是安全或威胁的有力传达者：父母是否伸出手臂、如何伸出手臂，他们的动作是无力的、心不在焉的还是意在恐吓的，以及手臂肌肉绷紧的方式，都能反映父母拥抱和亲近的体验的质量（Ogden et al., 2006）。同样的躯体交流，也可以用于发展儿童部分挣来的安全依恋。

把部分邀请"到这来",而不是"到那去"

与早期的创伤治疗模型相比,内部依恋工作的重点在"这里"而不是"那里"。与其重温早期的创伤经历,关注焦点应一直是来访者的正常生活的自我如何能"留在当下",以便那些远离创伤事件而保持发展的部分可以通过提供关键的"缺失经验"来帮助修复过去(Kurtz, 1990;Ogden & Fisher, 2015)。忽视、创伤和家长自己害怕又令人害怕的情况下采取的养育方式不仅意味着带来有害的、不适当的体验,还意味着积极体验的丧失,而这些积极经验对儿童安全感的建立同样至关重要。对萨拉的各部分来说,被护在她的羽翼之下、感受她的骄傲和保护性,能放松下来而无须强撑着面对严厉的话语或打击,这些感受提供了一种她童年时显然缺乏的情感、关系和躯体体验。在她正常生活部分的羽翼之下,依恋部分可以感受到有人"在那里",羞耻部分可以感受到萨拉的骄傲挑战了她"低人一等"的自发感觉,无畏的儿童部分可以感受被钦佩、被看见,就连保护者部分也可以放松。

当然,提供缺失体验并不涉及实际的事件。时间不能倒流,我们无法为一个成年人提供他本该在婴儿时期得到的怀抱。我们没有办法让一个5岁的孩子回到上学的第一天然后牵住他的手。但我们可以做到与5岁的自己建立情感上、身体上的联系,然后通过唤醒情感和身体,想象性地重现她应有的经历:有一个更年长的人在她身边,感觉温暖、稳固。然后想象大手牵着小手,并留意这些感觉和感知。治疗师会支持来访者对儿童部分与成年人自我进行双重意识和分化,让来访者的每个部分从内脏感觉和情绪上与彼此的体验建立联结,并将其反馈回去。每个部分都要将彼此心智化:年长的自我感到小男孩部分坐在自己身边时有什么感觉?当年长的自我向小男孩部分伸出手时,小男孩部分会发生什么?那只小手被大手握住是什么感觉?体会小男孩部分依偎在身边是什么感觉?当小男孩部分听到年长自我说握住它的手的感觉有多好时，又会发生什么？

> 伊丽莎白安静地、深思熟虑地对她的治疗师说："你知道，我曾经认为我是个不好的孩子，但生在了好的家庭——我认为问题在于我是'不好的'。现在（她抬起头，迎上治疗师的目光）我知道了，我是一个出生在不好的家庭里的好孩子。"

这种认为自己是"好孩子"的感受，在伊丽莎白的整个童年是缺失的。但是，当她接纳这种感觉时，她也体会到原生家庭对她这样的孩子来说有多么"不好"。

> 她认为自己无归属感的信念不再真实："当然了，我才不属于那里！感谢上帝。那些人可不是我想与之为伍的人。"保持这种当下的视角，伊丽莎白随后接纳了她的部分："这些部分现在和我在一起了——我就是它们的好的家人，就像对于我的孩子来说，我是好的家人一样。"

> **我**："你能与内心那个一直感觉自己是错的、没有归属感的部分联系一下吗？你能感觉到它现在就在你身边吗？"
>
> **伊丽莎白**："它在呢——它仍然对自己感到恶心……"
>
> **我**："问问它，是否愿意向你展示一幅画面，看看让它觉得自己没有归属感的那个家、那些家人……"
>
> **伊丽莎白**："出现了一幅画面，那是我长大的公寓——没有多少家具，光秃秃的——我只能听到我祖母的氧气瓶发出的声音。它还小，好像是上幼儿园的年龄，放学回家时没有人迎接它。它很孤独，但它也很宽慰。如果只有奶奶和我在一起，我就不会受伤。"

我："让它知道你'懂得'了——在那个家里，孤独总比害怕好。"

伊丽莎白：(难过地)"是啊……"

我："当你看到它不得不生活在那个'家'里时，你有什么感觉？"

伊丽莎白："这让我心碎……"

我："听到你说看到它伤心你也会很难过，它有什么感觉呢？"

伊丽莎白："这感觉很奇怪，但是种好的奇怪——以前没有人知道它很伤心。似乎没人在乎。它会想象被祖母关心，这对它有点帮助。"

我："现在问它是否愿意看一幅别的画面。它想看看你现在住的地方吗？"

伊丽莎白："它很好奇。我给它看了一张家庭照片，上面是我和我的伴侣、孩子站在屋后的平台上——阳光灿烂，可以看到盛开的天竺葵和后面的树木……"

我："它看到你家之后有什么感受？它喜欢吗？"

伊丽莎白："它很感兴趣，但对'这些人'——我的伴侣和孩子——是谁有点儿疑惑……我正向它解释，他们是我的家人，如果它喜欢，他们也可以是它的家人。"(因年幼部分的喜悦而微笑。)"它说它喜欢那些红色的花朵和洒在脸上的阳光。我告诉它，如果它愿意，就可以留在这里……它说'真的吗？'，就好像我刚刚邀请它去迪士尼乐园了！"(她笑了起来，享受着与年幼部分共度的这一时刻。)

我："真是个暖心的时刻啊。留意它纯真和喜悦的感受。这个小女孩部分可不觉得天下有免费午餐，对吗？"(我故意把她的注意力引向小女孩部分和成年人自我分享的积极情感，这样它们就可以放大彼此的快乐体验。)

　　伊丽莎白："我能感觉到它紧紧握着我的手——它想留在这里，但它担心'那些人'，也就是我的家人会不喜欢这样。如果他们不喜欢，他们就会对它很凶。"

　　我："它当然会对信任他人有些害怕。它所认识的人不需要什么理由也会刻薄地对待它。"

　　伊丽莎白："这太可悲了——我要怎么告诉它，在这里没有人会伤害它呢？它永远不会相信我的……"

　　我："用你的手臂、你的感受、你的身体告诉它。它不会相信语言，但它可能会相信这些感受。你能看到它吗？"

　　伊丽莎白："它在拽我的手——它想让我去平台的另一头，远离我的伴侣和孩子。它看起来很害怕靠近他们。这实在是太悲哀了。它认为他们会伤害它，它不想冒任何风险。"

　　我："你对此有什么冲动，伊丽莎白？看看它惊恐的眼神和小脸，做任何身为母亲的本能会让你做的事……"

　　伊丽莎白："我把它抱起来了，抱在怀里……（拿起一个垫子，温柔地抱着）我说：'我在这里陪着你。现在没有人会伤害你……（泪水涌出）你可以随时来这儿看这些红花——我会在这里。'"

　　伊丽莎白和儿童部分之间情感联系发展的关键是唤醒多感官体验：她看到儿童部分的脸，听到祖母的氧气瓶发出的"嘶嘶"声，重新体验孤独感，感受儿童部分的手在她的手心，体会要伸手抱住它的冲动；儿童部分听到伊丽莎白声音中的温柔，感受画面的交换、红花的颜色、哀伤的情绪，以及慰藉的躯体感觉……每种感觉成分本身都是非威胁性的，悲伤、难过的情绪也被成年人部分和儿童部分之间增长的温暖、舒适的感受冲淡了。在这些时刻，她不再感到急需与部分疏离，没有崩溃的情绪或可怕的图像使得她需要与之保持距离。如果当时有这些，这次会谈会进行得更艰难，但许多相同的多重感官元素能调节痛苦——用"这里"的画面来中和创伤性的画面，且更多地关注伊丽莎白的存在带来的安慰以及成年人自我与儿童部分的联系。

对内部依恋的恐惧和恐惧症

当卡尔将童年的自己视觉化并回忆曾经的迷失和孤独时，他常常为那个男孩感到悲伤。但紧接着，在他有机会表达同情之前，他会产生一个侵入性的念头，例如："这太荒谬了——这个创伤和迷失的男孩部分是什么玩意儿？你还有更重要的事情要思考！"这像是从沉思中被突然敲醒一样。突然间，卡尔感到他所有的肌肉都在收紧，并且产生了一种厌恶的感觉，然后变得非常善于分析。这个分析性部分会开始质疑他和我所做工作的理论依据，索要参考文献，并提议采用其他的治疗方案（包括一些卡尔从前尝试过但没有成功的方案）。卡尔会开始好奇是哪个部分在通过他体验到的痛苦与他进行交流。他会向这个部分提出一些友善问题，并开始对这个小男孩部分越来越温暖，越来越想保护它；随后烦躁的情绪会再次侵入："你在做什么？你为什么要浪费时间干这个？"情况就这样周而复始、循环往复。

卡尔发现了一个"守门人"部分，其工作就是阻止他与年幼、脆弱的部分形成依恋纽带。守门人部分显然从卡尔的父母那里习得了规则：在他们家里，除了理性的、以目标为导向的行为，没有任何东西是受欢迎的。然而，卡尔是一个敏感而焦虑的孩子（他意识到他不能像其他男孩一样，不过还没有意识到自己性取向的不同寻常），既在与母亲的分离焦虑中挣扎，又会被父亲吓坏。卡尔的父母向他传达的信息是：他们的儿子不可以是"娘娘腔"。也就是说，如果他想要他们的爱，就必须符合他们的标准。守门人部分从而进化，以保护小男孩部分不被拒绝："只有把你的目光放在'重要的事情'上，你才会被接纳和尊重。"

守门人部分的努力到达顶点是在卡尔成功从法学院毕业并受到父母祝贺时。随后，在与男性的关系中遭遇的一系列拒绝强烈地触发了他的小男孩部分，以至于卡尔陷入被抛弃的恐惧，强烈渴望成为某个人的特殊存在。这时守门人部分的评判和注意力转移不再足以阻断儿童部分受伤害和有需要的感受。接下来卡尔接受了一系列的治疗，但在这些治疗中，又有另一种守门人部分放上了绊脚石，以阻挠卡尔对儿童部分的依恋。

卡尔能感受到儿童部分的恐惧："它很想给尼克（他的前男友）打电话——它想恳求他回心转意。"

我："问问它，如果尼克不在，它会担心什么……"

卡尔："它说，如果尼克不在这里，就没有人爱它了……"

我："那么，如果没有人爱它了，它又会担心什么呢？"

卡尔："它会很孤独。它太小了，对它来说孤独太可怕了。"

我：（使用友善四问）"问问它：如果它因为太害怕而不能独自做事，它又会担心什么呢？"

卡尔："它会担心受到羞辱。人们会嘲笑它，也不愿意和它在一起，然后它就会变得很孤独。"（核心恐惧。）

我："这对一个小男孩来说很可怕……问问它，它需要从你这里得到什么才能不那么害怕被拒绝和被抛弃。就是此时此地。"

卡尔：（弯下腰去，用更年幼的嗓音喊道）"这太难了——我做不到！"

我："卡尔，你还在这里吗？你能听到那个小男孩在呼唤你吗，卡尔？它在告诉你这对它来说有多难——这当然是很难的！它太小了，无法照顾自己。它需要有人在这里陪着它。"（我有意重复了几次他的名字，以提示他正常生活的自我与儿童部分正一起待在当下，而不是解离或自我关闭。）

卡尔：（仍处于儿童状态）"我想走——这太难了。"

我：（用一种和小男孩说话的方式直接对儿童部分说话）"这对一个小男孩而言当然太难了。小孩子需要一位成年人——他们不该被单独丢在一旁。"（换用一种适合成年人的语调）："卡尔，你还在吗？我希望你留意一下这个小男孩……我们不能丢下它——它很害怕、很受伤。卡尔，你在吗？（卡尔点头）很好——这个小男孩需要你，而你跟它太混同了，因此很难帮到它。试试看，如果你说'它正在害怕，这对它而言负担太大了'，会发生什么？"

卡尔：（现在用他作为成年人的嗓音说）"好些了，但它挺沮丧的。"

我："那恰恰就是它需要你留在当下、不与它混同的理由，否则就等于抛弃了它。它真的很需要你停留一会儿。让它知道你在这儿——通过你的感受、你的身体——确保它能感受到你和它在一起。它感受到了吗？"

卡尔："是的，他说能感觉到我在努力了……"

我："这真的很重要，对吧？它能感觉到你在这里、你在努力，这对它而言是新奇的。以前甚至根本没人试着为它做这些……"

卡尔："我在告诉它，我会继续努力——也许我没法马上就很擅长这么做，但我不会停止努力。"

我："它听到你这么说，是什么感受？我打赌，之前没人对它说过'我会努力跟你待在一起'。"

卡尔："它感觉很好——这也让我感觉很好。但它又说有点儿害怕信任我，而这让我想放弃了。"

我："你母亲过去就是这样做的：她放弃了，因为她不能接纳儿子真实的样子。你可以做得比她更好。花点儿时间想一想：为什么这个小男孩会害怕相信你呢？这怎么说得通呢？"

卡尔："呃，有时候我母亲是慈爱的——当我符合她期待的儿子形象时。但她又是靠不住的。这可能就是为什么它不能再信任任何人了吧。而且我猜我自己一直以来也不是特别可靠……"

我："是啊，说得对——你并不是一直可靠——你过去并不知道这一切，而我看得出来你因此感觉很糟。让它听到这些……"

卡尔：(热泪盈眶)"当我告诉它，忽略它的感受是我的错时，它想哭。它总觉得是它自己有问题——它让妈妈沮丧，却只是因为它很害怕、想要妈妈在身边。"

我：(对儿童部分说)"它过去不知道，不是自己的错——它只是个小男孩，竭尽全力地想让妈妈理解，它需要她。"(然后对成年人部分说)"你也知道那并不是它的错，卡尔——你会指望你的孩子来调节你的情绪吗？难道不该是反过来？"

卡尔：(满含泪水)"我只想伸手抱住它——"

我：(打断他并补充道)"顺应向它伸手的冲动就好……"

卡尔："我为它感到很难过——我只想保护它……"(开始抽泣。)

我："用你的感受、你的身体，让它知道你想保护它，想让它安全地待在你身边……"(在卡尔哭时，继续对卡尔和他的年幼部分说道)"它这一刻等了这么久……现在，终于有人在它身边了……它有这么多想向人倾诉的感受……而现在，终于有人在它身边了。留意一下这解脱的泪水：终于有人在了，现在它可以哭泣了。"

卡尔："它很难过，但也很宽慰——我一直在告诉它，我哪儿也不去，我再也不会忘掉它，它不会孤身一人了。"（在小男孩部分听到卡尔的话语时，他再一次涌出眼泪）"我告诉它，我喜欢让它和我待在一起——没人喜欢孤身一人，哪怕是大人。"

我："说得对——没人喜欢孤身一人。现在它拥有你而你也拥有它。这很重要。它不再孤身一人了，它拥有你而你也拥有它。"（我特意重复了这句话，因为它描述了依恋感受的本质，我也希望卡尔的儿童部分和成年人自我都感受一下拥有彼此是什么感觉）"留意一下，用你强有力的手臂抱住这个小男孩的身体，感受落在你胸前的热泪，是什么感受……"

卡尔："这感觉很好。我能感觉到它。它终于开始放松下来了，它好像能信任我一点点了。之前它总是在问：'你不会离开，对吧？'（再次涌出泪水）这令人心碎——我不希望它总要担忧这一点，这不该是一个孩子要在心里记挂着的头等大事。"

我："你说得太对了，卡尔。它不该担心自己会被遗弃。我希望你注意到，你很擅长自然地理解它的感受和需求。你很能直觉地体会孩子的需要。你的妈妈显然做不到，但你可以。"

卡尔："确实。这是一种保护欲——感觉到它有多幼小，然后想要确保它不受伤害。我妈妈绝对没有这个能力。但我要怎么保持这一点呢？"（他的语调转变了，转向正常生活的自我的思维方式，具有务实性。）

我："秘诀就是，把它放在第一位，就像对待你自己收养的孩子一样。从你早上起床到晚上睡觉的时间里，你都要把它放在心上。你可以试着问一下：'我的小男孩现在怎么样了？'如果你忘记这样做，一定记得要跟它道歉哦！"

会谈结束前，我们讨论了"养育小贴士"，即卡尔要怎样提醒自己，这个年幼部分和其他孩子一样，需要感觉到被照顾者记在心上、感到被看见或被"认可"（Benjamin，1994），它的感受需要被关注，它需要被安慰、认可和调节。我给他提供了一系列参考：从对小男孩部分说"早上好"开始新的一天；摆出与它同龄的自己的照片，借此与它"面对面"交流；了解何种玩具能让它眼前一亮或持续吸引它的注意力，去玩具店为它买一个毛绒玩具；随身携带象征儿童部分的小物件（例如石头或动物小玩具），象征在亲密地拥抱它；到了晚上，想象给儿童部分掖好被子，确保它感到安全。治疗师必须记住，会谈之外发生的事情与会谈中发生的事情同样重要，正如我们对前来接受治疗的父母和家庭所做的一样。对于有创伤史的、碎片化的个体，我们必须注意他们在多大程度上把治疗工作成果带到了会谈之外。

儿童部分和富有同情心的成人自我之间建立起心灵联结的感人时刻是很重要的，但是，正如大家常说的，促进从内部疏离到"挣来"安全依恋的转变，得靠"10%的灵感和90%的汗水"。一遍又一遍地重复同样的步骤（与某个部分联结，创造修复和调谐的时刻，加深儿童自我和成人自我之间的联系），然后通过反复唤醒它来整合体验，才是催生持久变化的最重要因素。在20世纪80年代和90年代，我们相信情感体验的强度会导致质变；现在，我们通过神经科学界的研究发现，高强度地重复新的行为与反应模式是促进神经可塑性或大脑的实际变化的最佳方法（Schwartz & Begley，2002）。

内部依恋关系的破裂与修复

知道了重新体验旧有的情感痛苦不可能导致"治愈"，治疗的方向就不同了，它将超越稳定化、记忆加工等与创伤治疗相关的传统内容。如果不努力修复情感的破裂，给处于困境的部分带来慰藉，并以内部依恋关系对抗自我疏离和自我厌恶，创伤来访者就不能感到完整、安全和被欢迎。只有当我们年幼的、受伤的部分能体验到处于此时此地的成年自我对它们的无条件依恋，并且体会到自己现在有了保护者和支持者时，它才能形成自我接纳和自我同情的切身感受。由于与此竞争的驱力必然存在且同样强烈，要使来访者寻求联结并抵御潜在的伤害或拒绝，治疗师就必须承担起责任，牢记工作的最终目的："修复"早期依恋关系破裂的内隐记忆。这些记忆是由部分的羞耻、恐惧、悲伤、愤怒或情绪痛苦传达出来的。虽然每位来访者及其每个部分都是独特的，且每个内部自我疏离的表现也有微妙的差别，但内部依恋修复的要素仍然是相同的。

- 当来访者报告有情绪困扰、消极想法或对触发因素的躯体反应时，治疗师要让来访者**将这些症状识别为某个部分所拥有的**。"你有一个部分确实因羞耻感而崩溃，是吧？你现在能感觉到它和你在一起吗？你是怎么知道它在那里的？"治疗师首先帮助来访者正念地将受创伤的部分与成年人观察者部分区分开来，然后抛出问题，以建立对这部分的切身感受或肖像画，以这样的方式使它生动起来，使来访者自发地对这部分产生兴趣或关切，并对"你现在对这部分有什么感觉？"这个问题给出富有同情心的回答。如果答案既不是正念的也无同情心，治疗师就需要假设有另一个部分正在侵入，它也需要被命名和欢迎，需要有人对存在的一切部分保持好奇，而不只是对今天这节会谈的目标感兴趣。

- **试着唤醒对每个部分的切身感受，而不是理智的诠释**。"留意一下，它是怎么通过感受、语言或躯体感觉对你说话的——这是它的沟通方式。让它知道你在听，而且你想知道它想告诉你的内容。如果你不确定，那就问问它……"

- **将重点更多放在成年来访者和儿童部分在一起的感觉上**，而不是具体的对话内容。"和你在一起时，那个儿童部分有什么感觉？体会到你的感兴趣和关注又是什么感觉？"诸如此类的问题能帮助来访者注意到他们的关注、语言和关切对部分会有何影响，并意识到当部分体验到被看见、被心智化时，他们会有何等的影响力。"这对它来说非常特别，是吧？体会到你的关心对他来说意义这么重大，你的内心又有什么感受呢？"治疗师要抓住机会，让正常生活的部分注意到依恋中的互动是多么愉快的感受：那些温暖和慈爱的感觉是对我们花时间满足儿童部分的需求的奖励，它们是一种"报酬"，促使我们更努力地进行调谐。

- **鼓励内在的、相互的沟通**。"问问它：它现在能感觉到你和它在一起吗？很好，它能，这很好。让它知道我们都在听，我们想理解它有多沮丧。"确保"内在沟通"不是猜测或理智化的诠释。"不要试图去思考它会怎么回答——问它，然后直接倾听内心。你可能听到一些话，感受到一种情绪，得到一幅图像或一段记忆。它正向你呈现它房间的画面……也许它想说，它对曾在这里发生的事情感到不安。"治疗师引导来访者的正常生活的自我来解释儿童部分的非语言交流，然后请它指正："我理解得对吗？我真的想理解你。"

- **培养信任**。"让它知道你完全理解了：它想要信任你，但这很困难，因为它已经受过很严重的伤了。跟它沟通，说你理解——真的、真的理解——为什么它会害怕信任你。因为你的确知道它经历过什么。你肯定知道那个家是什么样子。"治疗师需要利用这些情绪识别（emotional recognition）的时刻，以加深联结的感觉。"它感觉到你'懂'之后，是什么感受？如果你能理解状况，它会喜欢这样吗？当你相信它的时候呢？"

- **将出现问题的地方作为建立依恋的契机**。从关系中有问题的地方开始时，修复工作反而会更加有效。"它在退缩，是吗？它非常害怕被伤害，以至于从最想要的东西上退缩了。让它知道，这没关系——你理解的，对吗？看一看，如果你向它保证你不会离开，会发生什么。你会一直待在这里，它完全可以慢慢确定它可以信任你。"我会觉察这一时刻的重要性，然后为儿童部分说话，并引导成年人自我做出具有适应性的反应。我想帮我的来访者在解读儿童部分的信号、做出有同情心的反应方面获得作为"父母"的信心。

- 使用**"友善四问"**（见附录F）来探索各部分的恐惧、冲突、不信任、过度警觉、羞耻或愤怒。"你能不能问问那个部分，它在担心什么？"治疗师可以有针对性地提问，例如："问问那个部分，如果它走近你，它会担心什么？"即使治疗师觉得自己已经知道了答案，他们也需要记住，"友善四问"的目的是让来访者提高双重意识、深化内部对话，帮助来访者找出儿童部分的核心恐惧并将其画为重点。然后，治疗师向来访者传授一个满足需求的方法。要求儿童部分用语言表达一个具体的、当下的而且能解决核心恐惧的需求。治疗师无法让时间倒流，将那些令人心碎的、可怕的事件扼杀于萌芽，但可以帮助来访者和他们的部分体验到，当下这些涉及安全、关怀或触动人心的联结的微小瞬间，会连同那些被遗弃和虐待的记忆，一起构筑温暖、滋养的内隐记忆。

- 在治疗师的指导下，**某个部分的每次反应都会成为另一次修复的机会**。"所以，它在对你说，它想相信你'懂得'，但又担心你会利用它的信任——人们都是这样……你也明白这一点吗？用你的感觉和你的身体让它知道，你完全理解为什么它会预期人们利用它而不是帮助它……"

- **坚守责任与义务**。内在部分的群体往往会无意识地重现来访者原生家庭的敌意环境：正常生活的自我很可能忽视各部分，允许敌对或施虐的部分迫害它们，或表示希望变得"正常"（没有这些解离性部分）。当各部分说"我不信任你，因为你只想抛下我们自己过新生活"或"你从未倾听过我，我怎么能信任你呢？你甚至似乎从未关心过我的感受"时，治疗师必须鼓励来访者与这些抱怨建立联结："你认为这个部分说的有一定道理吗？它说你不想听、不想关心是对的吗？如果是这样，让它知道——对它说出'我错了，现在我很抱歉'。"

- **利用失误和共情失败来辅助修复。**"它听到你承担了责任时，是什么感觉？听到你说你已经意识到了自己一直在把他推开时呢？""是的，你能感觉到，当你承认事实时，它放松了一点点……会这样做的成年人可不多，是吧？"

- **将调谐的时刻最大化，**让它们在躯体和情绪上被充分体验。"如果这个小女孩部分此刻就站在你面前，你会想做什么呢？向它伸出手吗？握住它的手？或者把它抱起来、搂着它？""感受一下把这个小男孩部分抱在怀里是什么感觉。感受它的手在你手心。这是一种好的感觉吗？""感受它身体的温度，以及安全地抱着它的感觉……问问它，如果每次它害怕时你都这样做，它是否会感觉好一点？"

- **避免与部分的正念联结转变为习惯性的以洞察为导向（insight-oriented）的讨论。**治疗师的工作是提醒来访者，有一个儿童部分在那里听着每一句话，它需要知道它不会再被遗忘："在我们谈话时，确认一下那个小男孩部分现在怎么样。它需要感受到这一次它不会再被遗忘，而让它知道这一点的唯一方法就是你不要忘记它。记住，儿童部分会从生活中感受到这一点。你可以说你不会忘记它——现在，你必须在不忘记它的前提下生活下去。这可能很难，但你不能违背对一个孩子的承诺——每个安全、关切的父母都明白这一点……"

当这些步骤一次又一次地重复下去，来访者正常生活的自我就越来越能将自己同受创伤部分拥有的、由创伤驱动的情绪区分开来，并且自发地关心和同情受创伤部分。反过来，这些部分会越来越感觉一个更年长、更有智慧的人将自己"挂在心上"。二者都会感觉被对方需要、渴望，就像具有安全依恋关系的家长和孩子一样。"挣来的安全依恋"赋予人们心智和身体的特质和资源，与童年时的安全依恋赋予人们的东西相同。也就是说，它们都带给人们包容接近和疏远、给予和接受的能力，共情调谐和共情失败的能力，从不同视角看世界的能力，以及容忍失望的能力。

参考文献

◆ ◆ ◆

Epstein, M. (1995). *Thoughts Without a Thinker: Psychotherapy from a Buddhist Perspective.* New York: Basic Books.

Fogel, A. & Garvey, A. (2007). Alive communication. *Infant Behavior and Development*, 30, 251-257.

Gilbert, P. & Andrews, B. (1998). *Shame: Interpersonal Behaviour, Pychopathology & culture.* New York: Oxford University Press.

Herman, J. L. (1992). *Trauma and Recovery.* New York: Basic Books.

Hughes, D. (2007). *Attachment-Focused Family Therapy.* New York: W. W. Norton.

Kurtz, R. (1990). *Body-Centered Psychotherapy: the Hakomi Method.* Updated edition. Mendocino, CA: Life Rhythm.

Ogden, P. & Fisher, J. (2015). *Sensorimotor Psychotherapy: Interventions for Trauma and Attachment*. New York: W. W. Norton.

Ogden, P., Minton, K., & Pain, C. (2006). *Trauma and the Body: A Sensor Imotor Approach to Psychotherapy*. New York: W. W. Norton.

Porges, S. W. (2011). *The Polyvagal Theory: Neurophysiological Foundations of Emotions, Attachment, Communication, and Self-Regulation*. New York: W. W. Norton.

Schwartz, J. & Begley, S. (2002). *The Mind and the Brain: Neuroplasticity and the Power of Mental Force*. New York: Harper-Collins.

Schwartz, R. (2001). *Introduction to the Internal Family Systems Model*. Oak Park, IL: Trailhead Publications.

Van der Kolk, B. A. (2014). *The Body Keeps the Score: Brain, Mind and Body in the Healing of Trauma*. New York: Viking Press.

第十章

内部依恋：加深联系与信任

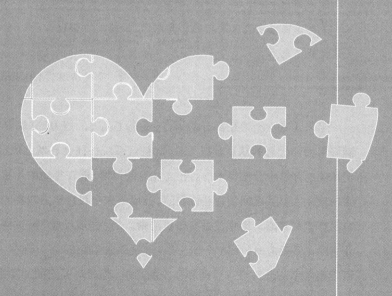

即使世界遍布荆棘，我的内心仍然百花盛放。

当我们找回那些被（我们自己）无意识拒绝了的部分，当它们被意识到、被接纳、被容忍或被整合时，自我就可以归于一体了，不再需要维持叠床架屋的自我意识，同情的力量也会（被）自发地释放出来。

——马克·爱泼斯坦（Mark Epstein）

当来访者学会使用部分的语言，提高了剥离的能力，并培养了一种充满好奇而非厌恶的双重意识关系时，神经系统往往会自发地稳定下来，创伤相关的部分也会变得平静。正念注意的习惯，能在年幼的儿童部分和明智的成年人自我之间创造些许空间，让成年人自我在压力减轻的情况下更容易产生好奇心。因果关系变得更清晰。当"过度反应"被重构为受创伤儿童的正常反应时，来访者会感觉自己没那么"疯狂"了。现在，来访者可以观察各个部分对自身行动和反应的影响，练习对混同的冲动进行觉察，并意识清醒地做出选择："如果我与抑郁部分的绝望混同，就会让幼小部分不安，并触发自杀部分——也许我终究是不想向绝望的感觉'投降'的。"随着有意识地、自主地与创伤相关部分分隔开，神经系统也变得越来越调和，来访者对各部分产生的厌恶越来越少、同情越来越多——或者至少有了看待它们的视角。尤其对于有长期高危症状、自我毁灭行为、物质滥用或饮食失调的来访者，他们能否稳定化几乎完全取决于能否获得这项能力：区分某些目标与目的是属于正常生活的自我还是属于绝望的逃跑或战斗部分。后者比起死亡反倒更害怕与创伤相关的脆弱感。针对这些议题，传统治疗方式通常侧重于叫停不安全的行为，从而让战斗和逃跑的部分更加疏离、分化，但通常无益于稳定。同样，羞耻、疲惫和自我怀疑等也常被当作长期抑郁或低自尊的征兆来治疗，而不是被理解为某种来自顺从与羞耻的部分的沟通信息。更糟糕的是，当来访者的症状是慢性的或疗效不佳时，他们往往会被贴上"人格障碍"的标签。这坐实了他们对自己有缺陷、无归属感的既存信念。但是，即使是最失调、最解离的来访者，只要反复按第四、五章中详细描述过的简单步骤进行练习，就可以逐渐达成稳定。这些步骤的简述版本如下：

- 学会识别被触发的情绪与躯体反应，将其标识为"触发性的"，并避免将它们解释为对当下环境的、此时此地的反应。
- 将这些反应重构为"来自部分的沟通"，以唤醒好奇心。
- 提高保持正念的能力，注意到触发因素与被触发的部分之间每时每刻的互动。
- 将有能力或意愿建立劫后余生的观察性正常生活的自我的品质，与被创伤激活的各部分的特征和表现出的症状区分开来。
- 既要培育命名各部分的能力，又要培育对幼小部分的同情心，以及从"发生过的事情"中生存下来的能力。
- 学会进行内部沟通，构筑信任，并与各部分建立切身感受到的联结。

这些简单的初始任务不但是任何更深层次的工作必须仰赖的基础，而且是非常值得治疗师花额外的时间来稳定的能力。治疗师应让来访者多加练习，直到来访者除了在有治疗师在场的情况下，还可以在治疗之外独立运用它们。急于推进"更深层次的工作"，随后却发现来访者比治疗师意识到的更加失调、与部分更加混同，且现在又因情绪或创伤性记忆而崩溃，这样做对来访者并无助益。

治疗师（有时也包括来访者）给自己施加了巨大的压力，想迅速达成治疗目标。这种紧迫感背后的驱力，通常是来访者的痛苦和富于同情的、缓解痛苦的愿望，有时也是有限的疗程或保险范围带来的压力。有时我们会催促自己，因为我们相信或被引导相信，某种特定的方法"应该"在短时间内起作用，而当它没有快速见效时，我们会质疑自己而不是质疑方法。我们也没有考虑到结构性解离的影响：结构性解离的来访者不能整合新的信息，也不能容忍情绪的强度，还会被各部分的内在冲突绊住脚步。在创伤治疗工作中，治疗师的座右铭应该是："慢工见效快。"花时间为每项工作打下基础才能稳步地走向解决，而不是迈一大步又倒退两步——这也是受创伤的来访者很容易出现的模式。

在阶段导向的传统治疗中，稳定化之后就是"记忆加工"阶段，其基础是，假设对创伤事件未被消化的记忆才是创伤后应激的"活性成分"（active ingredient）[1]。然而正如本书所讨论的那样，研究表明，创伤后障碍的"活性成分"其实是长期的自主神经系统失调、被情境激活的非语言的内隐记忆，以及碎片化的各个部分。这些部分认为自己仍处于被毁灭、被抛弃或两者兼有的危险之中（Van der Kolk, 2014; Ogden et al., 2006）。因此，"创伤加工"必须纳入躯体和部分，必须聚焦于重新组织个体的内隐记忆以及个体与创伤性过去的关系。对来访者而言，要改变他们与可怕的和令他们崩溃、羞耻的事件的关系，就必须获得能与创伤性过去成为"泛泛之交"而不

1　指药品中真正起效的成分（例如药片中可能还会加入糖、淀粉等，但起效的只有其中的药物成分），此处指未整合的创伤记忆才是导致创伤后应激的真正因素。

担心会崩溃或羞耻的能力。在感觉运动心理疗法中（Ogden et al.，2006），治疗师会用这样一个问题评估来访者有没有准备好加工记忆："当你只是'思考着要开始思考这件事了'，会发生什么？"我曾经问过安妮这个问题，一周后，她报告说她从那时起整天整夜都在闪回。显然，这个问题问得太早了。

"加工记忆"需要提前准备。来访者要先学习克服对情绪脆弱性的恐惧、对身体和部分的恐惧，减少对创伤性触发的敏感度，抑制编写"自我挫败的故事"或进行自我责备的自发倾向。虽然稳定化这一步需要来访者有对自己的部分进行关注、识别并区分的能力，但要想治愈创伤的伤口，还需要额外的步骤：与部分建立情感联结并提供修复性的体验，作为对创伤性过去的解药。

重新组织与过去的关系

然而，与部分发展富有同情心的关系是件难事，因为它们饱受伤害、孤独、暴怒、惊恐或羞耻。由于它们的情绪相当原始和强烈，所以要想欢迎它们就需要容忍它们的创伤性激活，学着如何在强烈躯体冲动的干扰下保持剥离，并调节其过高或过低的情绪。用具有可操作性的话来讲，这意味着治疗师必须帮助来访者，让他们在强烈内心冲突中仍能保持好奇的能力，并培育足够的同情心，以便向每个部分传达欢迎。治疗师会在这一步被既往接受过的培训阻碍，因为这些培训把与强烈情绪建立切身联结看得比其他一切体验更重要，但保持耐心其实是很重要的。如果来访者对各部分"太感同身受"，他就将被情绪席卷。来访者是否准备好为各部分提供修复性体验，取决于他正常生活的自我对于留在当下有多强的自信，从情绪席卷中恢复并"返回"的能力有多强，有多么能渐渐赞赏各部分为了挺过创伤性过去而发挥的作用，以及有多么能为受伤的各个自我提供治愈或"爱的同在"（loving presence；Kurtz，1990）。"爱的同在"是一种存在状态（a state of being）——温暖、同情、好奇，着眼于"什么才是对的"而非"是什么出了错"，以及无条件地接纳。罗恩·库尔茨（Ron Kurtz）强调了治疗师培养"爱的同在"的重要性，他指出要在所有来访者身上找到值得"爱"的点，即使是那些卡顿的、阻抗的、贬低他人的、自恋的或苛刻的来访者。在这种意识状态下，时间会变慢，我们的身体会放松，有一种温暖的感觉——一切都"没关系"。这个概念在治疗关系中很重要，在个体与其部分的关系中也同样重要。他们必须找到每个部分值得爱的点。

记忆的作用

虽然加工创伤性记忆不是这项工作的目标，但通常，在获取到关于某个部分的恐惧、怀疑和渴望的信息时，对特定事件的记忆会自动浮现。记忆和画面不是本疗法的"目标"，而应该得到利用、成为基础，以唤醒对年幼儿童部分的同情。这个幼小的儿童部分曾感受过这些孤独、恐惧、痛苦，或对自己所爱之人的失望。

针对这种记忆，最重要的治疗目标是，加深正常生活的自我与年幼儿童部分之间的真诚纽带。当正常生活的自我忽然联结到儿童部分的切身体验并立即感到悲伤或保护欲时，这往往会自发催生来访者与未解决的过去之间关系的转变。眼泪不自主地涌出；胸腔舒展，敞开心扉；想向儿童部分伸出手臂的冲动；自发说出同情的话语。来访者的身体中出现了一种欢迎与调谐的感受——那段记忆中的儿童现在可以"回家"了，它安全了。在我看来，这些时刻才是"加工"记忆应该有的意义：当来访者能把这些记忆视为幼小部分"曾经遭遇"的事情，他就能容忍这段记忆，然后为那个事件创造新的结局，进而转变整段体验。现在，故事的结局是，儿童部分安然地待在安全又关心之人的臂弯中。成年人部分和儿童部分都能体会到彼此之间温暖、慈爱的联系。

如果来访者得到帮助，能够留意这些时刻，体会与年幼部分有同情心地联结在一起会带来怎样的情绪和躯体感觉，然后花30秒以上的时间聚焦这些新体验，他的大脑就会开始把它们编码为记忆（Hanson，2014；Ogden & Fisher，2015）。若对这些新体验赋予意义，它们还将进一步深化："注意，当各部分感觉到你很关心、有保护欲时，它们放松了一点儿。问问它们，当它们感觉自己被倾听、被理解时，是不是感到更安全了？"询问儿童部分对成年自我表现出的保护倾向感觉如何。这个问题是一个亲密的问题，一个只会促进亲近、调谐体验的问题。当儿童部分说"是的"甚至说"我也想想相信你"时，来访者会更强烈地切身体验到这条纽带，以及要留在当下、提供保护的责任感。

安妮不能与害怕离家的部分剥离，于是她试图通过在家开设辅导班来重回职场。这样她就不必离家了，因为孩子们会到她家来上课。然而，她制定课程计划的过程总是被干扰：电脑里的材料毫无缘由地被删除；她会焦虑地预期失败（"你会暴露真面目的"），以及强烈地害怕学生来时自己会抖得像一片风中残叶。

我让安妮留意各部分想告诉她什么，我问："它们在害怕什么？问问你的内心……"

一分钟后，安妮说："很多——害怕犯错、懂得不够多，或者就只是害怕请人来家里而已。"

我："问问它们：犯错或懂得不够多，在它们家里意味着什么？"

安妮："它们说，这意味着要被惩罚了——或者，无法及时发觉的糟糕的事情要来了。"

我："那，请人到家里来意味着什么呢？"

安妮停顿了一会儿："这意味着，那些人来这儿是要把它们带到可怕的地方去，或者对它们做糟糕的事。"（注意，发生的事件被承认了，却不会被深入探索，重点仍然放在这样的事件会给儿童带来何种感受上。）

我试着翻译了一下各部分的沟通信息，好帮安妮从更深的层次"懂得"这些恐惧："安妮，你能明白它们在说什么吗？你的部分可不只是担心尴尬或'失败'。它们是在害怕被杀。它们只是想活下去！对吗？问问它们是不是这样。"

安妮："它们说你说得对，它们觉得外面不安全。它们不想冒险。我之前没有意识到，从它们的视角看来是这个意思。我以为它们对我感到羞耻，所以我一直在努力顶着它们的反对，只想把工作完成。"

我："问问它们，即使它们这么害怕，恐惧还是被忽视了，这对它们而言又意味着什么？"（安妮停顿了，仿佛在倾听内心各部分的声音。）

安妮："这意味着，没人足够关心它们、没人愿意倾听它们的声音，所以它们仍然不安全。"

我："那么，既然你'懂得'了这一点，你对它们有何感受呢？"

安妮："我感觉很糟糕。我不是有意要吓坏它们的。"

我："让它们知道这一点——利用你的感受和身体，而不只是语言。让它们知道，看见它们这么害怕，你也感觉很糟糕。"

安妮："这很难——我只能感觉到它们的焦虑。当我努力与它们感同身受时，我就直接跟它们混同了。"

我此时向她示范了一个可对部分尝试进行的干预方法："问问它们能不能把注意力全放在你身上，因为你有很重要的事情要宣布，非常严肃的事情。试试看，如果你既用语言也用身体，非常有同情心地说下面这句话，它们会有什么反应。对它们说：'我永远不会让可能伤害你们的人进入这栋房子——绝不。坏人不得进入这栋房子。'（在此时我示范了我希望她能使用的、同情的语调。）如果你不相信这句话，就别这么说，但我认为这是你多年前就立下的规矩，甚至早在你生孩子之前。"

安妮能感觉到自己的身体放松了一些，所以我请她再次重复相同的话："我永远、绝对不会让可能伤害你们的人进入这栋房子。"她的身体中开始涌现平静感。

安妮："这么久了，我要么在试图忽略这些部分，要么跟它们混同在一起——我从未想过它们为什么如此害怕。我从来没意识到，它们觉得自己还在新泽西州。"

"试试看这样会如何，"我提议道，"每次你在电脑前坐下或等孩子们来上课时，以这样的宣言开头：'如果这件事不安全，我就不会做了。我绝不会让会伤害你们的人进入这栋房子，绝不。'"

安妮回忆起了自己的各部分因学生产生的警报反应有何意义，并用相同的话一次次安慰它们。各部分随后放松下来，也更容易允许她做她的工作，而不会去干扰她。当她忘记这一点、与想保护及安抚各部分的切身感受断开联结，并自发地想顶住各部分的恐惧时，她就会立刻再次体验到新的困难。当她还小时，顶住恐惧做事情是有必要的，但现在，这是对创伤性过去的残酷重演。

"现在的我"对上"那时候我的那个部分"

由于创伤相关部分和正常生活部分共享同一副身心，而被触发的反应会使身体和神经系统作为一个整体被激活，所以大多数来访者习惯于与部分混同，与他们的能力、熟悉的知识或享受生活的体验失去联系。当安妮被问到"为什么那时候各个部分可能会害怕这样做？为什么过去的新泽西州、身处那栋房子里，以及与那些家人共处让人害怕？"时，她被提示了，作为一个成年人，她现在和另一群家人（她结婚生子的家庭）住在另一栋房子里，生活在另一个州，甚至所处的年代也不同了。而当这些部分提醒她，它们仍生活在身体、性和情感虐待的威胁之下时，她感到很惊讶。对安妮的正常生活部分而言，创伤远在天边，是一段她不屑于重温或想起的遥远记忆。在她成年后，她从未停下来扪心自问："为什么我不想重温这些记忆？"她一直忙于养育孩子、打理她的家和花园、参与社区活动、做学生和邻居家孩子的代理家长。这些活动几乎都涉及对创伤性过去的某种修复——给她的孩子和代理子女提供她自己从未有过的关怀和理解的体验；在自己家里营造传达安全感的环境，把家和院子打理得很好（尽可能使其变得与她童年遭到忽视时居住的住宅不同）。在这一阶段的工作中，很重要的是，治疗师应挑战任何出现的"假我"（false self）式假设。由于左脑的正常生活部分除了在混同的时候外，与创伤驱动的强烈情绪没有联系，而且很害怕因后者而崩溃，所以来访者很容易感到自己是个空壳，只是在生活中走过场，并得出结论：他们发挥功能的能力只是个伪自我（pseudo-self）。安妮的例子说明了这种结论是多么不明智：她认为自己创造了一个假我，却没有看到，她成年后的价值观和优先事项是多么密切地反映了她的追求；她也没有看到，她无意识地通过为她选择的家人创造一个非常健康、有创造力、有同情心的环境，一个与她的原生家庭截然不同的环境，来为过去赋予了意义。

对萨姆而言，"真我"的感觉与一个年轻抑郁的男孩部分和一个青少年部分的联系最紧密。前者只想读书、做白日梦，而后者保持好心情有赖于频繁接触"性、毒品和摇滚乐"。但是，正常生活的自我对他而言不太容易感觉到，尽管他的职业成就、婚姻、友情和年幼的儿子都可以充当这个自我存在的证据。他有一种忽略成人承诺的倾向，会把正常生活的自我视为无足轻重的，认为这只是他过日子所需的人格面具——主要作用是逗乐别人。正如经常发生的那样，萨姆将正常生活的自我最小化的倾向增加了年幼部分对他的决定的影响力。与其支付账单或把车送去维修，儿童部分会拖着他再读一章书，或是看电视机里播放的电影。他的日子在性幻想或虚构人物的探险中一天天地过去。

要挑战"假我"的假设，治疗师需要相信，发挥功能的能力与感受情绪的能力同样重要，而治疗师培训课程中并不总会传授这种态度。功能和感受分别代表大脑的不同半球：左脑优先考虑规矩、顺序、组织和良好的判断，而右脑则被情感和生存需要驱动。左脑更能进行积极地展望，因为它可以接触到事实；右脑虽然情感深刻，却也更注重消极和威胁的一面（Hanson, 2014）。要想过上完整、丰富的人生，大脑的两侧和两种优先事项都是必要的。此外，正如我提醒来访者的那样，假我在生理上就是不可能的：即使不同的个体模仿同一个人，或者借用相同的语言表达和行为举止，但每个人都是独特的。每一种模仿都会被个体自己的大脑、身体和人格所塑造；反过来说，这也反映了个体独特的发展历程。治疗师必须帮助来访者体会到，在家中缺乏正常榜样的情况下，正常生活的部分还是坚持了下来。从其他家庭借用榜样，或对创伤和忽视的环境中缺失的有价值品质进行模仿，都体现了正常生活的自我的决心，即无论困难多么难以克服，它都决意要建立新的生活。治疗师的一项重要责任就是帮助来访者欣赏正常生活的自我的品质和资源，并更加意识到自己具有好奇、同情、清晰、创造力、信心和承诺的能力。如果不把注意力明确地放在与正常生活的"现在的我"交朋友上，来访者将继续假设，他们部分的感受和失调所传达的"那时的我"就是"我本人"。

为了挑战吉尔达心中根深蒂固的以无价值和失败为中心的认知模式，我问她，我们是否可以花些功夫，练习把她的成年生活和正常生活的自我相关的事实"归于自己"或进行承认。我选的第一件"要承认的事"是事实问题，这对她而言很容易。"花点儿时间'承认'你是三个孩子的母亲。""孩子们是我身上发生的最好的事。"吉尔达回答。

我："是啊，他们应该是你遇到过的最好的事了。来，'承认'这种感受。这种感觉好吗？"

吉尔达："很好。我为他们感到骄傲。顺便说一下，我一直在我女儿的班级帮忙，每周一次。那些孩子太可爱了。"

我："的确。这个年龄的孩子的确可爱。所以也'承认'这一点吧。你喜欢孩子，你喜欢在朱莉的班级帮忙。我打赌，你的父母在你一年级时从来不愿意去你班里！"

吉尔达：（大笑）"那肯定，而且我也不确定我是否希望他们来。那会让我感到羞耻。"

我："但是你的女儿不必有这种感觉，对吗？我打赌，她喜欢你在的时候。也'承认'这一点吧。作为家长，你的女儿已经会因你在她的班级帮忙而感到自豪了。"

个体承认自己的生活事实是一项左脑的活动，这涉及收集信息，对其分类。吉尔达对自己的体验感到困惑，这种体验的一面是来自部分的、与右脑有关的强烈情绪，另一面是情绪脱节的左脑的功能自我。这让她觉得自己是个骗子，在某些时刻感到非常脆弱和失调，而在别的时刻却安然无恙——她多年以来将此观点视为信念，却从未花时间审视与她的过去、她现在的生活，以及她现在所处环境相关的事实。虽然她是一名会计，她的左脑令她适合做这份工作，但她的部分感到不堪重负，这使她的正常生活的自我感觉在内心"死掉了"。治疗师让她"承认"自己在女儿及女儿的朋友和同学那里获得了快乐，这使得吉尔达可以体验到，正常生活的左脑自我确实是有情绪的。她只是从前没有认识到它们，这既是因为它们不那么强烈而且相当令人愉快，也是因为她认同了自我挫败的故事，而不再去细看事实。周复一周，她一直在关注并持续练习着"承认"关于自己的事实，这些事实中有许多让她吃惊。"你在你家里主持过三场婚礼和一个毕业晚会——你能花点儿时间来'承认'这个事实吗？""哇，"她说，"人们一定很爱我，或者爱我的家，或者两者都爱……现在我可以听到有个部分在说：'他们只是在利用你，吉尔达——面对现实吧。'我刚才的喜悦消失了。"

我评论道："哦，我认为我们刚才瞥见了为何让你'承认'当下生活中的事实会如此困难。当你感受到自己选择的生活非常丰富后，这种感受就会激起'太多'喜悦，因此你的战斗部分就警惕起来了。"

与失调的部分建立内部沟通

在持续识别来访者的角色、资源、能力和日常活动，并将此看作正常生活的自我强大有力的证据的同时，治疗师也一直在反复提醒来访者，要假设日常的感觉或功能困难是部分被正常生活中创伤相关的刺激触发的表现。接下来，当正常生活的自我以好奇心或同情心，或两者兼有地"倾听"部分所传达的失调情绪时，治疗师会教导他对这些交流做出回应，让部分说出更多关于它们的感受。它们在担心什么？请注意，"担心"一词一直被用来回应恐惧、羞耻、愤怒、悲伤，甚至麻木和关闭的表达。其假设是，所有的感觉反应都代表了对某些事情的担心。"担心"是一个儿童和成年人都熟悉的词语。也许更重要的是，它是一个不会威胁到任何部分的词语。"愤怒"对于依恋和顺从部分来说是一个具有威胁性的词语，"害怕"对于战斗和逃跑的部分来说是难以认可的。"如果×××，你会担心什么？"这个表达方式可以用来收集更多关于治疗师或来访者可能遇到的几乎所有情况的信息。我可以问："如果我去度假，你的幼小部分会担心什么？""如果你放弃羞耻，昂首挺胸，羞耻部分会担心什么？""如果你充满希望，你的绝望部分会担心什么？""如果费利西娅做出生活的承诺，她的自杀部分会担心什么？"

通常，部分最初表达的担忧具体而表面：害怕犯错，害怕被伤害，害怕被评判或拒绝，害怕事情会搞砸。就像儿童一样，儿童部分的担忧一般更具体、更受限于触发因素。下一步是像问孩子问题那样更深入地询问：如果有人评判它，它担心的又是什么？如果它犯了错误，它又会担心什么？然后让正常生活的自我在部分的恐惧和创伤发生的童年环境之间建立联系。在那个世界中，儿童部分为什么会害怕被评判？为什么它在那个家庭中会害怕犯错？这一步的目的不是提取记忆。在过去和现在之间建立联系反映出的目标往往是，要与部分的情绪增进有同情色彩的联结并培育调谐。我们不会详细地探讨记忆，而是将它作为同情心的载体："难怪羞耻部分不会放弃它的羞耻，这让它得以维持安全。也许你可以让它知道，它觉得保留这种方式更安全也没关系，只要它清楚这只是一种生存方式，而并不意味着这种羞耻是真实的。"

然而，与被主观感到的威胁自动激活的部分开启并维持内部对话并不简单。这需要治疗师帮助来访者保持双重意识，让他们可以面对诱发焦虑的侵入性想法、颤抖、紧张、心率加快、胸闷、胃部不适、喉咙紧缩，以及逃跑、钻进被窝、捶墙或抓自己皮肤的冲动。这些躯体反应对大多数来访者而言很难忍受。它们往往超出了来访者的描述能力，更不用说去调节了。创伤个体不习惯运用情绪的词汇，在谈论身体时只会更哑口无言（Ogden & Fisher, 2015）。对创伤个体来说，"身体"这个词本身也可能相当有触发性，可能引发更强的激活而非降低激活水平。

治疗师的工作是，假设这些挑战只是治疗工作的一部分，而不是对生命的威胁或"破坏交易者"。我们帮助来访者学习他们既有方法之外的新技能或让他们尝试新方法经常会触发解离性部分。正如许多来访者所描述的那样："我已经知道我可以用这种方式生存，但是如果我尝试不同的东西又不起作用怎么办？如果我不能生存怎么办？"显然，这些都是部分的声音，它们预期自己会遭受攻击或迎来毁灭，但它们对改变的强烈反应往往使治疗师和正常生活的自我都陷入瘫痪。治疗师会问：这个新的步骤或技能是否难以接受？对这些恐惧应该忽略还是承认？或者，它们是不是来访者还没有准备好的标志？

破裂与修复

研究表明，即使在婴儿时期，当婴儿接触到稍稍超出其舒适区的体验或刺激，然后得到安抚和重新调节时，他们的"容纳之窗"也会扩大，复原力也会增强。这样的研究结果也许能让治疗师稍感宽慰（Tronick, 2007）。在与依恋相关的文献中，这种现象被称为"破裂与修复"：儿童体验到不适之后，某种修复方法（鼓励、安抚、保证、转移注意力）紧随其后，从而使其恢复调谐、进入积极的感受状态。当这些经历反复出现，个体的身体与心灵就会开始发展出一种期望，相信修复终将到来——有人会抚平伤痕，坏的经历之后会有好的经历，恐惧会因安全得到安抚。

作为治疗师，如果我们假设即使正常生活的自我可能会欢迎新事物，它也很可能以同样的程度对与创伤相关部分构成威胁，我们就更能帮助来访者了。部分"阻抗"我们的干预措施是因为它们害怕变化。毕竟，创伤也是一种突然的"变化"——前一分钟无事发生，而下一分钟，一切都不一样了。当治疗师帮助来访者注意到，阻抗是来自部分的，是可以理解的犹豫或过度警觉，这种认识就有机会增进内部的同情。当来访者过度唤醒或低唤醒、"容纳之窗"过窄，或治疗过程中部分被触发，从而让治疗工作变得复杂时，至关重要的是，比起治疗的内容或重点，治疗师要更多地着眼于帮助来访者调节痛苦或失调状态。正如父母经常要中断谈话来关注儿童的苦恼一样，同样的做法也有助于来访者建立与各部分的依恋纽带。

内部依恋工作中有一条非常重要的原则：治疗过程中出现的所有困难都可以成为增进同情和接纳以及促进修复过去的机会。如果来访者面对部分的侵入性想法、图像和强烈的情绪时难以保持双重意识，治疗师可以帮助他们调节自主神经的激活，同时仍保持对依恋议题的关注。例如，感觉运动心理疗法的躯体干预可以被重构为一种支持部分的方式。"试试看，如果你去体会自己脚踩地面的感受，会发生什么……告诉被吓坏的部分，你正稳稳地站在地上。如果你同时舒展你的脊柱，这会有帮助吗？试试吧——让你下背部的椎骨之间增加一点儿空间，看看会发生什么。也许之后这个部分就能感觉到你有多高、你的身体有多强壮了。"（Ogden & Fisher, 2015）请注意，这些干预措施的用语明确地表明了，它们的目的并非停止来自部分的失调的输入；它们想要传达的信息是，采取所有的干预措施都是为了帮助各个部分及正常生活的部分。

另一种帮助来访者调节来自被触发部分的激活的方法是一种来自内在家庭系统的技术（Schwartz, 2001）——要求这些部分"退后"或"别插手"。在内在家庭系统模型中，这种技术可以用于回避捍卫现状的部分，直接访问深藏的流亡者部分。在这种情况下，它可以用于帮助来访者保持"容纳之窗"，维持与所有部分的对话。当来访者报告说"激活太多了""脑子里有太多的噪声""想法太多、太快"或"有批评的声音在羞辱我"时，治疗师可以让他试试看，如果他让这些部分"退后一点儿"或者对它们说"不要插手，给我腾出更多空间；如果你们能稍稍往后坐一点儿，我就能更好地帮助你们"会怎样。以这种架构方式，部分并不会感到威胁，而且这对它们来说还有好处——这样它们就可以得到帮助了。当来访者报告说没有回应时，治疗师可以指导他们，让来访者保持好奇心："问问这个部分，如果让它不插手，它害怕会发生什么？"大多数情况下，部分会回答说："如果我退后了，我就会被忽视——没有人能听到我的声音了。"这些回答往往反映了对过去的内隐记忆（无从发声、不能呼救、无人倾听），但通常它们也准确地反映了过去的体验。正常生活部分一直试图忽略它们、压抑它们的感受，或否认听到了它们的声音。治疗师必须确证这一事实："你知道，这是真的。大多数人不知道它们是解离性部分，不知道它们是因年幼而受惊的。大多数人会跟你做一样的事，试图忽略它们。多令人难过啊，是吧？你愿意成为这些部分所认识的第一个承认伤害过它们的人吗？我知道这对它们来说意义重大……"通过对发生的事情进行普遍化的描述（"大多数人""不知道"），来访者可以听取这些真相而不触发羞耻的部分。请注意，正常生活的自我总是被当作一个有理智、有能力、有爱心的成年人，能够学习并对自己的行为负责；而各个部分总被有同情心地描述为儿童或青少年，它们被认为会因奇思妙想、恐惧、理想主义和创伤性的伤痕而冲动且情绪化地行动。我们对各个部分的期望较少，但对正常生活的成年人自我期望较多，因为就像生物意义上的成年人那样，成年人自我可以调用前额皮质、进入好奇与同情的状态，并具有发挥功能的能力，会为各个部分在身体中和外在世界中的安全负起责任。

向受伤的儿童部分传递同情

儿童和成年人都只在自己感觉"被懂得"的时候，也就是当他们感到自己被相信、被理解、被关心，或者对某人很重要的时候，才会相信别人安慰的话语。空洞的安慰不仅不能安慰人，而且往往会成为导火索，唤醒人们对虐待者的情绪记忆。这些虐待者的安慰只是一种打一巴掌后的"揉三揉"。来访者可以学习正确的话语，来告诉自己的部分："你现在是安全的。没有人能伤害你。这是现在，不是从前。"但是，如果没有同情的调谐，这些澄清就会被听而不闻。即使在治疗关系中，我们成功安抚来访者的能力，也与我们对来访者的感受和恐惧的情感共鸣成正比。如果治疗师能够教会来访者既保持与好奇和同情状态的联系，又不失去将部分与明智"自我"区分开的界限感，治疗师就可以开始为来访者的部分提供"缺失的体验"（Kurtz, 1990；Ogden & Fisher, 2015），这些体验将修复过去、引发"解脱的哀伤"（grief of relief），并培养安全的内部依恋。

因此，旨在"修复"各部分创伤相关的内隐记忆的内部沟通，应该一直聚焦于在正常生活的自我和部分之间唤醒恰到好处的情感联系。联系太多将过犹不及，正常生活的自我会被混同或淹没；情感联系足以产生不断增长的情感共鸣即可。首先，基于"部分的情绪、冲动和行为便是它们的'语言'"这一假设，让正常生活部分"听取"来自各种渠道的沟通，将其视为来自年幼的、受伤的部分的沟通信息，并对它们的对外发声保持兴趣和好奇。治疗师对部分的沟通信息的回应，应符合儿童的外显年龄、感受和困境。在正常生活中，成年人跟2岁儿童交谈或谈论关于他的事时所用的"语言"，很少会和对待16岁少年时所用的语言相同。当我们与儿童交流时，我们会使用简单的词语，而且在语言之外还会用身体来表达关切。我们还会使用小孩子熟悉的词语，如"吓人""坏人""生气""不公平"。对待青少年时，治疗师必须与那个叛逆或青春期的自我有足够的联系，这样他的沟通才不会有居高临下或治疗的感觉。例如，对待青少年时，说"哎哟，真的吗？"比"这对你来说一定很困难"要有效得多。然后，正常生活的自我受到训练，做出富有同情心的反应并传达理解，或在不理解时问出那些会向孩子提的问题。下一步，鼓励正常生活部分通过提问来探索该部分的感觉或反应："你在担心什么？什么东西这么吓人？是什么让你如此悲伤？"有时，部分的回答会让人感到它受到了创伤或感到伤心，比如"我很坏——这就是为什么人们对我很刻薄"之类的话语，或表达"我需要一个朋友——我很孤独"之类的感受。此时，鼓励正常生活的自我进行思考将对来访者有所帮助："为什么儿童部分会有这样的感受？在我人生的那个时间节点发生的什么事使它感到如此羞耻？"

当正常生活的自我接纳了儿童部分持有的鲜活的恐惧、羞耻、困惑、愤怒或脆弱，并且似乎正在与该部分建立情感联结时，治疗师会问一个内在家庭系统问题——"你现在对该部分是什么感受？"（Schwartz, 2001）。如果来访者已经真正与该部分联结起来，这个问题就会自发地唤醒同情与同理心，而来访者的回答中也可以看出他对年幼部分不断增加的依恋。来访者会回答"我为它感到难过""我想帮助它""我想保护那个小家伙"。

为了成功进行内部依恋的治疗工作，治疗师必须准确地使用这些措辞。"你关于……有什么感受？"（How do you feel about?）与"你对……是什么感受？"（How do you feel toward?）是不同的问题。"关于……有什么感受"涉及左脑的信息提取，来访者回答的"我不知道，让我想想"可以反映这一点。"对……是什么感受"则是涉及右脑的直觉反应，各部分可以感觉到它是真实、真诚的。随着"对部分的感受"改变了正常生活的自我习惯性的疏离，治疗师能够引导来访者的正常生活的自我与为孩子难过、想保护孩子或因孩子而自豪的感受产生联结，并将这种共情的联结传达回去。通常，部分只需要听到"我相信你"或者"我知道那有多糟糕"。后者更好。

由于沟通需要互助，而大多数受创伤儿童的生活中缺乏这种体验，所以治疗师应专注于交流的情感共鸣："这个小男孩感受到你的悲伤后是什么感觉？它不习惯别人对它感同身受……""当它听到你想保护它后，是什么感觉？这感觉是好的，还是有点儿吓人？"大多数情况下，儿童部分会表达出积极的感受，它们要么用语言、要么用情绪和身体感受做到这一点。若引导来访者去问"儿童部分听到我们对它的感受表示关注后，是什么感觉？"，他们往往会感到躯体体验自发的变化，感到放松、温暖，开始微笑、深呼吸。治疗师需要像一个好的家庭治疗师一样，强调家庭关系中所有积极的变化："是的，它可以呼吸了——我想，知道你想保护它一定是一种解脱。问问它是不是这样的。""感觉到有人关心它的感受，对它来说是件好事，对吧？"

应该始终紧随其后的这个问题也同样重要："你体会到了这一点对它而言意义重大，那么你又有什么感受呢？"由于相互性是通过互动建立起来的，就像在亲子关系中一样，这种对话可以继续下去："知道它如此感动，这让你有很特别的感觉，很暖心……而当它听到你说，与它有这种联系让你感到温暖，它又是什么感觉？""当它说希望能和你一起回家，这对你来说是什么感觉？""好，你准备好带它回家了吗？哦，这么快——你马上就'收到'了吗？它怎么看这一点？"

正常生活的自我应该认可部分具有的与事件相关的情绪，尤其是在某个部分向正常生活的自我展示了一个图像，或是与记忆存在联系时。"我'懂得'你有多害怕离开房子和被人看见，我完全理解这一点。那时候，有人看着你并不是一件好事——那令人毛骨悚然。""我完全理解——那时候尝试新事物不是个好主意，除非你非常肯定自己知道会发生什么。"当这些部分将同情性的"懂得"当作一种情感交流而不仅仅是语言交流时，它们就会感到慰藉，并对正常生活的自我建立起信任。

修复性体验会受到干扰

下一步便是帮助来访者与他们为年幼的、受创的儿童部分提供的修复性体验保持联结，无论这种体验是自己被理解或自己的受伤和恐惧真正地触动了他人的切身感受，还是温暖、肌肉放松、心率减缓的躯体体验。随着儿童部分和成年人部分之间建立起信任，内部对话也会深化。但是，其他部分往往会在这些深化的时刻侵入，使注意力分散，让来访者偏离正常生活的自我和受伤儿童部分之间的调谐时刻。在调谐、温暖、爱的同在、温柔和脆弱的威胁下，战斗部分挑剔的声音往往会介入，恼怒部分、困惑部分、优越部分（"我用不着来这儿——这些我都知道"）或焦虑部分也是如此。一般来说，治疗师可以这样指导正常生活的自我跨越这些干扰："看起来，挑剔部分对你和幼小部分之间的亲密关系不太舒服……关于挑剔部分在担心什么，你想多了解一点儿吗？或者你能否让它暂时别打岔，先让你和这个小男孩谈完？"请注意，治疗师会给出选项，这也是一种支持新学到的东西的方式。当来访者不得不做出选择或发起行动时，他们是在锻炼被削弱的威信。来访者一度不得不陷于被动或过分冲动来过度补偿，所以养成保持意向性（intentionality）[1]和做出选择的习惯，也是治愈的重要内容。

友善四问

许多来访者有能力与他们的部分进行内部对话，例如那些失调或解离较轻的来访者、"容纳之窗"较宽的来访者，以及那些更有能力进行冥想或

1　指个体对外部输入进行泛化或提炼并对自身的信息输出进行具体化的循环过程中，大脑通过预测、行动、感觉、知觉和同化的循环步骤，达成对环境的理解。此处似可理解为，创伤来访者应养成保持主观能动性的习惯，主动地思考、理解事物，而非被既有模式和低落状态牵着走。

正念的来访者。这些人经常受益于冥想圈技术（见附录B）。在这个练习中，他们会想象一个冥想圈，每个部分在圈中都有一个位置。来访者静静地等待，并在每个部分到来、就座时进行观察。对年幼的创伤相关部分而言，在圈中有一席之地，被要求表达自身的感受和忧虑，从正常生活部分的声音中听出关切，甚至能仰赖这样一套可预测的、被倾听的方法的体验本身，都是修复性的体验，有助于增加内心的安全感。当部分感到更安全和更能信任他人时，它们的自主神经失调就会安定下来，"容纳之窗"也会扩大。前额皮质的活跃度随之提高，这将增加正常生活的自我的好奇心、创造力、冷静、同情心和坚持观点的能力。

对于那些失调更严重、对自己的部分更恐惧的来访者，或者那些有着一心想限制治疗师权力的战斗部分或一心想获取治疗师关心的依恋部分的来访者，与部分进行富有同情心的对话的挑战性更上一层楼了。对于那些不能建立自由内部沟通的来访者，或者那些还处于学着这么做的早期阶段的来访者，拥有一套更结构化而且解离性部分无须有太强能力就能参与的内部对话，会很有帮助。"友善四问"技术满足了上述结构化、好上手的需求，让来访者即使在解离或失调的情况下，也能开展内部对话。这项技术的名称即揭示了它的目的：与各个部分交朋友，使它们感到被倾听、被欢迎。"友善四问"的前三个问题都聚焦于了解某个部分的核心恐惧，通常是对伤害和毁灭的恐惧或对抛弃的恐惧。任何代表来自部分的沟通信息的感受或议题都可以推动我们使用"友善四问"。我经常对那些在日常生活中被"劫持"的来访者使用这种对话技术，将其当作一种干预和重建稳定的方式。当害怕日常触发因素的部分限制了来访者的生活时，这种技术也很有帮助。下面是一个例子。

当安妮正在讨论要不要接受一位多年未见的老友的生日聚会邀请时，她一想到要去参加聚会就被羞耻感淹没了。我让她假设这种羞耻属于某个部分，并聚焦于这份感受，将其视为来自部分的沟通信息，然后教她采用如下步骤进行提问：

"问问这个感到十分羞耻的部分，如果你去参加聚会，它担心什么？"

"它说担心人们会看到我。"

"问问它，如果大家看到你了，它又会担心什么呢？"

"他们不会喜欢所看到的东西。他们会犯恶心的。"

"如果他们不喜欢自己看到的东西，它又在担心什么呢？"

"它说：'那他们就会拒绝我，我就孤身一人了。'"（核心恐惧。）

然后是第四个也是最后一个问题："问问它，它在此时此地需要从你那里得到什么，才能不那么害怕被拒绝和被抛弃？"（重要的是，这个最后的问题应当包括该部分的原话，并清楚地传达出，这是在问正常生活的自我眼下能做什么来缓解这些感觉和恐惧。）

安妮听到内心有一个声音悲伤地说："我需要你别为我感到羞耻。"当安妮听进这个年幼女孩部分的话时，她的泪水涌了出来："我为它感到非常难过！它是对的——我一直为它感到羞耻，而我不想再这样对待它了。"

"告诉它这一点——让它知道，你因为这些年来为它羞耻而感到多么难过——用你的身体和感受告诉它，好让它知道你是真心的……"

在接下来的几周，安妮努力记住要支持和安抚这个13岁的部分，她为让它更羞耻而道歉，并向它保证不会抛弃它，也不会听任任何人拒绝它。让她吃惊的是，聚会那天她意外地平静。她没有焦虑地纠结事情会变得多糟糕，也没有提前为自己感到羞耻，相反，她提醒自己（以及那个13岁的部分），她不一定非要留下来，但如果她玩得高兴，也可以再待一会儿。

下一周，她描述了她的经历："聚会很有趣！琳很高兴见到我，而且，有史以来第一次，我不觉得我必须努力给别人留下好印象。事实上，我比平时听得更多——我只在有话要说的时候发言。我不必一直说话来确保他们不会拒绝我。"

我："那么，那个13岁的部分感受到了你的能力，你可以只做自己，也知道自己不必给任何人留下好印象，它感受如何？现在问问它……"

安妮："它说这让它感到骄傲。如果我有归属感，它就有。如果人们接纳了我，它也会更自信，认为人们也会接纳它。"

我："嗯，也许你聚焦于它舒适的感受而非羞耻的感受这一点很有帮助！因为你聚焦在它身上，那些一直在指导你的焦虑部分和那些一直说你会失败的挑剔部分一句话都插不上了。它帮了你大忙！"

注意，我作为治疗师一步步地引导安妮完成了友善四问，然后帮助她聚焦于与13岁部分的修复时刻："告诉它你有多难过……当它体会到有人为曾经伤害过自己而十分痛心时，它有什么感受？"在这些时刻，只有治疗师才能完全理解每个步骤的意义。运用作为见证人的元意识，治疗师可以理解安妮会为伤害任何儿童而痛心，也会理解，对那个13岁的部分而言，了解到自己对某人很重要，以及某人为伤害了它而深感痛心，这些都是它渴求的，但对它也是十分新奇的体验。通常而言，儿童部分会因正常生活的自我的关怀而感到被滋养、被温暖或被"拥抱"，但又会突然停住、开始退缩，它会焦虑、犹豫，害怕相信这是真的，或是不愿让自己相信这是真的。若它们既往所知的一切之中从未有过关怀，它们又怎能信任某人真的在关心自己呢？

治疗师需要通过确证这些部分的恐惧和缺乏信任，帮助来访者利用这些时刻："这太新鲜了——问问它，知道你为它心痛，这种感觉好吗？知道你不喜欢伤害它呢？还是说它感觉有点儿不舒服？"来访者正常生活的自我可能会回答："我感觉它想要信任我，想要相信我会在它身边。但它总会在放松后又僵硬地缩回去。"治疗师可能需要以唤醒更多同情心的方式，翻译儿童部分的反应："也许它退缩是因为它想要信任你……问问它，它愿意信任你吗？它是否愿意相信你不会离开也不会伤害它？"

当治疗师开始指导来访者与部分进行修复工作时，治疗师可能会因"把话递到来访者嘴边"或假设自己知道儿童部分可能有什么感受而感到不舒服。重要的是要记住，在创伤治疗工作中，我们为来访者提供心理教育方面的解释，是因为他们没有用于描述创伤反应的语言。他们的过去和现在交织在一起，正常生活的自我使用的语言与儿童部分的语言也不同。而我们面前的选项是，要么提供话语来理解他们的体验，要么将受创伤的来访者弃置于困惑之中。若想抵消治疗师的偏见或来访者的过度服从，可以让来访者观察每次干预的效果（Ogden & Fisher, 2015），即要求他们检查并询问各部分是否"感觉良好"。随着来访者能更详细地追踪自己的情绪或身体体验，治疗师可以提出更细化的问题："当你告诉它，你现在在这里保护它时，紧张的状态（或恐惧、过度警觉、颤抖）会变成什么样？"对于观察或感受能力有限的来访者，治疗师可能需要提供更多的语言或更多的认知结构，或者二者皆需。确保治疗师不会"诱导证人"到有害的程度的一个简单技巧是向来访者提供一份可能性的清单（Ogden & Fisher, 2015）。"它是感到更紧张还是更放松了？更戒备了还是更加焦虑？你向幼小部分提供安慰，战斗部分同意吗？"也可以提供一份情绪清单："它是更羞耻还是更悲伤了？"或是身体反应的清单："战斗部分的愤怒感觉更像能量还是力量？或者说它想做点儿什么吗？"我们甚至可以提供一份部分的清单："这种悲伤的感觉更多地与依恋部分有关，还是与抑郁部分有关？"

将鼓励融入沟通的重要性，怎么强调都不为过。

- "用你的感受和你的身体让那个小男孩知道，你完全理解它为什么会有那种感受。"
- "用你的感受告诉它，你现在就在这里，而且你愿意留下。"
- "轻柔地抱住它，让它明白自己并不孤单。"

培育照料的冲动

通常，在向来访者进行心理教育并说明年幼部分和它们被照顾的需求时，治疗师提供的是概括的说法，例如"儿童部分需要你照顾它们"或者"在你学会怎样让它们感到安全后"。但是，这样的心理教育往往过于抽象，甚至正常生活的自我都无法掌握。"照顾"或"让儿童部分感到安全"究竟是什么意思？这些说法不仅会吓到正常生活的自我，而且还会触发儿童部分，唤醒对失败的恐惧或认为治疗师不想照顾它们的信念。所以，提供具体的建议、告诉年幼的部分到底应该说什么或做什么可能会有所帮助，特别是在这些指导以多选或"清单"的形式给出时（Ogden & Fisher，2015）："你可以告诉它，你现在是个大人了；或者说，坏人已经走了；或者告诉它，你会在这里保护它，所以它不会再受到伤害。"通过提供一系列选项，我们可以唤醒来访者对这个年轻部分潜在需求的直觉，例如："我想我应该先告诉它，我现在是个大人了——我不再像它那样幼小了。这是能让它相信我真的有能力保护它的唯一方式。"

克服内部不信任与恐惧

在修复儿童部分的希望和安全感的过程中，有一种阻碍因素经常出现，它要么来自怀疑、过度警觉的部分，要么来自年幼部分。这种阻碍因素是它们害怕相信自己现在终于得到了最渴望的东西。战斗和逃跑部分可能表现出怀疑、不信任、愤世嫉俗或是成为有破坏性的部分，这是说得通的。我们可以理解，某些来访者的保护者部分会更警惕地武装自己（例如当虐待者的施虐性、操纵性很强或很恶毒时），不去接纳任何积极的东西，也不允许脆弱部分放松警惕。这种现象在有解离性障碍的来访者身上特别常见（见第八章），但也会发生在那些部分更完整、解离性更弱的来访者身上。保护者部分的内部不信任表现会与脆弱部分的内部不信任表现迥然不同。例如，当正常生活部分在内心问了一个问题而没有得到回应时，治疗师一般会鼓励他再问一次，或者稍微改变一下措辞。但当结果仍然相同时，最好的可能性是，这种沉默也是一种交流。它可能意味着"我才不跟你说话""我害怕和你说话"或"我都不知道你是谁"。另一种可能出现的反应不伴随语言出现，因此可能一开始看似沉默。来访者可能会注意到一种情绪，如焦虑、悲伤或愤怒，或者身体的反应，如紧张、麻木、心跳或呼吸变化。有时，悲伤的情绪还会伴随一种身体上的脆弱感。这些没有语言的交流来自前语言期的儿童部分。在这种情况下，治疗师应教导正常生活部分使用成年人与婴儿或幼儿沟通时的方式，并利用该部分的非语言反应来衡量修复的成败。

但如果正常生活的自我在内心问"这个部分在担心什么？"时，得到的回答是伴随愤怒、肌肉紧张或麻木的沉默，那么最保险的做法是，假设这条信息来自过度警觉或愤怒的部分。"也许有一个部分在表达它不信任你。"在这样的情况下，让正常生活的自我想象一个类似的情境并关注它对沉默部分的直觉，通常有助于将这个部分外化："如果你刚刚收养了一个受创伤的孩子，当你试图亲近他时他却不和你说话，你会怎么理解这种情况？"大多数处于正常生活部分的来访者会立即回答："他这时候肯定不信任我嘛。""那你接下来会怎么做？""我会告诉他，我能理解——他怎么可能这么快就信任我呢？我会告诉他，可以慢慢来，了解我之后再做决定。"即使是那些坚称自己不知道如何理解或如何应对孩子的来访者，当我们让他们想象自己是受创伤儿童和青少年的养父母或创伤青少年团体之家的主任时，他们也会很快获得"专业知识"。

通过帮助正常生活的自我与部分共同分享其直觉和洞察，治疗师可以认同来访者的直觉和洞察力："有道理。现在，你能把这条信息传达给拒绝跟你说话的那个部分吗？让它知道这取决于它自己——你不会给它施加压力——因为你理解为什么它很难信任任何人。"利用来访者报告的身体和情绪反应来诠释该部分的回应后，治疗师可以鼓励来访者跟"沉默的部分"继续说话，以及尝试不同的沟通方法。也许可以问沉默部分："你需要从我（正常生活的自我）这里得到什么，才愿意跟我多讲讲？"或者来访者可以肯定该部分的谨慎："我想让沉默部分知道，我很欣赏它的谨慎态度。在知道自己正与谁说话之前，少说总比多说好。"通常，保护者部分得到尊重和更大控制权后会更愿意加入对话。

在对珍妮弗的治疗中，她的保护者部分屏蔽了它认为有威胁的一切，这一点变得越来越明显。她可能在话说到一半时突然被一个声音打断："这有什么意义呢？我们为什么要谈论它？我们是要干什么？"当被问及"如果我们谈论这个问题，你会担心什么"时，这部分又沉默了。我提出，她的"评估者部分"显然担心在治疗中浪费时间，并且准确地感知到它和珍妮弗经常从一个话题跳到另一个话题。我让珍妮弗感谢评估者部分的努力，但仍然得到沉默。然后我建议珍妮弗提出一个话题，并问评估者部分是否可以谈论它。令她惊讶的是，珍妮弗从内心听到了一声"可以"。每次她想更深入地探讨某个问题或改变话题时，我都鼓励她去问评估者部分是否可以。她和我都开始看到，评估者部分几乎总是同意请求，而当它不同意时，它往往有一条合理的理由。一场修复性的对话开始了。她的父母会利用她的小女孩部分寻求依恋的努力来操纵她，因此评估者部分过去无法从父母手中保护她，但现在这个部分可以保护她了——只要珍妮弗记得在自己的生活中给它一席之地。

为每个部分创造新的目标或使命

当来访者的正常生活的自我有意识地、自愿地给予保护者部分权力和控制时，这会带来许多积极的好处。脆弱感与掌控感达成了更好的平衡；保护者部分更愿意允许年幼的、受伤的或天真的部分被接触；内部沟通得到改善；来访者也得到了帮助，变得更有资源、更能自我保护、更好地设立界限——这些好处都有着令人意外的来源，即来访者自己的战斗和逃跑部分。面对保护者部分的沉默、阻抗或对来访者或治疗的贬低，治疗师最容易犯的错误是直接放弃，而不是将这些反应重塑为出于自然的、正常的和具有保护性意图的。另一个常见的错误是，来访者或治疗师中的一方或者双方都把保护者部分"妖魔化"，把它们视为对治疗的干扰，而不是工作的一部分。当治疗师敦促来访者推开战斗部分的反对意见或试图忽略它们时，就会让它们变得更加极端，加强它们的不信任。当治疗师对战斗和逃跑部分的行为和反应表示尊重、感激和理解，并鼓励来访者也这样做时，保护者部分对协作的态度将更加开放。当来访者和治疗师努力与战斗部分接触，并且无论多么频繁地被泼冷水仍然坚持时，这会释放非常重要的非语言信息，即他们做出了承诺，并愿意让这项承诺经受考验。这样的信息也许能让最过度警觉的保护者部分都变得更好奇。

研究人员注意到，能促进孩子安全依恋的母亲的特征之一是能与婴儿的状态产生共鸣，并调节自己的状态以减轻婴儿的沮丧或增加其积极情绪，同时将这两种状态镜映给孩子（Kim et al., 2014）。对婴儿的状态进行镜映，同时伴随母亲相应的关注、享受、同情或温暖，这似乎能产生传达"我理解"及"我可以帮助你"的效果。如果母亲只是简单地反映婴儿的状态，双方似乎都会陷入同一困境中——"混同"了，就像正常生活的自我与陷入困境的部分一样。如果母亲只反馈她自己不同的、更积极的状态，也不能让婴儿感到"被懂得"的安慰感，这时，她的反馈更像是一句空洞的保证。"我不理解，但别担心，你很快就会感觉好些的。"

关于安全依恋的文献表明，对于所谓的"调谐"，共鸣和修复是同等重要的两方面。调谐这个概念也适用于部分和正常生活的自我之间的关系。就像母亲和婴儿一样，与部分的感受"混同"只会让孩子独自承受痛苦的情绪，缺乏根据的安抚或空谈希望的言辞也是如此。对部分而言很关键的是，它们不仅要感受到正常生活的自我能"理解"它们有多害怕、羞耻、愤怒、受伤，而且也要能感受到正常生活的自我的好奇、同情、平静、力量和保护欲。但由于这些部分受过创伤，它们需要成年自我持续提供这种意义上的"调谐"，这需要时间和坚持。

梅森迫切地想解决自己害怕生病的问题，导致他一心只想回避"细菌"，而这催生了一种长期焦虑，使他无法享受在受创伤之后本可令人满意的生活。当他聚焦于身体中的恐惧和觉得自己生病了的不祥感时，他注意到了一些不断出现的侵入性想法（"你为什么要摸门把手？你没注意到那个人在擤鼻涕吗？"），然后一个来自他童年的画面自发出现了。他在二年级的教室里看着一部关于细菌和洗手的动画片，当影片展示细菌潜伏在儿童生活中的例子时，每一帧画面中都有红色的闪光，而画外音一直在说："小心细菌！接触物体表面后要洗手——远离打喷嚏与咳嗽。"他可以看到记忆中7岁的自己越来越慌张，他可以感受到自己的焦虑水平在提高。当梅森对这种恐惧的强度保持正念和好奇时，我把这个男孩的经历翻译成了与创伤有关的话语："家里有这么多坏事正在发生，现在又有人告诉它还要提防更多的坏事了。难怪它很害怕！但对它来说，坏事就是真的坏事，它真的会受伤。它一定被吓坏了，是吧？当你感觉到它很害怕时，你对它有什么感受？"

梅森："我为它感到很难过——在这世界上，从来就没有过对它而言安全的地方或安全的人。"（梅森开始进行镜映，既反馈小男孩部分的焦虑，也反馈他自己的同情。）

我："是啊，从来没有过对它而言安全的地方或安全的人……当你替它难过时，你有什么样的冲动？想更靠近它一些吗？想让它知道你在这儿吗？"

梅森："我只想把它抱起来、搂在怀里——但我能感觉到它还不信任我。"（他的镜映更调谐了，既传递出他想去拥抱、安抚的愿望，也表明了他对男孩部分害怕靠得太近的状况很敏感。）

我："它怎么可能信任任何成年人呢？它从未遇见过像你这样的成年人……也许，就让它知道，你在这儿，你乐意帮忙……"

梅森："我能感觉到它想要信任我，但它也害怕卸下心防。"

我："问问它，你说得对不对——如果它能信任你，它会喜欢这样吗？"

梅森："是啊，它说它不得不注意细菌之类的坏东西——它得小心谨慎才行，它不能松懈。"

我："告诉它，你能在这方面帮助它。当然，是在你愿意的前提下。问问它，可不可以由你来接手为它提防外界的工作。先只做几分钟，看看这会不会对它有帮助……"（我做出了一个环视四周、把房间尽收眼底的动作。）

梅森开始很慢、很仔细地转头环视，向7岁的部分展示他可以有多么仔细、多么审慎。

"我做得怎么样？"他向内心问。

"没我好，但也不错了。"那个男孩部分答道。

"那让我看看你会怎么做。"梅森向内心的7岁男孩部分说。他马上就感觉到自己的注意力高度集中，目光搜寻着门把手之类在那段影片中常见的元素。然后，梅森有意识地试着去复制像它那样的有意识关注行为。"这下怎么样？"他问那个男孩部分。

他能感觉到男孩部分靠近了自己，躯体紧绷稍稍放松了一些，然后他陷入一股疲惫之中。"我不知道我出了什么问题——我只想睡觉。"他说。

我再次翻译道："也许，这个小男孩部分现在可以休息了，因为有你在帮它提防危险，而你提防的方式恰好符合它的需要……那样的过度警觉一定让它累坏了。"

"我能感觉到它靠在我身上，它累了。我一直在说：'你可以休息了，我帮你看着呢，你不用再这么做了。'"当梅森听到自己的话语后，他热泪盈眶，想起了自己的儿子："我的儿子从不需要自己提防周围的危险——没有哪个7岁的孩子理应这么做。"

我补充道："是的——这就是为什么你要一直记住这个孩子是很重要的，就好像哪怕你的儿子一直很安静，你也不会忘掉他。让我们想一想，你以后打算如何为这个小男孩部分密切注意周遭，以及你要如何一直让它明白、你与它同在……"

在这个例子中,治疗师和来访者必须有些创造性,因为儿童部分想要的不只是亲近和安慰,它还想要保护。简单地安慰小男孩部分说梅森会在他身边,会传达出正常生活的自我没有理解它的根本关切,因为当它在课堂上看过那个电影后,任何地方都不安全了。它必须在家里提防虐待它的大人,在外面提防危险的病菌。请注意,翻译儿童部分的沟通是很重要的,这有助于提议"接管"它的过度警觉(Ogden & Fisher, 2015),使它能够休息。每个儿童部分都是不同的。基于年龄、发展阶段、受到创伤或忽视的经历,以及与之相关的动物性防御,每个儿童部分都会有不同的创伤修复需求。例如,战斗部分可能需要目的感、控制感和主宰感;依恋部分渴望感受到保护、爱和不被遗弃的安全感;僵住或恐惧部分可能只是渴望一种安全感,不受伤害或死亡的威胁;顺从部分需要感受到价值、自主权和主动性;逃跑部分可能希望获得脱离拘束的自由。

　　在下一章中,我们将讨论情感联结、沟通和修复失调记忆状态的工作对各年龄段的儿童和成年人的重要性,无论是对个体的某个部分还是来访者自己的孩子。通过反复体验这样的会谈、在家中练习相同的技术,我们将帮助来访者"培育"安全依恋——就像调谐的父母与他们的婴儿"培育"依恋纽带那样。每当来访者的成年人自我关注儿童部分未满足的需求,以及恐惧或痛苦的情绪,并"修复"其痛苦的体验时,依恋关系就在一个接一个的体验中一点点地建立起来了。婴儿平静而放松地窝进父母怀中时,会体验到一种共享的、亲近、安全和温暖的切身感受。我们将这种感受称为"调谐"。当母亲感受到婴儿的小身体"融化"在自己怀抱中,这种幸福感觉反过来又会让她身体放松,产生暖意与爱的同在的感受;然后这种共享的亲近感又会传达回婴儿那里,增强孩子的体验,并加深父母的幸福感和亲密感。相互传递"安全依恋"的感觉和躯体感觉会加深他们共享的体验,使其能够被编码并内化一种躯体记忆,揭示"安全与受欢迎"为何物。

　　当一个有同情心、有爱心的正常生活的自我和一个受伤的儿童部分反复共享"安全与受欢迎"的体验时，它们之间的相互调谐所唤醒的深层的感觉和情绪联结，会被来访者体验为一种身体状态。虽然现在已经是多年以后了，但是，年幼的儿童部分现在终于感到被安全地抱住，来访者对复原力的感觉也更加稳定。这就像人在发展历程中的恰当时间节点获得了安全依恋体验。来访者编码完成的是一种身体和情感状态，它传达了爱与安全、确信被珍视的感受，以及切身感受到另一个人温暖的存在带来的安慰。在最糟糕的时候，我们可以与自己"同在"。此时，我们就像是父母，而受伤的儿童部分可以随时向我们求助。

"挣来的安全依恋"这一概念在学界中已被讨论多年，它指代的是人类通过唤醒生活中缺失的治愈性体验来治愈自己创伤的独特能力。无论我们早期的依恋体验如何，作为成年人，我们都有机会"挣来"安全依恋，哪怕因为我们曾经年幼，且在当时安全感仰仗于父母的依恋状态，所以一度无法获得这种安全依恋。

不过，如果我们的成年人自我像父母培养孩子的安全依恋那样，向年幼部分提供安全依恋的调谐体验，这还会带来额外的好处。安全型依恋的成年人带来的安全感和爱的同在，不仅是儿童自我能感受到，成年人自我也能感受到。当双方都得到了滋养和安慰，都能放松地沉浸于调谐的时刻，那么双方就都能敞开心扉了。

参考文献

◆ ◆ ◆

Hanson, R. (2014). *Hardwiring Happiness: The New Brain Science of Contentment, Calm, and Confidence*. New York: Harmony Publications.

Kim, S., Fonagy, P., Allen, J., Martinez, S., Iyengar, U., & Strathearn, L. (2014). Mothers who are securely attached in pregnancy show more attuned infant mirroring 7 months postpartum. *Infant Behavior and Development*, 37(4), 491 -504.

Kurtz, R. (1990). *Body-Centered Psychotherapy: The Hakomi Method.* Updated edition. Mendocino, CA: Life Rhythm.

Ogden, P. & Fisher, J. (2015). *Sensorimotor Psychotherapy: Interventions for Trauma and Attachment.* New York: W. W. Norton.

Ogden, P., Minton, K., & Pain, C. (2006). *Trauma and the Body: A Sensorimotor Approach to Psychotherapy.* New York: W. W. Norton.

第十一章

"挣来的安全依恋"

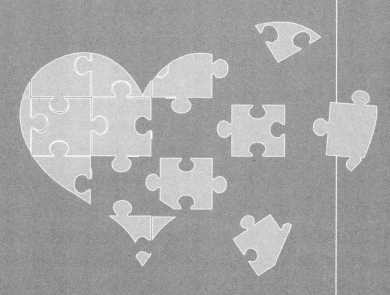

我走过一段荆棘路，但如今，我与自己同在。

在与另一个生命调谐时，我们会对另一个体的感受产生感受或唤醒共鸣，会感知对方的动作和情绪。听者从自己的体验中抽身出来并足够久地放下头脑中的思考，以进入另一个体的体验和世界。我们参与到情绪表达或情感的双向互动中，并交换切身体验到的共鸣感——我们感到"被感受了"。

——W. J. 弗里德曼（W. J. Friedman）

观察者接纳了被观察者，被观察者也接纳了观察者，二者合为一体。这就是共鸣。自我和另一个体之间的界限变得可渗透，身为独立自我的感受开始软化、松动……这就是我们'被感受了'的感觉，也正是两个独立的个体成为"我们"的方式。

——丹尼尔·西格尔

长期以来，"解离"和"整合"这两个术语一直有着紧密的联系。这表明，处理分裂和区隔化的唯一合理的目标，必须是将解离的部分融合（fuse）在一起，来创造出单一的、"同质化"的成年人。然而，丹尼尔·西格尔强烈反对将整合定义为融合。他坚持（2010a）的观点有所不同："整合需要分化和联系。"在我们整合两种现象之前，我们必须区分它们，并"承认"它们是独立的。我们不可能简单地"装作"它们是有联系的,而不去关注它们相互分隔的本质。但是,在对它们进行了明确区分以供研究和交友之后,我们就必须以促进来访者转变体验以及能够促成治愈和重新联结的方式,把它们联系在一起。某个部分可以与过去联系起来,与某个躯体动作或身体感觉联系起来,或者与特定的情绪联系起来。接着,我们会注意到另一种情绪,将其归于一个年幼或年长的部分,然后与其他部分对这些感觉的反应联系起来。在创伤之后,个体需要有能力将内隐记忆与触发因素联系起来,再将触发因素与外显的背景联系起来。关于当下的新信息,也必须与过去所塑造的旧观念联系起来。为了在当下感到安全,"我过去曾是的那个孩子"和"我现在已成为的这个成年人"之间,也必须建立一种个体能够切身感受到的联系。当与创伤相关的脆弱感,同关乎掌控感的全新躯体体验或"它过去了——终于,它已经过去了"的身体感觉相联系时,个体就会感觉不那么痛苦(Ogden & Fisher, 2015)。若采纳西格尔对整合的定义,融合就不是必要的,也不能像一致性、合作和克服自我疏离那样给人带来力量。在本章中,我们将重点讨论如何促进整合,介绍分化从前被否认、忽视或不被承认的部分,从情绪层面与之相联系,并用自我同情和安全的内部依恋关系取代自我疏离和自我排斥体验的方法。

当治疗的重点不是回忆创伤事件而是识别与创伤有关的部分,且这些部分与仍在影响来访者当下体验的内隐记忆有关时,否认这些部分的需要就会减弱。当来访者得到帮助,开始将羞耻部分视为特定年龄的"真正的"儿童,并同情它们的弱小、勇气或痛苦时,厌恶和恐惧就会为同情让道。

"它看起来好小啊。""它很努力地想勇敢起来,但它真的很害怕。""它不好意思让我拥有任何漂亮的东西——因为如果那些东西太漂亮了,它害怕它们会被人夺走,就因为它不配拥有。"在分别说出这些话的三位来访者发表这些观察的不久前,他们都与自己的部分混同在一起。

戴安描述说,当老板批评她的表现时,她陷入惊恐,哭了起来:"我不敢相信,我竟然如此软弱、自取其辱。"乔希一直想把他的旧车换成新车,却发现他的羞耻部分不允许他买"好东西"。马克前来接受治疗,谈及他在公共场合发言时的"说不出话的恐惧"以及这项缺陷对他职业生涯的影响。在每个案例中,来访者的问题都可以追溯到与他们生活中的特定时间节点和事件有关的年幼部分。有趣的是,我能很清晰地感知到这些年幼部分,尽管来访者从未向我描述过太多让它们受伤的事情。我会让症状和部分讲述来访者的故事。

"症状比'故事'本身更能揭示故事"

多年来,创伤治疗一直聚焦于创伤事件以及记忆和叙事的作用,因此治疗师和来访者都经常忘了要倾听由症状和部分讲述的故事。由于被教导要围绕叙事中的刺激展开工作,大多数治疗师会利用故事进行治疗。

"问题是她的母亲。"我的同事谈到她的一位55岁患者时说。"啊?她还在被她母亲虐待吗?"我问道,并因这种可能感到震惊。"哦,不,她的母亲20年前就去世了,但她因为她母亲而不敢做任何事。她甚至因为担心会被批评和嘲笑,而在下班后害怕回家。"我想了一会儿,然后恍然大悟:"事实上,这已经和她的母亲没有关系了。这在她还小的时候曾经与她母亲有关系,但现在困扰她的是,在她的儿童部分以及她的躯体记忆中,她母亲过去所做的事情仍在当下发挥影响。这已经不是过去的问题了。"

我的同事陷入了对来访者描述的事件记忆的诠释。她没有倾听这些症状在讲述什么故事——一个有些不同的故事。该来访者最令人不安的症状包括渴望与她所爱的人(通常是男性伴侣)感到"合为一体"时伴随而来的侵入性羞耻感。如果该来访者在约会中并没有与带她出去的男性共享幸福的亲密时刻,这之后她往往会啜泣数小时。她对接触的渴望催生了许多亲切友谊和亲密关系,但是,随之而来的对拒绝的敏感性也在这些关系中造成了冲突，有时甚至导致了自我实现的预言，即男友会因无法取悦她而感到挫败，进而结束这段关系。当我听到由症状"叙述"的故事时，我会震惊于自己听到的故事中不包含任何与严厉的批评或可怕的愤怒相关的内容。这些症状讲述的是一个非常不同的故事——依恋关系被破坏导致一个小孩子如饥似渴地需要接触，但又害怕可怕的母亲。这个儿童部分需要一度缺失的亲近与调谐体验，它一直活在来访者的身体和情感生活中，却一直没有被"看见"。治疗师鼓励该来访者分享她对童年经历的回忆，却从未意识到，回想造成它痛苦的事件并不能治愈和安慰它。

仔细倾听了马克的症状讲述的故事后，我便清楚地了解到，这些事件让他知道说话或者像认为自己的观点值得一听那样将它们表达出来并不安全。乔希经常提到他经历过的贫穷和忽视、羞辱性的语言攻击，以及在学校遭受过的霸凌，但他的症状补充了一些他没有提到的细节——他不得不通过保持低调、取悦父母和让欺负他的人息怒生存下来。他的聪慧、学习动力和对失败的恐惧共同促使他成了一个优秀的学生。尽管这并没有帮助他获得属于任何地方的归属感，但他的智力资源"使他摆脱了困境"，给了他开始新生活的机会。以上是乔希的症状讲述的故事。就像戴安的症状描述的那样，在这个世界上，即使是小孩子也绝对不能表现出软弱。在每个案例中，事件都只是为理解和同情各个部分提供了一个参照背景。在与各个部分修复依恋的背景下，创伤的解决自会有机地发生。

利用解离性症状，来治愈解离性碎片化

解离性碎片化的本质是一项能力，它让个体能够将无法忍受的情绪从对实际事件的记忆中分裂出去，将"非我"的部分和体验打包丢弃，并接受一些认知图式的指引。这些图式会加剧自我疏离，但也能帮助儿童生存和适应。因此，大多数治疗师和来访者都没有意识到，解离性的分裂其实不

只是一种症状，还是一项心理能力。

医学专业人士拯救生命的核心能力，是快速提取信息并自动而有效地基于信息行动，且不被情绪或侵入性的想法干扰。对整个团队在关键时刻仰赖的角色而言，解离性的分裂也是一项必备能力，它能帮助演员、音乐家、演说家和政客表现到极致。解离只有在无意识、非自愿、完全受制于诱因的情况下，才能被称为病态。作为一项心理能力，它也可以被有意识、有目的、自愿地运用。我们的目标不是要"治好"或预防它，而是帮助来访者明智地运用它，使其为治愈和康复服务。

在成年人的正常生活中为儿童部分创造安全场所

通常，许多创伤幸存者报告的功能障碍，特别是在工作环境中的障碍，都可以追溯到"正常生活"中固有的与创伤相关的触发因素：权威人士、工作要求（无论是合理的还是不合理的）、挑战和变化、成功或失败、被看见或不被看见的状况、压力、团队工作、缺乏社会支持、在被赋予的责任面前感到"太渺小"——在每种情况下，触发因素都会激活一个或多个部分，它们会"劫持"正常生活的自我或与之混同，损害其发挥功能的能力。

弗朗西丝是一位容貌出众、总是穿着精致的职业女性，她60岁出头，成功创办了一家大型企业为公司提供服务，在业界声名远扬。具有讽刺意味的是，她因离婚前去接受治疗，并且被发现有受虐待史。她的第一位治疗师对她进行了创伤治疗，却没有意识到她的解离和碎片化程度很高。数月之间，她难以胜任工作，总是以婴儿的姿势蜷缩在家里，连续抽泣数小时。"我一上班就知道我不能再做下去了，我甚至不知道如何打开电脑，不知道如何使用复印机。我无法集中注意力，也不知道该相信谁了。"弗朗西丝被一个儿童部分"劫持"了，这个部分与她在治疗中处理的受虐记忆有关。她严重碎片化的状态，以及戏剧性的"丧失已习得的功能"、记忆空白和想自杀等症状，都表明她可能患有分离性身份识别障碍。当我开始对她进行治疗时，我发现了部分活动的证据，这些证据是很有戏剧性的。她描述道，下班回家或接受治疗后。她会一边抽泣一边瘫倒在前厅，然后对随之发生的事情毫无印象，直到几个小时后在冰冷的石地板上"醒来"。她的自杀行为显然与一个自杀部分相关。她报告说，这个部分至少在40年前就开始有了自杀计划以及实施计划的方案。

"我每6个月会去一次射击场，更新我的持枪执照。"她有次会谈迟到时，这样自豪地报告说。我对自己笑了笑，注意到这个部分跟弗朗西丝的界限不同，后者总是守时，对时间的把握精准到分钟。"她"把枪称为"自杀工具"，并向我保证"她"到哪儿都带着枪。听到弗朗西丝认同自杀部分，我感到很不安，但我不能冒险去质疑这种模式，然后与这部分疏离。我思考，如果她认同了自杀部分，那么谁被否认了？由于弗朗西丝的情绪非常不稳定，我把治疗简化到了极限。治疗过程只是她描述一天中遇到的困难，然后我鼓励她试着正念地觉察那些让她崩溃的感受和症状所属的部分。一天，她与一个年幼的、悲痛的、渴望父亲的部分（她父亲曾经性虐待她，但也爱过她，是她的"安全"依恋对象）非常混同，以至于我立刻建议我们两个站起来"摇晃婴儿"。我们都站起来了，面对彼此，让重心在两脚间变换，如此摇晃起来，并想象怀中都抱着一个婴儿。

随着我们持续摇晃，我可以看到她的身体平静下来，她的感受平息了一些。"它喜欢被抱着吗，弗朗西丝？"我问道。"它很喜欢。"弗朗西丝报告道。"太好了——它一直需要这个，不是吗？在过去的几个月里，它那么绝望，可怜的小家伙。""这对它有好处，对我也是。这让我想起了30年前我摇晃自己的宝宝的时候。这动作有多能安抚他们，就有多能安抚我。我猜你的婴儿部分一定也喜欢这样。"

下一周，她报告说，她会摇晃自己的婴儿部分，而不是让它在门厅地板上哭到睡着。"我想我不能再忽视它了。否则它会给我的生活带来浩劫……哦，对了，我的生日在这周末，自杀部分已经在考虑如何庆祝了……"

在我们的第一次会谈中，弗朗西丝那有尊严的、职业化的正常生活的自我问了我一个问题："如果你的患者有自杀倾向，你会不会把他送进医院？""我可以很自豪地说，从业30年，我从来没有在违背患者意愿的情况下把任何人送进医院，而且我决心保持这一记录直到退休。我的患者会在需要的时候去医院，"我澄清道，"但总是出于他们自己的意愿。"现在我不得不讨论弗朗西丝的自杀部分对生日庆祝活动的看法。讨论仍然要受我的原则约束，即避免让任何患者做出非自愿承诺。我已经告诉弗朗西丝，我"总能跟每个人谈妥"。

我："我不确定自杀部分观念中的生日庆祝活动跟你年幼部分所梦想的是不是一样，但在生日那天，年幼部分的需求应该是第一位的。大一点儿的孩子不在乎过生日，但小孩子在乎。你们家过去是怎么庆祝生日的？"

弗朗西丝："通常我母亲会把生日搞得铺张又华丽——其他小孩总是因此嫉妒我。但他们不知道我付出的代价。我以前很怕过生日。我只会得到一个让我尴尬的派对，然后，我又会从父亲那儿'得到'某些'特别'的东西。"（一想到这儿，她就耸了耸肩。)

我："听起来它们从未得到作为孩子想要的东西！孩子只想感受到被爱和特别，以一种良好的方式成为关注的焦点，或者能够选择自己想要什么样的聚会、想邀请谁，以及谁来张罗。"（我有了一个想法）"何不由你来给儿童部分过一个特别的生日呢？它们已经等了很久，要以'它们的方式'庆祝自己的生日。首先，它们需要一份礼物——你送的礼物。去一个漂亮的玩具店转转，让你的目光停留在它们想看的地方，并留意它们会在哪里停下来盯着看，或者哪个玩具是它们一直返回去看的。这也可以是你和它们一起做的特别的事情——从未有任何人为它们做过的特别的事情。"

下一周，弗朗西丝来时容光焕发、兴奋不已。"你永远也猜不到我为各个部分买了什么！我想不明白！这绝对不是给'我'的——肯定是给它们的。"她伸手，自豪地从钱包里拿出一只漂亮的粉红猪毛绒玩具。它叫奥利维亚，是一个儿童故事中的粉红猪女主角。"你能相信吗？我买了一只叫奥利维亚的粉红猪！你知道我纯粹是为了它们才买这个的……"然后她停顿了一下，"但我必须告诉你，我也喜欢它。它很漂亮，不是吗？"直到今天，每当我看到奥利维亚，我都会想到弗朗西丝，想到奥利维亚如何改变了她的生活。有生以来第一次，她的儿童部分得到了想要的东西，而不是她的父母为了满足自恋而给予的东西。在那个生日里，它们的安全感发生了根本变化。它们可以感觉到有人与自己同在。有人足够关心它们，给它们买了奥利维亚，为哭泣的婴儿部分带来安慰，给小女孩部分带来微笑。

在一次即将出差时，弗朗西丝随意地对我说道："你知道，我想这次出差我会带着奥利维亚，而不带我的自杀工具了……"

"这对'孩子们'来说肯定很棒。你觉得这会对自杀部分造成困扰吗？"我问。

"不，我觉得不会——只要'孩子们'不出事儿，它也会很冷静。"

弗朗西丝利用自己的解离能力，让幼小部分渴望的目光与她更挑剔的目光分开，这样它们就可以在玩具店里四处张望，而不让她影响到自己的选择。然后，仍然保持自愿、刻意的分裂，正常生活部分对粉红猪的判断也可以与对奥利维亚"一见钟情"的小女孩分开，最终允许弗朗西丝买下它。弗朗西丝是一个好母亲。她把自己儿童部分的感受放在第一位，而这要归功于她自愿使用的解离性的分裂。

支持功能正常的、成年的正常生活的自我

乔希那个羞耻的小男孩部分被引导去看成年乔希的生活环境：他公司的办公室、他的家、他的妻子和三个孩子。乔希让这个小男孩部分去关注成年后人们是怎么对待他的："他们表现得就好像你很重要！"小男孩部分注意到这一点时十分惊讶。它观察到乔希在业余棒球队、教会群体和自己组建的家庭中都十分受欢迎。在小男孩部分看来，乔希是"有归属感的"，这一点已经很清楚了。"你现在和我在一起，"乔希反复说，"在这里，没有人会夺走我所拥有的好东西。"

马克和我意识到，那个因即将到来的演讲活动感到十分惊恐，"拼命勇敢起来"的小男孩部分，并没有被邀请去讲话——受邀的是马克的正常生活的自我！（许多创伤来访者都会报告相同的现象：曾经不得不早熟的儿童部分，通常会把成年人的角色和活动与它们"不得不做的事"混淆。）在

我的指导下，马克向这个小男孩部分解释道，他已经是个大人了，而大人们喜欢公开讲话，因为他们想向人们讲述自己的工作、分享自己的观点。"真的？"小男孩部分问道。

马克："因为，没有人会像伤害小孩那样伤害一个成年人，或者像其他小孩那样说刻薄的话。成年人喜欢做许多对孩子来说很可怕的事，但你不需要做那些事。你只是个小男孩，孩子不应该被迫去做成年人的可怕的工作。"（我请马克提出一项计划，对他和儿童部分都管用的那种。）

马克："这样行不行，下周我在会上讲话时，你可以待在家里。成年人自愿去做可怕的事，你不用一起去。"

"我觉得可以。"小男孩部分说。

"也许它想看你演讲呢。"我提示道。

沉默了一会儿后，马克的脸色明朗起来。"它说它想和猫待在家里，然后从电视上看我！"我们都笑了。"为什么不呢！"我说，"解离真是一项厉害的能力。它有可能待在家里从'电视'上看你，也可能在你到纽约过上新生活时，仍然被困在弗吉尼亚州的那栋房子里。"随后，马克的职业生涯蓬勃发展。每次他遇到一项至少对儿童部分来说"可怕"的挑战时，他就会展开这样的讨论。"我知道，对你来说，跟这么多人一起坐飞机以及感觉被困在机舱里是一件可怕的事，但你不需要做这件事。商务旅行是大人要做的事，因为他们有工作。孩子不用工作，但大人需要。当我坐飞机或者开会时，你想待在哪儿呢？"

"我想跟猫咪待在家里，"小男孩部分说，"但我会想你的。"

这项简单的技术（有意识地、出于自愿地运用既有的解离性区隔化为成长和治愈服务）让我无数的来访者能够体验本应对他们很有触发性，甚至是令他们崩溃的正常生活经历。凭借这项技术，有一位来访者能够带着丈夫和孩子去拜访自己的父母了，而这个念头最初让她恐慌而恶心，她的各部分一想到这个就会非常警戒。通过让它们"留在家里"，她和家人度过了短暂且平安无事的见面时间，而各个部分也感到被倾听和保护。

另一位来访者允许那些被吓坏了的部分留在家里，她则去上学，而且最终读完了法学院。"法学院是成年人选择去的，那不是孩子待的地方。"她每天早上都对它们说。在找工作、与丈夫买房、收养救助犬和生孩子的时候，她也使用了同样的技术。每当她正常生活的自我的某些方面受到威胁时，她就给这些部分一个选择："如果你们愿意，你可以来参加工作面试；如果你愿意，你可以帮我带孩子……但如果你们不愿意，你们都可以留在家里。"这些部分感受到了被保护和理解：它们还小，对于读法学院、买房和带孩子这些事来说太幼小了。对来访者而言，这是一种赋予力量的体验：她能继续成长为一个成熟的成年人，而不必总是与自己的各部分发生冲突，以求发挥功能。

"挣来的安全依恋"

在对"挣来的安全依恋"或"挣来的安全感"的研究中，要想评估依恋状态，就得看个体反观早期依恋经历时叙事的"一致性"程度。"一致性"的对立面即个体内部有碎片化的、相互冲突的、极端的观点。一致性意味着让许多观点的总和能汇聚在一起，正如马克和他的小男孩部分达成共识，认为儿童部分应免于参与可怕而令人崩溃的成人活动一样。每当他们达成共识，马克就会感到从过去中解脱了。他可以追求职业发展，而不用怕工作要求会触发令他丧失正常生活能力的感觉记忆。儿童部分不必再扮演童年以来一直扮演的小大人角色,相反,它被提供了非常新奇的、一度缺失的体验——有人在照料它。它可以做一个小男孩,并且仍然是安全的。

改变范式:过去的影响并非不可磨灭

"叙事一致性"是成年人安全依恋(无论是持续存在的还是"挣来"的)的标准,它被定义为:能够以一种整合的、协调的方式描述童年不安全的或创伤性的依恋经历,正如那些具有"持续安全依恋"(continuous secure attachment)的人描述其依恋历史那样(Roisman et al., 2002)。这并不是说"挣来"安全依恋的人曾有过"好的"依恋体验。相关研究中的被试都报告了失败或不理想的早期依恋,或者与依恋对象之间发生的令人痛苦的、甚至是具有创伤性的经历。具有一致性反映出,来访者已经与过去和解,修复了最严重的损伤,并找到了一种方法来接纳缺失的体验或童年的伤痕,用"他们已经尽力了""这不是我的原因""有我是他们的幸运——他们只是理解不了这一点"的观点看待它们。注意,一致性涉及一项能力,即能构建一个"治愈性的故事"来解释所发生的事情。一个治愈性的故事常常是安慰性的、促进调节的,并能增进对"现状"的接纳,进而提高一致性。一致性反映了对痛苦回忆的重构或转化,在这个意义上,它也会支持个体对新的、更积极的感受进行编码。

然而,"挣来"的安全依恋的独特之处在于,它与能促进下一代获取安全依恋的养育方式相关(Roisman et al., 2002)。普遍的观点是,通过父母一代不理想的依恋体验可以预测,这些父母为下一代提供的依恋体验可能也不太理想。关于"挣来的安全依恋"的这项研究挑战了该普遍观点,并提出人类可以通过内化健康的成人依恋体验,来改变对过去的内隐记忆和外显叙事,直到获得安全依恋带来的益处。"挣来"的安全依恋会带来能力,让亲代可以将相同的依恋状态传递给下一代,这是一个充满希望的信号。这意味着我们可以帮助来访者给家族中创伤的代际传承画上句号，并通过安全依恋的代际输送创造一种新的传承。

安全依恋的代际传承

这两种安全依恋都能赋予我们更多的关系灵活性（relational flexibility），让我们有能力调节情绪起伏，容忍失望和伤害、距离和亲近，有能力相互依存，能够从不同视角看世界。最重要的是，安全依恋使我们能够内化安抚的、安慰的声音或存在，帮助我们忍受身旁无人的时刻。当我们生活中的他人重新出现时，它还能帮助我们打开心扉。

当儿童部分感受到正常生活的自我慈爱的凝视，体会到被强大、安全、能提供保护的成年人抱在怀中的内脏感觉时，它们就拥有了安全依恋的基石——被安全地抱着的身体感觉、亲密而特殊的情绪感受、"感受彼此心跳的交流"，以及与我们内隐记忆中的这个小生命"在一起"的感觉。在一个充满关爱和承诺的正常生活的成年人自我和渴望这种时刻的儿童部分之间，存在着一种相互调谐。即使儿童部分现在还不敢相信或理解，这种调谐也存在。为了达成相互依存和帮助，这个过程既需要自我共鸣（self-resonance）也需要他人共鸣（other-resonance）。我们必须用我们的感觉和身体来表达我们终于真正理解了，并且我们现在就想纠正错误的态度。这样一来，人脑就会利用其固有的分裂，来治愈创伤对依恋造成的伤害。左脑先将情绪痛苦重新概念化为属于儿童部分的，右脑随后对儿童部分产生同情、关怀的情绪反应；亲近和调谐的感受变成互动的，营造出更强烈的愉悦状态；然后，左脑会编码"刚才发生的事情是什么感觉"——被拥抱的感觉、安全的感觉，以及被张开的怀抱和微笑的面容欢迎的感觉。我们为自己提供了爱和安全的"缺失体验"（Ogden & Fisher，2015），并修复了迷失的、"非我"的儿童部分的"灵魂"。我们的每个部分都被改变了。

劳拉的例子能很好地说明，在聚焦于改变与部分之间疏离关系的治疗中，我们应如何为部分提供安全依恋的体验，以及这反过来又如何重塑了来访者与过去的关系，而不仅限于她与内心创伤的关系。

起初，劳拉没有意识到自己有解离性障碍，她认为她的工作压力是实际威胁而不是一种触发因素，并将"对她所预测的威胁的关注不足"解释为"否认"。在她的上级没有发现这一威胁时，她觉得自己不受保护，被无能的权威人物摆布——就像她小时候曾经历的一样。我基于直觉"知道"，她描述的是结构性解离的部分的扭曲视角，特别是当她谈到恐惧能如何迅速地使她的高功能的职业化自我屈服时，我感到一个恐惧的部分存在。当我开始谈论她那些因公司里无能且不道德的成年人而触发的年幼部分时，我将这些部分与她对触发自己的日常应激的描述联系了起来。"难怪它们在你的工作中没有安全感——没有人会倾听它们对攻击的恐惧。"起初，她可以从理智上理解这些部分，或将它们与她童年时的叙事联系起来，但她无法从情感上与它们建立联结，因为每一次情绪联结的结果都是与它们的感受迅速混同，以至于她和它们都感到崩溃。但是，当劳拉顽强地、坚持不懈地寻求与她的年幼部分建立联结，并为它们提供一个家园，好让它们与她同在时，它们的恐惧开始减弱，顽固开始软化。她第一次感觉到它们对她的兴趣基于一系列画面——她的年幼部分从树林和灌木丛后面探出头来看她，而她记得自己儿时也会找这种地方躲藏起来。正如安全的、促进依恋的父母那样，劳拉能调谐，也有创造力。她相信自己的直觉，认为年幼部分还没有准备好被看到，但它们首先需要得到承认。因此，她让它们参与一个想象中的捉迷藏游戏，在这个游戏中它们可以来找她，但在它们准备好之前，她不会找到它们！她会打电话给树林中的它们，感谢它们为她做的一切——它们助她获得职业尊重，赢得荣誉，鼓起勇气离家并建立自己的生活。当她想象自己坐在一片空地上与隐藏在树林里的儿童部分交谈时，她越来越能感受到自己声音中的真诚和感激，而不是只注意到自己使用的语言。又有一天，当她在谈论她有多么感激它们时，她自发地伸出右手，好像要抓住其中一个部分的手。随后，当我说："留意一下，你正在出于直觉向谁伸出手？"她能感觉到一只小手抵住了她的手。"是个小家伙。"她说。

我说："感受它的手在你手心是什么感受，然后体会一下，你体内的这个小孩需要什么。"

内隐记忆（那只小手）和内隐情绪（她能感觉到小女孩部分渴望被拥抱）突然与成年人的存在"相遇"了。她能感觉到，她需要传达出她完全知道这个儿童部分经历了什么。小女孩部分的另一只手伸了过去，抓住了将手伸过来的那个人，就像抓住一条生命线一样。劳拉能感觉到这个小女孩部分的哀伤和痛苦，却没有抽身离开的冲动。这一刻，她越来越能感受到的精神上的确定感似乎得到了证实。除非她最终把所有的儿童部分都再次带回家——带回她身边，否则她就无法痊愈。我只是反馈了她心中的观察："是的，你早就知道你需要把它们带回来了……让它们知道——去欢迎它们。它们从不知道被欢迎回家是什么感觉。"劳拉坐在那儿，握着小女孩部分的手，泪水顺着脸颊流下，而这泪水似乎是属于双方的。

随着这些经历逐步展开，我不断地叙述着此时此刻的体验，并有意地试着表达明智的、富有同情心的成年劳拉和她内心深处的小劳拉双方的感受。我想确保这一刻被铭记，且能被反复调用。

"是的，终于有人来了，终于有人懂了——这就是它在哭的原因。而你在为它所经历的一切而哭泣……它终于回家了，而且有人在为它哭泣，而不是让它哭泣。这对它来说是什么感觉？……当你问它这个问题时，它依偎得更紧了，是吗？我想这是对你的回答……我想它喜欢这种感觉——你呢？对你来说，这是什么感觉？"劳拉柔和的面容、充满爱意的目光和放松的身体告诉了我答案。这是深刻、愉悦而特别的感受。

通过对小女孩部分和劳拉之间的体验进行语言描述，让双方关注在收到对方反应后自己"有什么感受"（也就是对彼此进行心智化），我试图将焦点保持在加深儿童部分和成年人自我之间的情感调谐上，将每时每刻的交互理解为"此时此地"（Ogden & Fisher, 2015）正在展开的、建立依恋关系的体验，并试图创造一幅文字画面，让它能作为新的记忆被编码，而这段记忆与她和儿童部分在此刻共享的安全、温暖和亲密的切身感受相关。对于儿童部分"解脱的哀伤"和成年人自我为儿童部分感到的悲伤，我一直试图同时传达对二者的调谐，又同时强调二者共享的眼泪和亲密感受。治疗师是成年人自我和儿童自我之间"安全依恋的中间人"，他帮助关系中的每一方更准确地与对方调谐，加深它们相互的亲近感受，传达一种未来将以新的方式展开的感觉——在它们终于彼此联结的情况下。

早期依恋创伤的愈合就这样催生了"挣来"的安全依恋。通过加深并接纳与体验到的调谐时刻相关的感受和图像，我们促进了新的内隐记忆的发生和编码。新编码的"挣来"的体验，包括柔软、温暖的身体感受（接触安抚），愉悦中夹杂哀伤的情绪（我称之为"解脱的哀伤"），被"懂得"和无条件接纳的感觉，滋养的感觉，安全与保障，以及"与对方感同身受"和与对方一同去感受的感受。与自己的儿童部分调谐会带来亲近感与平和感，以及一种"良好感"，这些感受为来访者加油，让他们创造更多共鸣的依恋体验，甚至是与那些有挑战性的部分。调谐不只让孩子感觉很棒，它也会让父母感觉良好。

安全依恋是躯体和情绪体验，而非具体事件

安全依恋不是一个客观的目标，而是一种身体和情绪的状态，可能有很多不同的叫法，例如"安全""亲密""联结""被认可""被理解"。安全依恋是共同创造的，非刻意地发展起来的。它诞生于反复出现的体验到共鸣的时刻，以及"语言相通"的愉悦感受之中。稳定的模式和一致的表现，会让它茁壮成长。这就是为什么孩子们喜欢不厌其烦地玩同样的捉迷藏游戏。劳拉在想象中也和树林中她的各个部分一起这样玩。儿童部分喜欢反复听到用同样语气重复同样的话语，听到同样的歌曲、童谣或笑话，每天晚上都有同样的晚安流程。为儿童部分提供安全依恋的体验，需要灵活的反应、宽敞的"容纳之窗"，以及"共同调节"的能力。我们根据对方的需要进行小小的调整，同时对方也在调整以适应我们——直到"匹配"状态"刚刚好"。在亲子关系中，因为存在两个独立的身体、两个独立的微笑、两组四肢，这一过程会得到帮助。双方能很清楚地感知到他们是独立的存在。

在与更年幼的自我进行调谐时，受创伤的来访者会受到阻碍，因为他们有自发的倾向，本能地想从部分的痛苦情绪和恐惧中退缩。这些情绪和内隐记忆不是独立的，这一点也很有挑战性：两组感受都是在同一个身体内产生的。这一生物学事实会让辨别各种感受是谁的变得困难，并助长"混同"彼此情绪的倾向，正如当我注意到一种情绪并将其命名为某个部分的感觉记忆时来访者常对我说的，"不，是我自己有这种感觉，而且我现在就有这种感觉"。当他们认同这种感觉时，这种感觉通常就会加剧。但如果他们否认这种感觉，认为这不属于他们，也不承认感觉揭示出那个受伤

的部分存在时,它也会加剧。同样的状况也发生在来访者被海啸般强烈的无言感受淹没时。这似乎就是他们的感受,不管他们多么希望并非如此。混同和否认是不同的策略,但都服务于一个生存功能。混同使个体能快速地对情绪做出反应、采取行动;否认有助于保留自我感受,并让我们在生活中最糟糕的时刻拥有一个"非创伤"的平行轨道。

避免纠缠和疏离

要想与另一个体调谐,我们需要既不拒斥也不融合——我们要保留自己的自我感受,同时又与对方的频率产生共鸣,并允许他们对我们产生共鸣。这一泛化推论同样适用于恋爱关系、亲子关系,或与年幼自我的关系。容易与受创伤或被遗弃的年幼部分融合或纠缠在一起是很自然的。我们体会到某种感觉或身体反应后,自然会给它命名,并用"我"开头。"我很累——我很焦虑——我感到非常孤独——我气炸了。"感觉状态越强烈、体验得越频繁,我们就越有可能在前面加上"我"字;它进而就越有感染力,让我们越可能与之融合——这是幼儿的父母每天都会遭遇的挑战。同样有问题的做法还有不承认或拒绝某些部分(如脆弱部分),以及认同那些有敌意的部分(如控制、评判、攻击性的部分)或绝望的、退行的、孩子气的部分。当任意一种情况发生时,系统就会失去平衡以及现实检验能力、客观判断力和同情心。我们的来访者如果认同了羞耻、顺从、服从的部分,就可能无法察觉健康的愤怒或防御反应的迹象;来访者如果认同愤怒或自杀的部分,就可能出现愤怒管理问题、自我毁灭行为,或在内心重新构筑早期充满敌意的环境。

帮助来访者与自己厌恶或害怕的部分进行调谐,与为幼儿部分带去安全依恋的体验同样重要,尽管与年幼部分共情很容易。更有挑战性的,是培养对评判性或尖刻挑剔的部分的同情,以及让来访者在一个愤怒部分的尖锐语调和可怕风格使他们在工作、友谊和邻里关系方面遭受损失时去接触它。由于"挣来"的安全依恋依赖对我们所有"自我"的接纳和同情，治疗师必须坚持，让来访者至少感谢那些"更难讨人喜欢"的部分对他们的保护。治疗师就像父母或教练一样，必须经常发挥创造力，在正常生活的自我和更失调、更不被认可的部分之间，就依恋关系的建立展开斡旋。

　　琳达走过了漫长的路程——从绝望得想自杀到内心趋于稳定，从接纳自己的创伤性童年到终于意识到发生了什么。多亏那些部分最终把她不记得的事件告诉了她。她的人生中一直缺乏拥有需求的能力。她可以很慷慨，但不能接受馈赠；她可以很善良，但不能接受善意。她父母化的11岁儿童部分不想索取任何东西，因为它觉得善意只应给那些值得的人。另一个"失踪人士"是一个愤怒的部分。她了解自己的自杀部分，并感谢它在最黑暗的日子里提供帮助，但她一再坚称愤怒的部分不存在，她没有愤怒的感受，而她对此很高兴！她的逻辑是：愤怒是破坏性的；我不是一个有破坏性的人；因此，我没有愤怒。讽刺的是，在多年的治疗中，这是她唯一与我对立的观点！"不，"她说，"我从不生气。"然后，有一天，当我们正在谈论愤怒的议题时，她听到内心有一个粗暴、尖刻的声音说："哦，她（指我）是不是'好'得过分了？——这个讨厌的女人实在是太'好'了！恶心！"琳达吓了一跳。

　　"你注意到什么了？"我问。

　　"有个部分刚刚骂你！"

　　"好耶！这是值得庆祝的——愤怒部分登场了！（我笑了。）你曾猜想，你是否真的有一个愤怒的部分。我想它刚刚就出现了。但在你否定它之前，请听我说。你的某个部分必然是愤世嫉俗的，而另外某个部分必须提防那些表现得'很好'却在你松懈的时候给你一刀的人。还有谁会给你撑腰呢？此外，那个部分是对的——有时候，我说的话会贴心到有点儿让人恶心。"

过了一周，琳达回来了，兴奋地告诉了我一些事。她最近被提拔为一家大公司的首席财务官，这是一个让她喜忧参半的消息，因为这份工作伴随着挑战，她要处理男性同事的竞争行为，而他们一再破坏她作为合作者与他们共同工作的努力。"你还记得我跟你说过，他们安排了会议却故意不在电子邮件公告里告知我吗？""我知道。""好吧，幸运的是，秘书们都站在我这边，所以他们在事情刚发生时就告诉我了。这周，发生了一件令人惊奇的事情。当那场神秘会议的时间一点点逼近，我突然觉得自己很有力量——我没有必要就这样放过他们！于是我昂首阔步地走向会议室，走进房间，带着世界上所有的自信坐在桌前，并甜声说道：'我就知道你们会想让我也参会。'他们还能说什么呢？！我赢了！"

我："你的想法跟我一样吗？"

琳达："你是说，那是愤怒部分干的吗？最好相信是它干的！我感觉自己冷静、强大、坚定、头脑清晰。我可能在装甜，但我感觉我内心硬如钢铁。那绝对不是我！"

我："那么，跟愤怒部分击个掌……"

琳达："不不不，这哪儿够。得给愤怒部分颁一块奥运金牌！"

在随后的几周乃至几个月里，琳达以简单粗暴的方式挑战她的男同事们，不管他们如何努力提防，她都要在他们中占有一席之地。同时，她开始觉得，自己更应享受努力工作奋斗得来的生活，更好地从其馈赠中获得愉悦，而不是与11岁的顺从部分混同在一起，觉得自己既没有价值也不够格。她的愤怒部分为这个系统带来了急需的拥有权利和界限的感觉。琳达过去总是通过比别人更努力工作来拔得头筹。战斗部分帮助她以另一种方式前进，即坚守自己的立场，昂首挺胸，并拒绝为那些没有做好自己工作的人承担责任。虽然愤怒部分贡献了"硬气"，但她依恋部分的甜美以及顺从部分的合作意愿使她的同事很难做出愤怒的反应。尽管琳达希望否认愤怒部分，但通过接纳并信任它，她成功为自己和各个部分营造了安全环境，即使是在公司的"丛林"之中。

挣来的安全依恋和创伤的解决

> 这些(具有"挣来的安全依恋"状态的)成年人即使在压力下也能敏感而调谐地照顾他们的孩子，这一事实表明，这种"挣来的"状态让他们不仅能"自圆其说"，还能"说到做到"，与自己的儿童部分建立情感联结，尽管他们自己在童年时没有过这种体验。我们也许会为这一代和未来的几代人发挥至关重要的作用，让他们得以拥有更具反思性、更整合、更能促成安全依恋的功能水平。
>
> ——丹尼尔·西格尔

如果说，帮助创伤来访者通过与年幼的自我建立感情和联系的纽带以"挣来"安全依恋有助于预防下一代的依恋失败，那么，这里描述的工作也将起到预防的作用。治疗师和来访者可以骄傲地了解到，他们不仅治愈了旧日的创伤，还保护了来访者的孩子，使其不必被另一代失调且有依恋障碍的成年人抚养。

尽管混乱型依恋与自主神经失调、控制性依恋策略、疏离与亲近的内在冲突以及身份认同的形成困难有关，但是，不管是"挣来"的还是持续的安全依恋，都与复原力相关。研究表明，安全依恋与更高的情绪耐受性相关。同样,具有安全依恋的人从伤害、压力、拒绝或失望中回弹的能力更强,能容忍亲近和疏离这两种状态,还会内化积极的依恋对象。在关于"挣来"的安全依恋的研究中,有两个发现与部分的方法尤其相关。第一个发现是,尽管在一些被研究的父母中,"挣来"的安全依恋与抑郁的症状和情绪困扰有关,但他们仍能证明自己有能力为孩子提供良好的依恋。这表明,他们"挣来"的安全依恋状态使他们得以耐受更高水平的内部不适,并使养育能力不受影响。第二个发现是,"挣来"的安全依恋的益处与研究者所谓的"持续安全依恋"(童年就获得的安全依恋)的益处,几乎没有区别(Roisman et al., 2002)。这些发现与本书所介绍的模型非常吻合。在内部依恋纽带建成很久之后,来访者和其创伤相关的部分可能仍然会定期遭受痛苦,并易受抑郁和焦虑的影响,甚至产生具有破坏性的冲动。但是,"挣来"的安全依恋提供了一个稳定的基础,使个体能容忍哀伤、丧失、背叛和其他有压力的正常生活经历,而不丧失养育下一代的能力,或是安抚自己甚至安抚"各个自我"的能力。

对那些与失调的混乱型依恋带来的痛苦所造成影响斗争的创伤幸存者而言,这是一条非常好的消息。在他们克服与创伤相关的自我疏离后,他们的内在安全感和幸福感将和由安全依恋的父母养大的成年人所感受的一样。来访者常常会担心他们已经因虐待和依恋失败而受到了不可补救的伤害,但研究表明情况并非如此。如果创伤幸存者愿意克服与创伤有关的这个倾向,即害怕和厌恶某些部分而过度认同其他部分,如果他们能欢迎所有的"孩子",而不厚此薄彼或甩锅给替罪羊,结局就会改变。如果受创伤的个体愿意拥抱令人生畏的评判性部分、令人恐惧的自杀部分,以及伤害身体或"在婴儿奶瓶里倒威士忌"好让幼小部分闭嘴的那些部分,他们就会播下"挣来"的安全依恋的种子。对于要去爱并滋养那些有敌意的或有攻击性的部分这件事,来访者无须感到压力,否则这将意味着对它们共情失败。要感受到安全依恋,一个被收养的青少年所需的体验与一个

3岁的孩子需要的显然不同。调谐源自一种敏感性,即不仅要对每个部分敏感,还要对它们所需的、能推动转变并治愈伤痕的"缺失体验"(Ogden & Fisher, 2015)保持敏感。正如琳达的例子所展示的,战斗部分的"缺失体验"不是被抱住、被抚慰,而是控制风险、因自身力量而得到尊重,以及对明确的、能确保安全的界限的需要。当来访者的正常生活的自我克服了固有倾向,不再忽视战斗部分对脆弱性或来自他人的照顾的排斥,而是努力发展能力,在关系中设定界限并坚持公平,两者之间的关系就开始转变了。当战斗部分的安全关切被听到时,当它们被视为英雄而不是加害者时,它们就会变得坚定、忠诚、有凝聚力。被忽视或卷入权力斗争会激怒战斗部分;被倾听、被认真对待则会驯服它们。对逃跑部分来说也是如此——试图强迫它们亲近或做出承诺会把它们推远,接受它们对控制人际距离的需求则会让它们放松戒备。

无论部分的内隐记忆和动物性防御反应如何,所有的部分其实都像一切人类个体一样,渴望接纳和调谐。即使母亲可能会发现,某个孩子在性格上比另一个孩子更容易养育,她的工作仍是要与"好养的"和"难养的"婴儿同等地建立依恋关系。对于个体来说,要想体验到"挣来"的安全依恋所赋予的内在稳定性和幸福感,就必须拥抱所有的部分——从脾气暴躁、疏远的青春期逃跑部分,到天真可爱的依恋部分,到总是沮丧、绝望的顺从部分,到沉默、惊恐的僵住部分,再到"不顾一切"的战斗部分。当来访者能从每个部分身上都找出值得喜爱的点时,他的内心世界就开始转变了。正如治疗师受过的训练不曾让他们去问来访者"你是如何生存下来的?你是怎么做到的?",他们也很少被训练去问"对于那个不让你睡觉的部分,你觉得它有什么让你喜欢的吗?不让你吃饭的部分呢?不让任何人亲近你的部分呢?"这种问题。

研究人员发现,建立"挣来"的安全依恋,往往是靠成年后获得的健康而有意义的关系(如与配偶或治疗师的关系)或在养育自己孩子的过程中获得的安全依恋的替代体验。除此以外，与我们的"各个自我"建立健康、适应的关系也可以培育"挣来"的安全依恋。这些方式的组成内容都是相同的：愿意优先考虑对方的需要，有能力传达欢迎和接纳、调谐和共同调节、情感的亲近、同情、爱的同在，以及即使在自己失调、沮丧或崩溃时，仍能与对方保持切身感到的联结。无论我们是把这些能力带给自己的新生的孩子，还是带给一位处于婴儿期或儿童期的自我，这些做法都会产生神经生物学的影响。婴儿依恋的基石是艾伦·肖尔（2001）所说的"适应性的投射性认同"（adaptive projective identification）[1]。这个术语指的是婴儿的痛苦通过失调投射出去，又被父母体验为自身的痛苦。婴儿哭了，父母会因婴儿的哭声感到失调，他们会感到非常不舒服，因而被驱使着去抱起婴儿，然后安抚、宽慰他，转移他的注意力，直到满足了婴儿未被满足的需求，然后让婴儿变得平静并在自己的怀抱中稳定下来。到了这时，父母的神经系统才会平静、稳定。现在一切安好，双方都得到了调节和抚慰。有时，婴儿未满足的需求可能会被父母滑稽的面容和声音来向上调节（up-regulation），这会让婴儿也微笑、大笑，直到父母也感到情绪提振。父母和孩子感受到一种共享的、相互的愉悦，除了"调谐的天堂"外，我很难找到更适合描述它的说法了。

倾听儿童部分的呼声

儿童部分也会感到痛苦，它们也会把自己的不适"投射"出去，发送求救信号。在生物学意义上的同一个身体内部的"二人系统"中，儿童部分

1　精神分析术语，指个体以有意识或无意识的方式诱导另一个体以某种特定方式（很可能是前一个体自身不愿接受的方式）行动的过程。例如，A可能对B怀有并未意识化的敌意，但B并不讨厌A；在对敌意缺乏察觉的情况下，A可能持续以行为激怒B（例如苛刻要求B，反复追问B是否把自己当朋友等），最后B真的被激怒而对A发火，这就发生了投射性认同，坐实了A投射出去的"是B讨厌我，不是我讨厌B"的扭曲幻想。

更难被听见，除非通过混同或双向失调。由于这个原因，练习第四、五章中提到的技能就成为治疗的关键。在治疗师的办公室里掌握这些技能后，正常生活的自我就能倾听儿童部分的呼救，并将其视为想从痛苦中剥离出来的信号，认识到"它"现在很沮丧。出于对自身不适的好奇，来访者就有动力对这个不开心的儿童自我产生兴趣，而不是避之不及。好奇有助于对相互失调和痛苦进行调节，也让成年人自我和儿童自我保持接触，挑战习惯化的自我疏离倾向，即对部分的感受忽视、否认或再次与之混同。

然后，正常生活的自我将学会做任何能够促进安全依恋的好父母在小孩子哭闹时都会做的事情。它会不断尝试，为儿童部分的痛苦状态寻找合适的修复方法。衡量修复成功与否的标准在身体之中：如果修复成功，儿童部分会松一口气，心率会减慢，神经系统会稳定下来，身体中会有一种释然的感觉。如果治疗师允许来访者将这种释然的状态识别为"我现在感觉好多了"就会丧失安全依恋的机会，至少在那个时刻是。只有通过在与儿童部分的关系中保持"在场"，来访者才能培育安全依恋的体验。抚慰过痛苦或唤醒积极的感受，又紧接着说一句"好，完事儿了，现在我有其他更重要的事情要做"，并不能在幼儿身上或部分身上培育复原力。即使是有安全依恋的儿童，也需要感觉到他们的父母把他们"放在心上"，哪怕他们并不在身边。

要治愈创伤来访者的碎片化的自我，治疗师需要愿意"看到"个体这具完整身体中的各个部分，能"无情"地帮助来访者学会将痛苦诠释为"它们的"痛苦，并熟练、温和而非强制性地坚持关注受伤的儿童部分的需求。正如治疗师在治疗儿童部分的创伤性依恋时所做的那样，来访者必须得到帮助，将修复性干预持续地提供给那些被刺激激活了内隐记忆、感到痛苦，因而"此刻"能切身体会到其存在的部分。每一次修复都会找回一个曾经被遗弃的部分，"修复"一个失去的"灵魂"，让它们不再被否认、不再被避之不及。而对于那些职责就是厌恶和恐惧脆弱部分从而巩固自我疏离的部分，我们并不需要它们。没有必要害怕脆弱，也没有必要把自我厌恶当作一种保护。更好的是，通过帮助来访者识别"小家伙感觉好些了"的表现，分享"好些了"的切身感受，再将"好些了"的共同享受反馈给儿童部分，并继续加深双方的安全感、亲近感和欢迎感，我们会有意想不到的收获。个体会拥有一种放松、安全和"调谐的天堂"的体验。这不会催生回避，而是会拥抱儿童部分，让它受到欢迎，或在来访者的生活中为它找到一席之地。

治愈创伤来访者的碎片化自我，需要让积极取向的、左脑相关的正常生活的自我，与右脑相关的各部分交朋友，不论是"被承认"还是被否认的部分；要对它们的年龄、发展、害怕什么和擅长什么感到好奇，并学着与它们建立关系。这是一个看似很小、没有威胁的步骤，但是，它能通过增加两个半球之间的沟通和协作，来挑战创伤相关的条件化学习。这是一个与分裂相反的过程。治愈我们破碎的地方和碎片化的部分，会作为一种有机的过程自然而然地发生——就像植物会向着光亮生长一样。我们所需做的一切，就是愿意"看见"这些部分，倾听它们的恐惧和感受，并且即使还不能产生同情心也保持好奇心。若治疗师能为所有部分和整个系统发声，那么在其指导下，正常生活的自我对各部分条件化的回避就受到了挑战。正念的双重意识，能通过调节自主神经的唤醒和增进"看见"彼此的能力，来削减否认各个部分的自发倾向。

就像交战中的国家进行谈判、冲突中的家庭进行沟通，与部分一起坐下来可以唤醒共性（commonality），并避免将彼此"妖魔化"的倾向。如果治疗师能培育来访者的双重意识，让来访者决心弥补情绪驱动的各个部分和逻辑驱动的正常生活的自我之间的鸿沟，愿意将每一方都视为有价值的、值得在谈判桌上占有一席之地的，并且传达出明显的同情和调谐，那么他们对待非我部分的态度往往会软化。当来访者和治疗师双方都能理解每个部分如何支持整体生存，以及仍在发生的内部斗争又如何反映了部分在试图抵御"那时"的威胁，软化程度就会进一步提高。内部依恋的建立就像种植和打理花园一样，需要耐心、重复和深厚的信念，我们要相信治愈是正常的、自然的、催促不来的。只需要有合适的"土壤"和有耐心、有同情心的"园丁"，哪怕是受伤最重的生命体，也能被唤醒天生的治愈倾向。

> 现在的我，仍是过去各个年龄段的我。因为我曾经是个孩子，那么我就永远是个孩子。我也曾经是个青少年，被情绪和狂喜裹挟着。它们仍是我的一部分，也将永远如此……这不意味着我理应被困住、被封闭在任何一个年龄段……而意味着它们就在我心中，可以被调用……我的过去便是造就当下的一部分……这一点绝不能被否认或排斥。
>
> ——马德琳·恩格尔（Madeleine L'Engle）

参考文献

◆ ◆ ◆

Friedman, W. J. (2012). Resonance: welcoming you in me—a core therapeutic competency. *Undivided, the Online Journal of Unduality and Psychology*, 1(3).

L'Engle, M. (1972). *A Circle of Quiet*. New York: Harper Colins.

Ogden, P. & Fisher, J. (2015). *Sensorimotor Psychotherapy: Interventions for Trauma and Attachment*. New York: W. W. Norton.

Roisman, G. I., Padron, E., Sroufe, L. A., & Egeland, B.. (2002). Earned-secure attachment status in retrospect and prospect. *Child Development*, 73(4), 1204-1219.

Schore, A. N. (2001). Neurobiology, developmental psychology, and psychoanalysis: convergent findings on the subject of projective identification. In Edwards, J. (Ed.). *Being Alive: Building on the Work of Anne Alvarez.* New York: Brunner-Routledge.

Siegel, D. J. (2010a). *The neurobiology of 'we.'* Keynote address, Psychotherapy Networker Symposium, Washington, D.C., March 2010.

Siegel, D. J. (2010b). *The Mindful Therapist: A Clinician's Guide to Mindsight and Neural Integration.* New York: W. W. Norton.

致　谢

　　儿时，我的人生理想是成为作家，但当我上了大学，并开始理解这一过程可能需要付出多少血、汗、泪的代价后，我很快就放弃了。劳特利奇（Routledge）出版社邀请我撰写本书，这让我那个年轻的部分非常满足，因为我终于可以成为作家了。但我必须承认，就像我的其他部分早在几十年前告诉我的一样，写书的过程确实很困难！

　　本书中诸多想法背后的灵感都直接源于我的患者，多年以来，他们"从火山内部"教会了我今日拥有的关于创伤影响的一切知识。他们使我理解了长期带着对毁灭的恐惧生活是怎样的体验，以及因为不敢仇恨伤害自己的人而不得不仇恨自己又是怎样的体验。他们使我明白了人类最深的痛苦都源于所爱之人的辜负——那些人不愿珍爱他们，也因此没有为他们提供安全和照料。没有人伸出援手阻止他们的坠落、擦干他们的眼泪，或是安抚他们孤独的阵痛。他们的羞耻感无从缓解。后来我终于明白，为了获得宁静，他们需要找到方法来关爱心底那个受伤的"孩子"，我随即获得了如下领悟：决定我们"内在"有多少安全感、做"自己"有多容易或多艰难的，是我们**内部依恋**的质量。当我们忽视、鄙夷或抛弃那些孩子气的部分时，就会不由自主地感受到它们的痛苦：它们再一次不受欢迎了。但当我们学会如何向它们及我们自己提供无条件的"爱的同在",我们就能治愈伤口、重燃希望。

从有想法到成书的过程汇聚了许多人的努力,我承蒙他们所有人的关照,对他们感激不尽。若不是因为我交往多年的朋友和选择的家人——斯蒂芬妮·罗斯与德博拉·斯普拉格——最初提出"你应该写一本书!"且多年来一直提醒我,我根本就不会写这本书。她们就像一支不断吟唱的古希腊戏剧合唱队,一直提醒我"理应"做哪些事。感谢她们成为我的借力好风!

每个新手作家也都需要过来人的引导。我亲爱的朋友莉萨·费伦茨绝不允许我半途放弃,多年来一直鼓励、支持着我。莉萨已经出版过两本书了,她不只当我的啦啦队,还给了我明智的建议、情感的"鸡汤"和指引著书之路的地图。

感谢我的朋友和导师巴塞尔·范德考克。我在27年前听了朱迪思·赫尔曼关于创伤的演讲后便被激发起了职业使命感,是巴塞尔帮助我完成了这个使命。从那一刻起,我就确定了自己的道路。我会永远感激在巴塞尔的创伤中心作为督导和教员工作的那些年,那使我有机会向他学习。他在心理治疗领域引领了神经生物学的革命,也指导了我的教育和写作事业。本书中对创伤的理解直接源于他在本领域的贡献,其灵感也源自他的观点"身体从未忘记"。

我也要感谢帕特·奥格登,感谢她与我建立的友谊、在我职业和个人生活中的支持,以及开创感觉运动疗法的贡献。从帕特那里,我学到了如何将身体的资源用作"超越言语"沟通的载体。治疗师的自我永远是心理治疗的工具,因此,我们理应学习如何运用自己的内在状态、身体语言和说话音调(像母亲对婴儿那样),来引发舒适、好奇和兴奋的状态,以改变来访者的痛苦状态。我还想感谢我感觉运动研究所的"家人们"的支持——即使写这本书就意味着我得减少和他们共度的时间!

　　自从我与迪克·施瓦茨（Dick Schwartz）作为教员在巴塞尔·范德考克的创伤年会上初识以来，我就很感激他的慷慨和具有支持性的陪伴，但我对他提出的内在家庭系统模型的感激还能追溯到更早之前。当我在20年前发现内在家庭系统模型时，我手头有大量患有解离性障碍的来访者，所有个案都处于危机状况，这份责任几乎将我压倒。迪克提出的"自我"领导的概念，让我得以退后一步，并允许来访者用自己天生的力量参与救援。在这个领域，有些专家和开创者会闭门造车、自我保护，但迪克对他遇到的每个人的所有部分都持欢迎态度，所以我很感谢他能信任我，来将他的工作发扬光大——我也希望自己不辜负他所赢得的钦佩和尊重。

　　我也很幸运能拥有一群家人般的同事，他们身处五洲四海，向我送上支持，恳求我（至少为了他们）完成此书，或在我需要时给予反馈。我想感谢利西亚·斯凯、卡罗尔·亚法、吉尔·莱文、本杰明·弗赖伊和萨莉·洛格拉索，他们乐意阅读我正在写作中的章节。他们富有洞察力的建议和鼓励起到了极大帮助。在挪威，我很感谢我亲爱的朋友希尔斯滕·贝尼姆和特赖因·安斯特洛普。他们一直激励我要敢于梦想，并用美食美酒引诱我一起去做下一个项目！在英国，本杰明·弗赖伊向我提供机会，让我把自己对"创伤治疗"的见解融入奇隆之家（Khiron House）[1]不断进行的临床实践中，那里颇具才华的工作人员与我沟通创伤来访者的复杂需要，也以新的方式启发了我。在意大利，乔瓦尼·塔利亚维尼与保拉·博尔德里尼慷慨地为我提供了分享工作成果的平台。他们也以同等的热情，致力于服务创伤来访者（和他们的部分）的需要，这让他们成了我的"家人"。特别感谢乔瓦尼，他主动提出将此书翻译成意大利语；还有朱利安·巴耶，提出将此书翻译成法语。在西班牙，我的工作方式有一批"坚定信徒"，多洛雷斯·莫斯克拉

1　官方网址为https://khironclinics.com/，该机构旨在为创伤幸存者提供基于神经系统的、多学派的治疗，其中奇隆之家位于英国英格兰地区牛津郡乡下，是有12个床位的居住式诊所。

与埃丝特·佩雷斯；每当我质疑自己在做的事情时，回想起她们的鼓励对我来说都至关重要。我还要感谢我优秀的英国同事、朋友们：凯瑟琳·考克斯、海伦-简·里奇韦、萨莉-安妮·巴博斯、琳达·贝顿、利兹·哈尔和其他许多人。在波士顿，我亲爱的朋友拉娜·爱泼斯坦为我带来了欢笑——无数的欢笑——这是缓解写作道路上的重重压力的绝佳解药。在纽约，我想特别感谢肯·弗兰克、桑迪·夏皮罗，以及肯的学习小组，他们热心地阅读了开头几章。我发现，写作者需要汲取每分每毫的这种热情，才能撑过漫长无边又常常痛苦的写作过程。

我也要感谢丹·布罗克特、史蒂夫·皮尔斯，以及康涅狄格州青年服务部被指派来的工作人员。他们在创伤严重、风险甚高的来访者那里"试驾"了本书提出的模型。来访者的反应让我们确信，即使是自杀自伤状况严重的来访者，也能受益于理解自身的碎片化，以及学着如何处理它。

我还应当感谢许许多多的朋友、同事和同行者，希望你们能感受到我的谢意，即使我在这里列出的名字可能遗漏了你们。

最后——当然绝不是最无足轻重的——我想感谢我的子女和孙辈，感谢他们的爱、支持和耐心。为了"那本书"，他们牺牲了周末、晚上、假期、出游、家庭聚餐——持续数月。即便如此，他们还必须支持我！他们的确做到了。贾杜、贾森和凯莉·鲁比，以及尼卡，谢谢你们！要是没了你们微笑的面容和最棒的拥抱，我真不知道会怎么样。我将发自内心的爱和感激送给你们。

附录A　五步"剥离"法

当我们被某物触发、创伤部分被激活后，它们的感受会席卷身体，带来强烈的崩溃的感受和冲动，使我们以不属于"我们"的或不符合我们意图的方式行事或反应。这种体验被称为"混同"。为了重新找回成年的自我，我们需要"剥离"，即有意识地从各个部分的强烈反应中分隔出来，直到我们产生一种"我在这里"以及"它也在这里"的感受。以下是进行剥离的五个步骤。

1. 首先，假设一切令人不安或崩溃的感觉和想法都是来自部分的沟通信息——即使你不确定这是真的，也要努力这样假设。

2. 将这些感受和想法描述为"它们"的反应："它们心烦意乱，它们正在经历艰难的时刻，它们崩溃了。"看一看，当你通过谈论"它们"的感受来为这些部分发声时，会发生什么。

3. 与它们分隔得更远一些，只要足以让你不那么强烈地体会它们的感受，同时也能体会到自己的感受即可。改变你的姿势，舒展你的脊柱，调动你的核心，或者向后瘫坐。不断重复："它们的感受是×××。"

4. 利用你睿智的成年人头脑，也就是你作为一个有同情心的朋友或一个有条理的专业人士的那个部分，与任何沮丧的部分进行安抚性的对话。

承认这个或这些部分在害怕、崩溃、羞耻或难过。想象一下：如果这些是你的同事、客户或朋友的恐惧，你会如何回应呢？你会跟他们说什么？问问那些部分需要从你这里得到什么才能不那么恐惧。

5. 听取它们的反馈和意见。你正在做的事情是否有帮助，哪怕是一点点？此时此刻，它们需要什么才能不那么孤独、恐惧或愤怒？它们是否喜欢你的倾听和关心？答应它们，你会检查它们的状况，更努力地记住它们正在经历痛苦，或更多地保护它们。

这项技术成功的关键是要有连贯性和重复性，以及哪怕它有时候会不起作用你也愿意继续运用下去。

附录B　为部分而做的冥想圈

　　这种干预可以从很多方面提供帮助：它会鼓励来访者每天进行正念冥想（这对受创伤的神经系统而言是一种很好的治疗）。它会促进内部觉察，让你留意那些可能干扰你正常生活部分或使其不稳定的其他部分，并增进自我同情和对创伤部分的同情。你只需要愿意相信，你感到的任何痛苦、孤独、羞耻、崩溃或威胁，都是来自解离性的儿童部分的沟通信息。冥想圈练习有助于构筑内部对话、建立信任并让各部分安心（有人关心它们，有人会防止问题恶化），而不是等着让它们被触发或让你因它们的感受而崩溃。

　　每天一次，最好是在同一时刻，找一个舒适安静的地方坐下。放松或闭上眼睛，呼吸，然后在心里发布一个"公告"，比如："我想请我的每个部分都进入这个冥想圈……这不是为了批评、评判或控制你们。我想了解你们，我想在你们遭遇困难时能够知情，我想知道什么在困扰着你们，这样我就能学着更多地帮你们。"然后暂停一下，想象冥想圈的画面，向各部分传达欢迎之意，并对慢慢加入进来的儿童部分和青少年部分感到好奇。你能分辨出这些慢慢聚在一起的部分吗？你是否惊讶于都有谁出现了，或者惊讶于它们通过身体语言和面部表情表明身份的方式？

　　许多人会因自己看到的景象感到惊讶：出现的部分比他们预计的更

多，痛苦和脆弱也更明显，而且这些部分有年幼的也有年长的。假设你注意到的一切（年龄，面部表情，穿着，甚至身体语言）都能告诉你关于它们的更多信息。你要欢迎它们，好奇它们需要什么、期望什么、恐惧什么。

有时候并没有清晰的画面，你只是模糊地感知到有些部分前来加入，或者根本没有部分来。这都不是问题。你仍然可以就它们忍耐过的一切提供确证："我打赌，你们中有些人或者所有人根本不信任这件事——也许你们担心这是个陷阱，或者担心自己将不得不放下警戒。"

一旦你有了各个部分聚在圈内的画面或感觉，邀请它们告诉你，它们在担心什么——关于担忧，它们有什么想让你知道的事情吗？

努力做个好的倾听者：努力真正"懂得"它们讲述的关于自己的事。认真对待它们的恐惧和感受。当它们表达出因为你之前不在它们身边而产生的被抛弃或受伤的感受，如果你觉得它们的观点有正确的地方，试着"承认"这一点。试着承担起责任："我本应在那里的——我能理解为什么那对你们而言很艰难。"成为一个"机会均等"的欢迎者：即使个别部分的羞耻、脆弱或愤怒让你兴趣索然，也要试着接纳这个部分表达的所有感受和信念，将其视为任何遭受创伤的儿童都可能会有的自然而正常的情绪。

在你的能力范围内，试着为各部分提供缓解恐惧和挫败所需的支持与确证："我会记住，别人发火会让你感到害怕——也许你可以站在我身后，这样你就不必担心有人责怪你了。""也许我可以帮你提防坏事——我可以承诺，我会从……中保护你。""你已经孤身一人很久了——我不会忘记这一点的。"试着把关注的焦点放在此刻："注意，现在我就在这里，哪儿也不去。"受创伤的儿童部分会恐惧很多事情，把这些恐惧一次性都揭开或试图都解决掉对这些部分并没有帮助。同样，有些部分最初不信任你，犹豫要不要听你的话，甚至发起火来，也很正常。你可以告诉它们："我们每天都会见面，你可以跟我多说说你的担忧，以及我每天都能做点儿什么来帮助你、理解你或者陪伴你。也许过段时间你就会信任我了……不着急，按你的步调慢慢来。"

附录C　内部对话技术

第一步： 关注当下让你感到痛苦的想法和感受，并假设它们属于某个部分。花些时间留意那个部分，看看你注意到了什么：现在它正通过你正在体验的想法、感受、信念和本能反应向你说话。什么样的部分会有这种感受或思考？它非常年幼吗？它是一个中等身材的孩子吗？是一个青少年吗？让那个部分知道你在这里，从而与它联系起来。

第二步： 如果你觉得与这个部分太过混同以至于无法进行对话，那么就多创造一些空间，要求这个部分"坐下"或"放松些"，为你这个成年人腾出空间，倾听这个部分要说什么。每当你过于"混同"或是开始感到困惑或崩溃时，都可以重复这一步骤。你感到困惑、崩溃和焦虑一定意味着有些部分正感到困惑或崩溃。它们是在通过传达自己的感受来与你进行对话。当你感到抑郁、羞耻、愤怒或自责时，情况也是如此。不论何时，如果羞耻、抑郁、愤怒或评判的部分突然出现了，你只需重复第一步。

第三步： 要有好奇心。询问这个部分在担心什么。我们假设，部分之所以被激活，是因为它们被触发了，且正经历着与过去有关的恐惧。儿童部分总是需要知道，大人会倾听它们的担忧并认真对待，否则它们就不会感到安全。倾听浮现出的话语，即使你不能理解它们。然后你要给部分以反馈。例如，说："听起来好像你觉得自己很没有价值、不值得被爱。"为了确定，你要问："我这样说对吗？我理解你的意思了吗？"这会让部分知道你真的在倾听，真的在尝试联系并帮助它们。有时这些部分会担心成年人目前的生活中没有自己的位置，因此你必须安抚这些恐惧，之后第二步才会起效。有时你会有一些非常年幼的不会用语言来表达感受的部分。它们是通过感觉和身体感受来表达感受的。例如，你可能会问"如果我去参加朋友的生日庆典，你会担心什么？"，然后得到的不是语言回应而是躯体反应，如恐惧或羞耻。将这种感受或紧张假定为一种沟通的信息，并给出反馈："听起来，你害怕人们会看到你……是这样吗？"

第四步：探索深层的恐惧。深层恐惧一般是"会有坏事发生"这一观念的变体，且已经被投射到当前的触发因素上。通常情况下，我们必须探索好几层才能找到核心恐惧。再次询问这个部分："你担心的是什么？"无论浮现出什么感受（愤怒、悲伤、羞耻、内疚、恐惧）或话语，都要假设该部分对这种感觉感到不舒服，并且在担心着什么。然后，一旦你得知了下一层的担心，就问："如果那种情况成真了，你会担心什么？"（问题应尽可能具体，且要与该部分表达的恐惧绑定起来，即使你觉得这种恐惧没什么意义。）通常情况下，答案会与"安全"相关，这就需要你问另一个问题："如果那种情况成真了，情况是怎么变得不安全了呢？"你通常需要沿着这样的思路问两到四个问题后才能找到核心恐惧，而它通常是与创伤有某种联系的恐惧——"我会孤身一人""我会被困住""那就太过分了——我会崩溃"。

第五步：识别出某些类型的矫正性体验（corrective experience），它需要是成年自我能直接提供给该部分的，同时是该部分在过去未得到的东西，如确证、支持、安慰、关怀、保证或保护。这些恐惧其实来自很久之前，但因为它们正在发生，所以感觉与此刻有关。这是儿童部分的恐惧，它们不知道你已经是一个拥有力量和资源并且大多数时候都能保障自身安全的成年人了，与小时候的你相比尤其如此。问问那个担心的部分："此时此地，你需要我做什么，才能不那么害怕呢？"在大多数情况下，部分给出的答案会是："我需要感觉到你这个成年人是和我在一起的，而且也不会像我这么害怕。"

第六步： 关注现在作为成年人的你如何能为曾是孩子的自己提供矫正性体验。如果成年人也会害怕或崩溃，那么儿童部分就会害怕，感觉真的有危险，且在此没有人能帮助自己。我向来访者强调，成年人只会害怕真实的危险，而不会害怕以完全相同的方式再次发生的过去的危险。成年人可以向儿童部分保证，现在它们并不孤单，它们和你是在一起的。或者，向它们保证没有什么坏事正在发生——它们只是回想起了当时的可怕。如果语言不能让身体或情绪冷静下来，你可以做一些身体上的动作来传达安全感，例如将手放在身体有焦虑感受的部位（胸部、腹部），轻轻伸展背部、拉长你的脊柱，或者站起来走动、展示自己有多高多壮。你也可以通过想象与这个部分在一起来安抚它……如果你发现它有这样的感受，你会想要做什么？握住它的手吗？把它抱起来吗？还是带它离开那个地方？

第七步： 练习！你越多地去练习这些技能，就越容易从危机中恢复以及回避危机。请记住，危机每一次发生都是因为某些部分被触发并因恐惧、羞耻或愤怒而做出反应。关键在于，要向这些部分传达一项真正的承诺：从现在开始，你将倾听它们、认真对待它们的恐惧、以同情心与它们联结，并努力提供它们一直在等待的保护和支持。

附录D　内部依恋修复的治疗范式

　　本范式（或方案）的前提是，患有解离性障碍、具有解离特征的边缘型人格障碍以及结构性解离的复杂性创伤后应激障碍的来访者前来接受治疗的原因是，他们的解离性部分侵入了正常生活的自我的意识。来访者向治疗师描述的当下的问题，能以某种方式反映出持有创伤相关内隐记忆的部分的激活：抑郁症状可能表明有一个抑郁的孩子被丧失触发了，焦虑症状可能是某个被婴儿降生激活了内隐记忆的焦虑部分发出的沟通信息，人际关系困难可能意味着各个部分之间存在关于信任与怀疑、亲近与疏远的冲突。无论当下的问题背后有怎样的内隐记忆，治疗都容易会进一步激活这些部分，因为治疗是专业人士做出的提供帮助的承诺，也是它们多年来一直在等待的东西。就其本质而言，治疗会唤醒它们吐露信息的冲动，但也会加剧程序性习得的保密倾向。治疗能刺激它们对信任和联系的渴望，但也会触发犹豫和过度警觉。邀请来访者与治疗师亲近并向治疗师"打开心门"的行为会触发内隐记忆，分隔或疏远也可能会触发。

　　治疗师的工作，是让双方都有"发声的机会"：

　　1. 每次会谈中，当来访者遇到并提出某个问题或当日的困扰时，治疗师的首要工作是把这种痛苦与某个部分绑定，即如果来访者感到更焦虑，治疗师就应该将焦虑重构为儿童部分的紧张或恐惧,并对该部分(不是对"来访者")表示同情。尽管花些时间倾听来访者的感受可能很重要,但同样重要的是,避免强化他们程序性习得的关于自己的"故事",并帮助他们对处于困境中的部分更有意识、更加好奇。

2. 切换代词,用"你"来指代来访者的成年自我,而用"他"或"她"描述各个部分:"是啊,'她'真的很害怕,不是吗? 你知道是什么触发了'她'吗? 或许你是刚刚才醒悟,原来'她'处于这种状态之中?"

3. 唤醒来访者对处于痛苦中的部分的好奇:它年幼吗? 它的感受对你而言是否熟悉? 在你的生活中发生了什么可能触发这些情绪的事情?(注意,不要试图将这个部分放在童年史或创伤环境中。重点是该部分现在在来访者日常生活环境中的体验,以及正常生活的自我和该部分的关系。)

4. 使用的语言和语气应当不仅适用于成年人,还要适合该部分的年龄,不管它是幼儿、青少年还是潜伏期(latency-aged)[1]的儿童。

5. 做好心理准备,对脆弱性的关注可能会激活其他部分,例如对部分语言的运用提出质疑的多疑部分,感到被轻视了的愤怒部分,沉默不言的"关闭"部分。

6. 对于"与脆弱部分对话"或是"谈论关于脆弱部分"表现出注意力分散或有抵触态度的部分,留意它们并为其命名。"有意思——有一个部分认为我居高临下,嗯? 我想知道我的语气或言辞中有什么东西给了'她'这种印象……""我很欣赏多疑部分对我们正在进行的事提出的质疑……这很重要。""注意这些部分对焦虑部分的保护——'他们'不希望我们离'她'太近。"

7. 成为所有部分的声音或发言人:"记住,这里欢迎所有的部分……"

1　根据弗洛伊德对性心理发展的理论,潜伏期大约指6～12岁,这一阶段儿童对性器的兴趣暂时消失,而聚焦于探索外界环境、与同性伙伴交往、进行学业学习等,故称潜伏期。

"别忘了这个部分只是个孩子——难怪'她'如此沮丧……"

8. 当来访者表达感受和想法，或是描述身体反应、意象或冲动（无论是否使用部分的语言）时，要不断提醒他，这些信息都可能是来自部分的沟通："如果这个信念、感觉、冲动、意象是来自某个部分的沟通，那么它在尝试告诉你什么呢？"

9. 然后，让来访者直接去询问这个部分以核实："我说的话对吗？真是这样的吗？"如果回答是"不对"，那么让来访者邀请该部分来修正这些陈述，直到它"对"为止。

10. 邀请来访者向内在发问："你厌倦这样的感受了吗？"或者是："你厌倦陷在过去了吗？"

11. 如果答案是"是的"，那么无论提供什么样的干预，它都应被建构为帮助各个部分的尝试。通常，尤其是当来访者自我关闭或拒绝说话时，我们会把干预措施概念化为让成年人重新掌控身体的尝试。但是这种做法向部分传递了消极的信息，表明它们不受欢迎。同样的干预措施，比如接地（grounding）[1]技术，如果能站在部分的立场上进行，结果就会更成功。

12. 每尝试一种干预后，都请来访者在内心与部分核实："这样有帮助吗？""感觉更好还是更糟了？"如果回答是积极的，就重复那项干预，或是肯定该部分的感受："是的，这也让我感觉很好——我喜欢拉着你的手。"或者说："我想保护你。"

1　又译"着陆""着地"，是一种应对创伤体验的技术，以感知觉察（体会当前周遭环境的感知线索）、认知觉察（问自己现在在何处、今年是哪年、今天是周几等定位到当下的问题）等方式，帮助来访者从创伤性闪回中回到当下。

附录E　解离体验日志

时间/日期	
我此刻的想法	
我此刻的感受	
我此刻的行为	
我身体中发生了什么?	
我更年长了还是更年幼了?	
这表明我现在是哪个部分?	

附录F 友善四问

第一步: 要求来访者识别出一个正处于某种困扰中的部分。然后,治疗师可以由此发起对话,请来访者"问问这个痛苦的部分,如果你×××(如去参加聚会、说'不'、发怒、挺身反对老板),它会担心什么"。

第二步: "问问它,如果它担心的情况成真了,它会担心接下来发生什么?"

第三步: "问问它,如果那些情况也真的发生了,它又会担心接下来发生什么?"不断重复第三步,直到触及核心恐惧。通常,来访者的核心恐惧要么是害怕毁灭,要么是害怕被抛弃。

第四步: "通过把该部分的恐惧镜像反射给它自己,使它承认恐惧。然后问它,在此时此地,它需要从你这里得到什么,才能不那么害怕?""此时此地"是关键词。该部分的需求必须足够小、足够具体,以便正常生活的部分能在治疗师力所能及的指导下给予满足。